高等职业教育"十四五"药学类专业系列教材

药事管理与法规

谢 奇　秦红兵　樊鑫梅　主编

化学工业出版社

·北京·

内容简介

本书根据国家现行药事管理法律法规，以人才市场需求为导向，结合药品研发、药品注册、药品生产、药品经营、药品使用等相关岗位职业能力要求编写而成，包括药事管理概述、药品管理、药品注册管理、药品生产管理、药品经营管理、医疗机构药事管理、中药管理、特殊药品管理及药品知识产权等内容。本书以党的二十大精神为指引，通过拓展阅读等有机融入课程思政元素，突出职业能力培养，岗位针对性强，以模块、章节划分教学单元，以"互联网+"为驱动，以二维码的形式链接了微课视频等素材，以药事管理和药事法规实际案例设计"章节导航""以案说法"，并根据内容需要适时穿插"知识链接""拓展阅读"等助学模块，使学生在实际问题情境下能更好地理解和掌握药事管理与药事法规的相关知识，并能与医药企业、医疗机构药事实践问题结合起来加以解决，提高解决企业实际问题的能力。

本书主要供全国高职高专院校药学、中药学、药品经营管理和药品生产技术等相关专业教学使用，也可供医药行业从业人员继续教育和培训使用。

图书在版编目（CIP）数据

药事管理与法规/谢奇，秦红兵，樊鑫梅主编．—北京：化学工业出版社，2024.2（2025.1重印）

ISBN 978-7-122-44378-6

Ⅰ.①药… Ⅱ.①谢…②秦…③樊… Ⅲ.①药政管理-高等职业教育-教材②药事法规-高等职业教育-教材 Ⅳ.①R95

中国国家版本馆 CIP 数据核字（2023）第 208534 号

责任编辑：王　可　蔡洪伟　王　芳　　　　文字编辑：蔡晓雅
责任校对：李雨函　　　　　　　　　　　　　装帧设计：关　飞

出版发行：化学工业出版社
　　　　　（北京市东城区青年湖南街 13 号　邮政编码 100011）
印　装：北京云浩印刷有限责任公司
880mm×1230mm　1/16　印张 18　字数 548 千字
2025 年 1 月北京第 1 版第 3 次印刷

购书咨询：010-64518888
售后服务：010-64518899
网　　址：http://www.cip.com.cn

凡购买本书，如有缺损质量问题，本社销售中心负责调换。

定　价：49.80 元　　　　　　　　　　　　　版权所有　违者必究

出版说明

为了更好地贯彻《国家职业教育改革实施方案》，落实教育部《"十四五"职业教育规划教材建设实施方案》（教职成厅〔2021〕3号），做好职业教育药品类、药学类专业教材建设，化学工业出版社组织召开了职业教育药品类、药学类专业"十四五"教材建设工作会议，共有来自全国各地120所高职院校的380余名一线专业教师参加，围绕职业教育的教学改革需求、加强药品和药学类专业"三教"改革、建设高质量精品教材开展深入研讨，形成系列教材建设工作方案。在此基础上，成立了由全国药品行业职业教育教学指导委员会副主任委员姚文兵教授担任专家顾问，全国石油和化工职业教育教学指导委员会副主任委员张炳烛教授担任主任的教材建设委员会。教材建设委员会的成员由来自河北化工医药职业技术学院、江苏食品药品职业技术学院、广东食品药品职业学院、山东药品食品职业学院、常州工程职业技术学院、湖南化工职业技术学院、江苏卫生健康职业学院、苏州卫生职业技术学院等全国30多所职业院校的专家教授组成。教材建设委员会对药品与药学类系列教材的组织建设、编者遴选、内容审核和质量评价等全过程进行指导和管理。

本系列教材立足全面贯彻党的教育方针，落实立德树人根本任务，主动适应职业教育药品类、药学类专业对技术技能型人才的培养需求，建立起学校骨干教师、行业专家、企业专家共同参与的教材开发模式，形成深度对接行业标准、企业标准、专业标准、课程标准的教材编写机制。为了培育精品，出版符合新时期职业教育改革发展要求、反映专业建设和教学创新成果的优质教材，教材建设委员会对本系列教材的编写提出了以下指导原则。

(1) 校企合作开发。本系列教材需以真实的生产项目和典型的工作任务为载体组织教学单元，吸收企业人员深度参与教材开发，保障教材内容与企业生产实际相结合，实现教学与工作岗位无缝衔接。

(2) 配套丰富的信息化资源。以化学工业出版社自有版权的数字资源为基础，结合编者团队开发的数字化资源，在书中以二维码链接的形式或与在线课程、在线题库等教学平台关联建设，配套微课、视频、动画、PPT、习题等信息化资源，形成可听、可视、可练、可互动、线上线下一体化的纸数融合新形态教材。

(3) 创新教材的呈现形式。内容组成丰富多彩，包括基本理论、实验实训、来自生产实践和服务一线的案例素材、延伸阅读材料等；表现形式活泼多样，图文并茂，适应学生的接受心理，可激发学习兴趣。实践性强的教材开发成活页式、工作手册式教材，把工作任务单、学习评价表、实践练习等以活页的形式加以呈现，方便师生互动。

(4) 发挥课程思政育人功能。教材结合专业领域、结合教材具体内容有机融入课程思政元素，深入推进习近平新时代中国特色社会主义思想进教材、进课堂、进学生头脑。在学生学习专业知识的同时，润物无声，涵养道德情操，培养爱国情怀。

(5) 落实教材"凡编必审"工作要求。每本教材均聘请高水平专家对图书内容的思想性、科学性、先进性进行审核把关，保证教材的内容导向和质量。

本系列教材在体系设计上，涉及职业教育药品与药学类的药品生产技术、生物制药技术、药物制剂技术、化学制药技术、药品质量与安全、制药设备应用技术、药品经营与管理、食品药品监督管理、药学、制药工程技术、药品质量管理、药事服务与管理等专业；在课程类型上，包括专业基础课程、专业核心课程和专业拓展课程；在教育层次上，覆盖高等职业教育专科和高等职业教育本科。

本系列教材由化学工业出版社组织出版。化学工业出版社从2003年起就开始进行职业教育药品类、药学类专业教材的体系化建设工作，出版的多部教材入选国家级规划教材，在药品类、药学类等专业教材出版领域积累了丰富的经验，具有良好的工作基础。本系列教材的建设和出版，既是对化学工业出版社已有的药品和药学类教材在体系结构上的完善和品种数量上的补充，更是在体现新时代职业教育发展理念、"三教"改革成效及教育数字化建设成果方面的一次全面升级，将更好地适应不同类型、不同层次的药品与药学类专业职业教育的多元化需求。

本系列教材在编写、审核和使用过程中，希望得到更多专业院校、一线教师、行业企业专家的关注和支持，在大家的共同努力下，反复锤炼，持续改进，培育出一批高质量的优秀教材，为职业教育的发展做出贡献。

本系列教材建设委员会

编写人员名单

主　　编：谢　奇　秦红兵　樊鑫梅

副 主 编：杨怡君　戴　杰　陶　娟　孙佳琳

编写人员：

于德清	重庆化工职业学院
吕亭亭	江苏护理职业学院
刘　旭	江苏护理职业学院
孙佳琳	黑龙江民族职业学院
孙建平	潍坊护理职业学院
杨怡君	山东医学高等专科学校
罗　飞	山东食品药品职业学院
秦红兵	江苏医药职业学院
徐伟平	西南政法大学医院
陶　娟	江苏护理职业学院
谢　奇	江苏护理职业学院
樊鑫梅	江苏食品药品职业技术学院
戴　杰	江苏食品药品职业技术学院
成良钰	广东同德药业有限公司
吴保祥	宝利化（南京）制药有限公司

前言

药事管理与法规是高职高专涉药类专业学生的专业基础课或专业核心课程，也是执业药师资格考试的必考科目之一。近年来，新法规、新技术、新标准在医药行业中广泛应用，医药行业快速发展的同时还需要确保药事活动的合法性、合规性。本书内容立足于"药事活动"和"药事法规"，围绕高职高专的特点和需要以及医药行业的发展趋势进行编写。

本书编写以党的二十大精神为指引，通过树立行业楷模、讲述经典故事、分析典型案例等有机融入课程思政元素。本书选用了现行版《中华人民共和国药品管理法》（2019年修订）、《药品注册管理办法》（国家市场监督管理总局令第27号）、《药品生产监督管理办法》等药事法规的新内容，以人才市场需求为导向，以技能培养为核心，以职业教育人才培养必需知识体系和技术技能为要素，帮助学生在入职前初步养成安全意识、质量意识、守法合规意识，使之具备药品研发注册、药品生产、药品经营和药品使用等各个药事活动环节的基本法规知识与实践技能，具有依法执业、知法守法的职业素养。

为方便教师的教学和学生的自主学习，我们以"互联网＋"为驱动，在教材中加入二维码，扫码可获微课视频、参考答案等素材，为学生提供鲜活、丰富的自主学习资料和立体化的学习环境。

本教材编写分工如下：第一章由刘旭、孙佳琳老师编写；第二章由谢奇、杨怡君老师编写；第三章由吕亭亭老师编写；第四章由孙佳琳老师编写；第五章由戴杰老师编写；第六章由罗飞老师编写；第七章由陶娟老师编写；第八章由于德清老师编写；第九章由孙建平、孙佳琳老师编写；成良钰主要负责实训项目三的编写和第八章的审核；吴保祥主要负责实训项目四的编写和第四章的审核。

本书的编写得到了宝利化（南京）制药有限公司、江苏天士力帝益药业有限公司等单位的大力支持，在此表示衷心的感谢！

由于编者水平所限以及时间仓促，不足之处在所难免，敬请广大读者提出宝贵意见，以使我们进一步提高，让我们用智慧和努力登上课程建设的新台阶！

编 者
2023年8月

目录

第一章 药事管理基础知识 / 001

第一节 药事与药事管理 / 002
 一、药事 / 002
 二、药事管理 / 003
 三、药事管理学 / 005
第二节 药事组织 / 006
 一、药事组织概述 / 006
 二、药品生产和经营组织 / 007
 三、药品管理行政组织 / 007
 四、药学教育、科研组织和药学社会团体组织 / 011
 五、国外药事管理体制和机构 / 012
第三节 药品监督管理 / 013
 一、药品质量监督管理 / 014
 二、药品质量监督检验 / 016
 三、药品安全管理 / 017
第四节 药学技术人员 / 019
 一、概述 / 020
 二、药学职称 / 021
 三、执业药师 / 023
 四、现行主要相关法规 / 029
第五节 药学职业道德 / 029
 一、药学职业道德与原则 / 030
 二、职业道德准则与服务规范 / 031
本章小结 / 034
目标检测 / 034

第二章 药品管理 / 040

第一节 药品概述 / 041
 一、药品的定义 / 041
 二、药品的特殊性 / 042
 三、药品的质量特性要求 / 043
 四、药品标准 / 044
 五、假劣药品的法律规定 / 045
 六、现行主要相关法律法规 / 046
第二节 药品分类管理 / 047
 一、处方药与非处方药的定义 / 047
 二、药品分类管理制度 / 047
 三、非处方药的管理要求 / 048
 四、处方药与非处方药分类管理的管理要点 / 049
 五、"双跨"药品的管理 / 050
 六、现行主要相关法规 / 050
第三节 国家基本药物 / 051
 一、国家基本药物的概念 / 052
 二、国家基本药物制度 / 052
 三、基本药物制度的主要国家政策 / 052
 四、现行主要相关法规 / 055
第四节 国家基本医疗保障制度与国家基本医疗保险药品管理 / 055
 一、国家医疗保障制度 / 056
 二、基本医疗保险药品目录 / 056
 三、医保用药的支付 / 057
 四、《药品目录》的使用 / 058
 五、现行主要相关法规 / 058
第五节 药物警戒 / 059
 一、药物警戒制度 / 060
 二、药品不良反应的报告和监测 / 061
 三、药品不良反应的报告和处置 / 062
 四、定期安全性更新报告 / 064
 五、药品不良反应评价与控制 / 065

六、药品重点监测管理 / 066
七、现行主要相关法规 / 066

第六节 药品召回管理 / 066
一、药品召回的定义 / 067
二、药品召回的分类与分级 / 067
三、药品召回的义务和职责 / 068

四、主动召回与责令召回的实施和要求 / 068
五、现行主要相关法规 / 070

本章小结 / 071
目标检测 / 072
实训项目一 国内外药品领域重大事件分析 / 074

第三章 药品法制管理 / 076

第一节 法的基础知识 / 077
一、法的概念和渊源 / 077
二、法律效力和适用原则 / 079
三、法律责任 / 080
四、现行主要相关法律法规 / 081

第二节 药品监督管理行政法律制度 / 081
一、行政许可 / 082
二、行政强制 / 083
三、行政处罚 / 084

四、行政复议和行政诉讼 / 086
五、现行主要相关法律法规 / 087

第三节 药品管理法及药品管理法实施条例 / 087
一、药品管理法的主要内容 / 088
二、药品管理法实施条例的主要内容 / 090
三、现行主要相关法规 / 091

本章小结 / 092
目标检测 / 092
实训项目二 药事管理法规的检索 / 094

第四章 药品注册管理 / 096

第一节 药品注册管理概述 / 097
一、药品注册相关概念 / 098
二、药品注册事项 / 098
三、药品注册管理机构 / 098
四、药品注册分类 / 099
五、现行主要相关法规 / 102

第二节 药品研发管理 / 102
一、药品研制 / 102
二、药物临床前研究 / 102
三、药物临床试验 / 105

四、现行主要相关法规 / 108

第三节 药品上市注册 / 108
一、药物临床试验申请、审批以及相关制度规定 / 109
二、药品上市许可申请与审批 / 111
三、药品上市后变更及再注册 / 114
四、中国上市药品目录集 / 117
五、现行主要相关法规 / 117

本章小结 / 117
目标检测 / 118

第五章 药品生产阶段的管理 / 120

第一节 药品生产概述 / 121
一、药品生产 / 121
二、药品生产企业 / 122
三、现行主要相关法律法规 / 123

第二节 药品生产监督管理 / 124
一、药品生产许可 / 125
二、药品委托生产的管理 / 126

三、药品生产监督检查 / 129
四、现行主要相关法律法规 / 130

第三节 《药品生产质量管理规范》（GMP） / 131
一、GMP的概述 / 132
二、GMP的主要内容 / 133
三、药品GMP检查 / 140
四、现行主要相关法律法规 / 145

第四节　药品标签和说明书管理 / 146
一、药品标签和说明书管理概述 / 146
二、药品标签管理 / 147
三、药品说明书管理 / 149
四、药品追溯制度 / 155
五、现行主要相关法律法规 / 159

本章小结 / 160
目标检测 / 160
实训项目三　药品生产企业GMP实施情况调查 / 162
实训项目四　药品标签和说明书合规性分析 / 163

第六章　药品经营阶段的管理 / 165

第一节　药品经营管理概述 / 166
一、药品经营管理的含义 / 166
二、药品经营的特点 / 166
三、现行主要相关法律法规 / 167
第二节　药品经营企业管理 / 167
一、药品经营许可 / 168
二、药品经营中的禁止性规定 / 170
三、药品电子商务管理 / 171
四、现行主要相关法律法规 / 174
第三节　药品经营质量管理规范 / 174
一、GSP概述 / 175
二、GSP的主要内容 / 176
三、现行主要相关法律法规 / 185

第四节　药品流通监督管理 / 186
一、药品流通监督管理概述 / 186
二、《药品经营和使用质量监督管理办法》的主要内容 / 187
三、现行主要相关法律法规 / 189
第五节　药品广告管理 / 190
一、药品广告概述 / 190
二、药品广告的主要内容 / 191
三、现行主要相关法律法规 / 192
本章小结 / 193
目标检测 / 193
实训项目五　药品经营企业岗位调研 / 195

第七章　医疗机构药事管理 / 197

第一节　医疗机构药事管理组织 / 198
一、医疗机构药事和药事管理的概念 / 198
二、医疗机构药事管理的主要内容 / 199
三、医疗机构药事管理体系 / 199
第二节　医疗机构处方管理和调剂 / 202
一、处方管理 / 203
二、处方点评 / 206
三、处方调剂 / 206
第三节　医疗机构制剂管理 / 210
一、医疗机构制剂准入管理 / 211

二、医疗机构制剂注册及质量管理 / 213
第四节　医疗机构药品管理 / 217
一、医疗机构药品管理的概念和目标 / 218
二、药品采购管理 / 218
三、药品验收管理 / 220
四、药品库存管理 / 221
五、药品经济管理 / 223
本章小结 / 225
目标检测 / 225
实训项目六　医疗机构岗位调研 / 227

第八章　中药管理 / 229

第一节　中药管理概述 / 230
一、中药管理概念 / 230
二、中药现代化 / 231

三、《中华人民共和国中医药法》 / 232
第二节　中药材管理 / 233
一、中药材生产质量管理 / 233

二、中药材专业市场 / 235
三、中药材的进出口管理 / 235
四、中药材的自种自采自用管理 / 236
五、野生药材资源保护 / 237

第三节 中药饮片管理 / 239
一、中药饮片的生产与炮制管理 / 239
二、中药饮片的包装 / 240
三、中药饮片经营 / 240
四、毒性中药饮片管理 / 240
五、医疗机构关于中药饮片的管理规定 / 241
六、中药配方颗粒的有关规定 / 241

第四节 中成药管理 / 242
一、中成药的研制及生产管理 / 243
二、古代经典名方中药复方制剂的管理 / 243
三、中成药通用名称命名指导原则 / 244

第五节 中药品种保护管理 / 245
一、目的和意义 / 245
二、范围和等级 / 246
三、期限和措施 / 246

本章小结 / 248
目标检测 / 248

第九章 特殊药品管理和药品知识产权保护 / 251

第一节 特殊药品管理 / 252
一、特殊管理药品概述 / 252
二、疫苗管理 / 253
三、麻醉药品和精神药品管理 / 255
四、医疗用毒性药品管理 / 259
五、放射性药品管理 / 261
六、其他特殊药品管理 / 262
七、现行的主要法律法规 / 263

第二节 药品知识产权保护 / 264
一、药品知识产权概述 / 265
二、药品专利申请与保护 / 267
三、药品商标申请与保护 / 270
四、现行主要相关法规 / 273

本章小结 / 273
目标检测 / 273

参考文献 / 277

第一章 药事管理基础知识

章节导航

将责任扛在肩上　将服务放在心中

70年来，江苏医药产业砥砺前行，截至2018年底，江苏拥有药品生产企业573家、医疗器械生产企业2500多家、化妆品生产企业274家，规模以上医药工业（含医疗器械）实现产值近4081.42亿元，成为名副其实的医药大省。进入新时代，江苏正在向医药强省迈进。这些成绩的取得，离不开江苏省药监部门严格、科学的监管和精准的服务。

江苏省药品监督管理局自2000年5月成立至今，虽经几次机构改革，职能有所调整，但始终坚持"将监管责任扛在肩上，将服务创新烙在心中"，以先行者的担当和奋斗者的自觉，推动江苏医药产业高质量发展。

监管和服务从来都是密不可分的：在监管中提升企业对法律法规的理解，以更高的视野和标准，为企业指明发展方向；在服务中帮助企业纾解痛点，攻克难点，精准帮扶，激发企业创新活力，助力产业发展。江苏省药品监督管理局以严格、科学的监管引领行业发展，以热情、精准的服务为企业解答疑惑，引导企业向着更高目标发展。

药品安全关乎百姓生命健康和国家安全，药品是特殊的商品，对药品及药事的监管不同于普通商品，需要先了解药学、药事等相关概念及其发展，因此，本章主要讨论药事、药事管理、药事组织、药品监督管理、药学技术人员和药学职业道德等内容。

思政与素质目标

☆ 自觉树立依法执业、依法监管的观念。
☆ 树立法治信仰，弘扬法治精神，争做学法、懂法、守法、用法的时代新人。
☆ 具备爱岗敬业、忠于职守、服务社会的职业精神，能自觉遵守药学职业道德。

第一节 药事与药事管理

学习目标

- **知识目标**
  掌握:药事、药事管理、药事管理学的基本含义。
  熟悉:药事管理的特点;药事职能。
  了解:药事管理学的研究内容。
- **能力目标**
  能够利用网络获取关于药事的相关咨询,获取解决药政问题的有效信息。
- **素质目标**
  1. 具有药品及其行业朴素的道德要求和法制意识。
  2. 树立依法执业、依法监管的观念。

岗位情境

生活中,我们买到假冒伪劣产品可以投诉到有关部门来维护合法权益,例如我们买到了假药、劣药可以向药监局进行举报,不仅是假劣药问题,实际上国家设立了各种行政机构,制定了相关法律法规来对药品的研发、生产、经营、流通、使用等进行管理。

以案说法

包治百病的"神药"

案例:当事人违法搜集老年人个人信息,利用老年人信任有关协会组织和渴求健康的心理,擅自以杭州某保健协会的名义反复向目标老年人进行电话推销,宣称其产品可以包治百病,将其效果神化。在老年人购买产品后,又在包裹中放置兑奖券以兑奖为名要求其支付手续费、税费,进一步诈骗老年人的钱财。而其用来推销的所谓"神药",经查,这些药品有部分甚至是假冒伪劣产品,其中"熊胆粉"更是由南瓜粉冒充的假药。当地市场监管局与公安局组成联合专案组立案侦查。截至案发之日,本案已查实的涉案金额达1000余万元,受害者达5000余人。(资料来源:国家药品监督管理局,《"百日行动"执法典型案例》,2019-02-21)

思考:此案中为什么这么多人受骗?如何识别针对老年人的"神药"骗局?

一、药事

药事,是药学事业的简称,系指一切与药品、药学有关的事务,是由若干部门(行业)构成的一个完整体系,包括药品的研制、生产、流通、使用等多个环节。药学的若干部门相互影响、相互渗透,形成了完整的药学体系,从而称为药事。"药事"一词在19世纪以后成为日本药品管理的法律用语,目前"药事"一词在我国不是法律用语,但在药学界是常用词,如"药事组织""药事管理""药事法规""药事杂志"等。

(一)药事内涵

如何界定药事的范围,1948年日本的《药事法》对药事的定义为"与医药用品、用具及化妆品的制造、调剂、销售、配方相关的事项"。我国《药品管理法》的管理对象和内容包括了药品的研制、生产、经营、使用价格、广告和监督等。1997年颁发的《中共中央、国务院关于卫生改革与发展的决定》提出必须依法加强对药品研制、生产、流通、价格、广告及使用等各个环节的管理，严格质量监督，切实保证人民用药安全有效。因此，本书将"药事"界定为与药品的研制、生产、流通、使用、价格、广告、信息、监督、检验以及药学教育等活动有关的事项。

2009年颁发的《中共中央 国务院关于深化医药卫生体制改革的意见》中明确指出，我国医药卫生体制改革必须坚持以人为本，坚持医药卫生事业为人民健康服务的宗旨，把维护人民健康权益放在第一位。药学事业不仅仅是纯粹的福利事业，同时作为医药卫生事业的一部分必须坚持公益性质。在2016年中共中央、国务院印发的《"健康中国2030"规划纲要》中也指出要进一步深化药品、医疗器械流通体制改革，完善国家药物政策，加强医药技术创新，提升产业发展水平等。这些国家法律法规所要求、产业政策所倡导的，广义上说，都属于药事的内涵范畴。

（二）药事职能

药事体系中的各个部门和行业既相对独立，又密切联系，互相影响，互相促进，为药学事业服务。药事体系的基本职能有三个方面：①培养药学人才；②为人们防治疾病提供安全、有效、稳定、经济的药品；③为消费者提供用药咨询服务，指导合理用药。

二、药事管理

药事管理是指对药学事业的综合管理，是运用管理学、法学、社会学、经济学的原理和方法对药事活动进行研究，总结其规律，并用以指导药事工作健康发展的社会活动。其目的是保证公众用药安全、有效、经济、合理、及时、方便，不断提高国民的健康水平，促进社会经济协调发展。

药事管理以宪法、法律法规等为管理依据，通过制定相关法律法规，将相关管理措施作为管理手段。药事管理分为两个层面，即宏观药事管理和微观药事管理。宏观的药事管理是指国家对药事的监督管理，其内容包括制定和执行国家药物政策与药事法规，建立健全药事管理体制与机构，建立药品生产、流通秩序，加强药学人员和药品监督管理、人力资源管理。通过推进依法行政，科学民主决策，依靠技术支撑，实现队伍保障来实践科学监管。微观的药事管理是指药事各部门（药厂、经营企业、医疗机构等）内部的管理，包括人员管理、财务管理、物资设备管理、药品质量管理、技术管理、药学信息管理、药学服务管理等工作。宏观药事管理为药事组织的微观管理提供法律依据、标准和程序。药事管理的目的是保障公众用药安全和合法权益，保护和促进公众健康，促进药品行业建立科学、严格的监督管理制度，全面提升药品质量，并保障药品的安全、有效、可及。

（一）药事管理的特点

药事管理的特点表现为专业性、政策性、实践性、时效性。

1. 专业性

药事管理人员应熟悉药学服务和社会科学的基础理论、专业知识和基本方法，运用管理学、法学、社会学、经济学的原理与方法研究药事各环节的活动，总结其管理规律，指导其健康科学发展。

2. 政策性

药事管理人员按照国家药物政策、国家药事管理的法律法规，行使国家权力对药事的管理，主管部门及个人代表国家、政府对药品进行管理，管理过程中管理者要依据政策法律办事，体现政策指导，科学执法。

3. 实践性

药事管理的法规、管理办法、行政规章的制定来自于药品生产、储运、经营、使用的实践，经过实践总结而成，用于指导实践工作，并接受实践的检验，对于不适时的法规，适时予以修订、完善，使药事管理工作不断改进、提高和发展。

4. 时效性

药事管理的相关法律法规在不断加以修订、完善和补充，因此新版法律、法规颁布后，前版即行作废，这就体现了药事管理的时效性。

（二）药事管理的重要性

1. 健康中国战略

《"健康中国2030"规划纲要》确定的健康中国战略目标：到2030年，促进全民健康的制度体系更加完善，健康领域发展更加协调，健康生活方式得到普及，健康服务质量和健康保障水平不断提高，健康产业繁荣发展，基本实现健康公平，主要健康指标进入高收入国家行列。到2050年，建成与社会主义现代化国家相适应的健康国家。

2. 建立基本医疗卫生制度，促进全民健康

新医改坚持把基本医疗卫生制度作为公共产品向全民提供的核心理念，坚持保基本、强基层、建机制的基本原则，总体目标是建立健全覆盖城乡居民的基本医疗卫生制度，为群众提供安全、有效、方便、价廉的医疗卫生服务。即建设覆盖城乡居民的公共卫生服务体系、医疗服务体系、医疗保障体系、药品供应保障体系，形成四位一体的基本医疗卫生制度。四大体系相辅相成，配套建设，协调发展。同时，完善保障医药卫生体系有效规范运转的体制机制，完善医药卫生的管理、运行、投入、价格、监管体制机制，建立协调统一的医药卫生管理体制、高效规范的医药卫生机构运行机制、政府主导的多元卫生投入机制、科学合理的医药价格形成机制、严格有效的医药卫生监管体制、可持续发展的医药卫生科技创新机制和人才保障机制、实用共享的医药卫生信息系统、医药卫生法律制度，保障医药卫生体系有效规范运转。

2019年《中华人民共和国药品管理法》修订，其总则第一条，首次将"保护和促进公众健康"作为新的药品管理理念。即药品管理立法目的，是加强药品管理，保证药品质量，保障公众用药安全和合法权益，保护和促进公众健康。健康权是指公民以其机体生理机能正常运作和功能完善发挥，维护人体生命活动的利益为内容的人格权，包括健康维护权和劳动能力以及心理健康。健康权是人类人权中自然拥有的一种权利。

医疗卫生与健康事业应当坚持以人民为中心，为人民健康服务，卫生健康工作理念也发生了从以治病为中心到以人民健康为中心的转变。国家建立基本医疗卫生制度，建立健全医疗卫生服务体系，以保护和实现公民获得基本医疗卫生服务的权利。

3. 深化医药卫生体制改革

到2020年，覆盖城乡居民的基本医疗卫生制度基本建立。普遍建立比较完善的公共卫生服务体系和医疗服务体系，比较健全的医疗保障体系，比较规范的药品供应保障体系，比较科学的医疗卫生机构管理体制和运行机制，形成多元办医格局，人人享有基本医疗卫生服务，基本适应人民群众多层次的医疗卫生需求，人民群众健康水平进一步提高。

（三）药事管理手段

国家主要运用行政、法律、技术、经济和宣传等手段，来实现对药事工作的监督管理。

1. 行政手段

国家药品监督管理等部门通过制定带有强制性的法令、计划和通知等，采用严格有效的管理措施，依法行政，加强管理，控制药事管理活动，引导和规范药品生产、企业经营，增强企业质量责任意识，完善药品质量管理制度，保障药品的安全有效。如审批核发许可证，审批颁发新药证书，审批核发药品批准文号、药品包装材料注册证、新药临床批件、进口药品注册证，发布药品质量公告等。

2. 法律手段

制定和颁布法律、法规、规章，规范行为，明确法律责任，使各项药事活动有法可依。通过贯彻实施这些法律法规，加强对药品研制、生产、经营和使用等环节的强制约束，对违法行为依法严肃追究责任，增强管理威慑力和约束力，从而保障药品质量，满足公众的用药需求。

3. 技术手段

充分利用现代先进技术，加强对药事活动的管理。如制定和实施各种技术规范、先进标准，提高药品质量。采用先进的药品质量检测仪器，优化检测方法，提高技术监督水平，达到科学管理的目的，保证人们用药安全有效。

4. 经济手段

政府有关部门一方面依据和运用价值规律，借助经济杠杆的调节作用，加强对药事管理活动的管控。另一方面通过经济处罚等方式进行管理，对药事活动中违反有关规定的，给予相应经济制裁，以起到惩罚的作用。罚款虽然不是目的，但的确是有效的手段。

5. 宣传手段

充分发挥国家主流媒体的舆论宣传功能，面向公众普及药品和药事管理相关知识，提高人民群众的用药知识与安全用药意识；培育企业依法生产经营、诚实守信、重视质量、服务公众的社会责任感；同时，也强化政府相关部门的服务意识、担当精神，加强依法行政、科学管理，提高公众对药品监督管理工作的满意度。

> **职业证书真题即练**
>
> 【单选题】下列哪一项不是药事管理的特点？（　　）
> A. 专业性　　　B. 政策性　　　C. 实践性　　　D. 两重性

三、药事管理学

药事管理学是药学科学与社会科学相互交叉、渗透形成的以药学、管理学、法学、社会学、经济学为主要基础的药学边缘学科，是运用社会科学的原理和方法研究现代药学事业各部分活动及其管理的基本规律和一般方法的学科。

（一）药事管理学的定义

药事管理学是应用社会学、法学、经济学、管理与行为学等多学科理论与方法，研究"药事"的管理活动及其规律的学科体系，它是一个学科整合的交叉学科群，是以解决公众用药问题为导向的应用学科。

（二）药事管理学的性质

药事管理学是药学的分支学科，是一个知识领域。药事管理学的理论基础和研究问题与药学的其他分支学科不相同，它具有社会科学性质。药事管理学应用社会学、经济学、法学、管理与行为科学的原理和方法，研究药事活动中非专业技术方面，包括药品生产、分配、使用等方面的行政、经济、政策、行为、法律、心理、经营管理的问题；研究药事活动的环境因素和管理因素的性质和影响；探索药事管理活动规律以实现医药卫生的社会目标。

（三）药事管理学的研究内容

我国药事管理的内容主要包括：执业药师与健康中国战略，药品管理法规立法与药品监督管理，药品经营管理，医疗机构药事管理，中药管理，药品研制与生产管理，特殊管理规定的药品管理，药品信息、广告、价格管理，医药器械、化妆品和特殊食品管理，药品安全法律责任等。

第二节 药事组织

学习目标

- 知识目标

  掌握：药事组织的基本含义。

  熟悉：药品监督管理行政机构与技术支撑机构的主要职能。

  了解：药事组织的类型。

- 能力目标

  能够综合运用药事组织理论来认识生活中的药事行政和技术支撑组织。

- 素质目标

  树立正确的人生观和价值观；树立法治信仰、践行法治精神，争做学法、懂法、守法、用法的时代新人。

岗位情境

王大妈在路过一家连锁药店时，看到药店正在进行促销活动，药店张贴的海报上写着"购药满128元，送鸡蛋10个""购药满188元，送精美礼品一份"，这种情境在我们日常生活中并不少见，请问上述的连锁药店是否属于药事组织？如果是，属于哪一种药事组织呢？

以案说法

网购药品需谨慎

案例：犯罪嫌疑人张某等人通过互联网购买多种标示有"食证字""食健字"等批准文号、同时宣称"主治功能"的产品，通过发布虚假广告、冒充医药专家等方式向中老年特病患者销售产品实施诈骗，涉案金额5000余万元。该案中，以张某为首的犯罪团伙购进假药后，在地方电视台发布广告，宣传上述药品可根治糖尿病、高血压、高血脂等疾病，并招募营销人员组成"话术团队"，通过冒充医药专家、作出"可在全国各大三甲医院免费看病"虚假承诺等方式，骗取中老年特病患者信任后，以数百元至数千元不等的价格进行销售。之后，又以患者体质需要杀毒排毒、修复巩固为由，诱骗患者建立"医药档案"并收取"建档费"等反复实施诈骗。（资料来源：中华人民共和国公安部，《公安机关依法严厉打击药品领域犯罪活动》，2022-07-11）

思考：案例中犯罪团伙属于何种药事组织？对于这类犯罪活动通常由哪个行政部门负责管理？

一、药事组织概述

（一）药事组织的概念

药事组织是药事组织机构、体系、体制的综合。通常情况下，药事组织有狭义和广义之分。广义的药事组织是指以实现药学社会任务为共同目标的人们的集合体，是药学社会人员相互影响的社会心理系统，是运用药学知识技术的技术系统，是人们以特定形式的结构关系而共同工作的系统。狭义的药事组织是指

M1-1 药事组织

为了实现药学社会任务所提出的目标，经人为分工形成的各种形式的组织机构的总称。

（二）药事组织的类型

药事组织的具体任务可包括：研制新药、生产供应药品、保证合理用药、培养药师和药学家、管理并组织药学力量，为人类的健康实施全面的药学服务。因此，对于药事组织的分类，也从如下这些角度来进行。

1. 按药学社会任务及组织的性质

①行政组织：药品监督管理行政机构、药品行业管理部门；②事业性组织：药品技术监督机构、药学教育和科研机构、医疗机构药房；③企业组织：药品生产企业、药品经营企业；④药学社团组织。

2. 按其社会功能和目标

①药品监督管理行政机构；②药品技术监督机构；③药品生产、经营组织；④医疗单位的药事组织；⑤药学教育和科研组织；⑥药事社团组织。

二、药品生产和经营组织

（一）药品生产组织

药品生产组织是指生产药品的专营企业或者兼营企业。药品生产企业是依法成立的，从事药品生产活动，给社会提供药品。具有法人资格的经济组织，俗称药厂。药品生产企业根据其投资主体的不同可分为国有企业、民营企业、股份制企业、外资企业、中外合作企业等。根据所生产药品的种类不同可分为：以生产化学原料药及制剂为主的化学药品生产企业，以生产中成药为主的中药生产企业、中药饮片生产企业以及近些年发展起来的以生产基因工程产品为主的生物制药生产企业。根据药品生产企业规模的不同分为大型和中、小型药品生产企业，在我国大型药品生产企业较少，中、小型药品生产企业较多。根据药品分类管理办法可将企业分为处方药生产企业、非处方药生产企业和综合性药品生产企业。

（二）药品经营组织

药品经营组织是指经营药品的专营企业或者兼营企业。根据药品销售对象不同分为药品批发企业和药品零售企业（包括药品零售连锁企业）。根据药品经营规模不同分为大型企业、中型企业和小型企业。另外，有些药品经营企业同时还是基本医疗保险定点药店。

三、药品管理行政组织

药品管理行政组织是指政府机构中管理药品和药学企事业组织的国家行政机构。它代表国家对药品和药学事业组织进行监督管理，制定宏观政策，对药事组织发挥引导作用，以保证国家意志的执行。

药品监督管理机构的主要功能是以法律授予的权力，对药品运行全过程的质量进行监督管理，确保向社会提供的药品合格，并依法处理违反药品管理法律、法规和规章的行为。

（一）药事组织管理体制机构设置

从药品监督管理角度来讲，我国药品监督管理组织体系由药品监督管理行政机构和药品监督管理技术支撑机构两部分组成。

1. 药品监督管理行政机构

①国务院药品监督管理部门；②省、自治区、直辖市药品监督管理局；③各市、县市场监督管理局。

2. 药品监督管理技术支撑机构

① 国家药品监督管理局的直属单位，如：中国食品药品检定研究院、国家药典委员会、国家药品监督管理局药品审评中心、国家药品监督管理局药品评价中心、国家药品监督管理局食品药品审核查验中心、国家药品监督管理局行政事项受理服务和投诉举报中心、国家药品监督管理局执业药师资格认证中心等。

② 各级药品检验机构。我国药品检验机构设置为四级，即中国食品药品检定研究院，各省、自治区、直辖市药品检验所，市级一般也设有药品检验机构，县级药品检验机构根据工作需要设置。市县级药品检验机构由市、县级市场监督管理部门统一管理。

（二）药事组织管理体制机构简介

1. 药品监督管理行政机构

（1）国家药品监督管理局（NMPA）

1）内设机构

根据国家药品监督管理局的工作需要，NMPA内部设立11个内设机构，分别是综合和规划财务司、政策法规司、药品注册管理司（中药民族药监督管理司）、药品监督管理司、医疗器械注册管理司、医疗器械监督管理司、化妆品监督管理司、科技和国际合作司（港澳台办公室）、人事司、机关党委、离退休干部局。

2）主要职责

①负责药品（含中药、民族药，下同）、医疗器械和化妆品安全监督管理。拟订监督管理政策规划，组织起草法律法规草案，拟订部门规章，并监督实施。研究拟订鼓励药品、医疗器械和化妆品新技术新产品的管理与服务政策。②负责药品、医疗器械和化妆品标准管理。组织制定、公布国家药典等药品、医疗器械标准，组织拟订化妆品标准，组织制定分类管理制度，并监督实施。参与制定国家基本药物目录，配合实施国家基本药物制度。③负责药品、医疗器械和化妆品注册管理。制定注册管理制度，严格上市审评审批，完善审评审批服务便利化措施，并组织实施。④负责药品、医疗器械和化妆品质量管理。制定研制质量管理规范并监督实施。制定生产质量管理规范并依职责监督实施。制定经营、使用质量管理规范并指导实施。⑤负责药品、医疗器械和化妆品上市后风险管理。组织开展药品不良反应、医疗器械不良事件和化妆品不良反应的监测、评价和处置工作。依法承担药品、医疗器械和化妆品安全应急管理工作。⑥负责执业药师资格准入管理。制定执业药师资格准入制度，指导监督执业药师注册工作。⑦负责组织指导药品、医疗器械和化妆品监督检查。制定检查制度，依法查处药品、医疗器械和化妆品注册环节的违法行为，依职责组织指导查处生产环节的违法行为。⑧负责药品、医疗器械和化妆品监督管理领域对外交流与合作，参与相关国际监管规则和标准的制定。⑨负责指导省、自治区、直辖市药品监督管理部门工作。⑩完成党中央、国务院交办的其他任务。

知识链接

我国药品监督管理机构的历史演变

第一阶段：卫生部药政管理机构（1949—1998年）。

第二阶段：国家药品监督管理局（药品），SDA（1998年，成为国务院直属机构）。

第三阶段：国家食品药品监督管理局，即SFDA（2003年，增加食品、保健品、化妆品管理，为国务院直属机构）。

第四阶段：由国务院直属机构卫生部管理（2008—2013年）。

第五阶段：国家食品药品监督管理总局，即CFDA（2013—2018年）。

第六阶段：国家药品监督管理局，由国家市场监督管理总局管理（2018年4月至今）。

（2）地方药品监督管理机构

根据党的十九届三中全会审议通过的《中共中央关于深化党和国家机构改革的决定》和《深化党和国家机构改革方案》，省市县各级涉及党中央集中统一领导和国家法制统一、政令统一、市场统一的机构职能要基本对应。赋予省级及以下机构更多自主权，突出不同层级职责特点，允许地方根据本地区经济社会发展实际，在规定限额内因地制宜设置机构和配置职能。

地方药品监督管理局整合组建市场监管综合执法队伍，整合工商、质检、食品、药品、物价商标、专利等执法职责和队伍，组建市场监管综合执法队伍，由国家市场监督管理总局指导。药品经营销售等行为的执法，由市县市场监管综合执法队伍统一承担。各省（区、市）按照中央要求，结合各地实际，组建省（区、市）药品监督管理局。

地方药品监督管理局与国家药品监督管理局具有职责分工。国家药品监督管理局负责制定药品、医疗器械和化妆品监管制度，负责药品、医疗器械和化妆品研制环节的许可、检查和处罚。省级药品监督管理部门负责药品、医疗器械、化妆品生产环节的许可、检查和处罚，以及药品批发许可、零售连锁总部许可、互联网销售第三方平台备案及检查和处罚。市县两级市场监督管理部门负责药品零售、医疗器械经营的许可、检查和处罚，以及化妆品经营和药品、医疗器械使用环节质量的检查和处罚。

（3）药品监督管理相关部门

1）市场监督管理部门

国家、省（区、市）市场监督管理机构管理同级药品监督管理机构。市场监督管理部门负责相关市场主体登记注册和营业执照核发，查处准入、生产、经营、交易中的有关违法行为等。

2）国家卫生健康委员会

①国家药品监督管理局会同国家卫生健康委员会组织国家药典委员会并制定国家药典，建立重大药品不良反应和医疗器械不良事件相互通报机制和联合处置机制；②组织制定国家药物政策和国家基本药物制度，开展药品使用监测、临床综合评价和短缺药品预警，提出国家基本药物价格政策的建议。

3）中医药管理部门

①负责拟定中医药和民族药事业发展规划、政策和相关标准；②负责指导中医药及民族药的发掘、整理、总结和提高；③负责中药资源普查，促进中药资源的保护、开发和合理利用。

4）国家发展和改革委员会

①监测和管理药品宏观经济，监督管理药品价格；②依法制定和调整药品政府定价目录；③拟定和调整纳入政府定价目录的药品价格。

5）工业和信息化部

①负责拟定和实施生物制药产业的规划、政策和标准；②承担医药行业管理工作；③负责中药材生产扶持项目管理和国家药品储备管理工作；④配合药监部门加强对互联网药品广告的整治。

6）人力资源和社会保障部

①统筹建立覆盖城乡的社会保障体系；②负责统筹拟订医疗保险、生育保险政策、规划和标准，拟订医疗保险、生育保险基金管理；③组织拟订定点医疗机构、药店的医疗保险服务和生育保险服务管理、结算办法及支付范围，包括制定并发布《国家基本医疗保险、工伤保险和生育保险药品目录》；④组织审定执业药师考试科目、考试大纲，会同国家药品监督管理局对考试工作进行监督、指导，并确定合格标准。

7）国家医疗保障局

①拟订医疗保险、生育保险、医疗救助等医疗保障制度的法律法规草案政策、规划和标准，制定部门规章并组织实施；②组织制定城乡统一的药品、医用耗材、医疗服务项目、医疗服务设施等医保目录和支付标准，建立动态调整机制，制定医保目录准入谈判规则并组织实施；③组织制定药品、医用耗材价格和医疗服务项目医疗服务设施收费等政策，建立医保支付医药服务价格合理确定和动态调整机制，推动建立市场主导的社会医药服务价格形成机制，建立价格信息监测和信息发布制度；④制定药品、医用耗材的招标采购政策并监督实施，指导药品、医用耗材招标采购平台建设。

8）商务部

①研究制定药品流通行业发展规划、行业标准和有关政策；②配合实施国家基本药物制度；③提高行业组织化程度和现代化水平，逐步建立药品流通行业统计制度等。

9）公安部门

①涉及药品的刑事案件的受理和立案侦查；②协同药品监督管理部门打击违法制售假、劣药品，以及有关麻醉药品和精神药品生产、销售和使用中的违法犯罪行为等。

10）海关

负责药品进口与出口的监管、统计与分析。

2. 药品监督管理技术支撑机构

（1）中国食品药品检定研究院

中国食品药品检定研究院（医疗器械标准管理中心、中国药品检验总所）原为药品生物制品检定所，于2010年9月更名为中国食品药品检定研究院，是国家食品、药品、医疗器械、化妆品及有关药用辅料、包装材料与容器（以下统称为食品药品）等检验检测工作的法定机构。主要负责药品、医疗器械、化妆品质量标准、技术规范、技术要求、检验检测方法的制修订以及技术复核工作，组织开展检验检测新技术新方法新标准研究。承担相关产品严重不良反应、严重不良事件原因的实验研究工作；负责医疗器械标准管理相关工作；承担生物制品批签发相关工作；承担化妆品安全技术评价工作；负责药品国家标准物质的规划、计划、研究、制备、标定、分发和管理工作；负责生产用菌毒种、细胞株的检定工作，承担医用标准菌毒种、细胞株的收集、鉴定、保存、分发和管理工作；承担食品药品检验检测机构实验室间比对以及能力验证、考核与评价等技术工作；等等。

（2）省、自治区、直辖市药品检验所

省、自治区、直辖市药品检验所是省级人民政府药品监督管理部门设置的药品技术监督机构，是省药品监督管理局直属单位，其主要职责是依照《药品管理法》及有关法规负责本辖区的药品生产、经营、使用单位的药品检验和技术仲裁等。

（3）国家药典委员会

承担《中华人民共和国药典》（以下简称《中国药典》）及配套标准的编制、修订与编译工作；组织制定修订国家药品标准，参与拟订有关药品标准管理制度和工作机制；负责《中国药典》收载品种的医学和药学遴选工作，负责药品通用名称命名；开展药品标准发展战略、管理政策和技术法规研究，承担药品标准信息化建设工作；等等。

（4）国家药品监督管理局药品审评中心

负责药物临床试验、药品上市许可申请的受理和技术审评；负责仿制药质量和疗效一致性评价的技术审评；承担再生医学与组织工程等新兴医疗产品涉及药品的技术审评；参与拟订药品注册管理相关法律法规和规范性文件，组织拟订药品审评规范和技术指导原则并组织实施；组织开展相关业务咨询服务及学术交流，开展药品审评相关的国际（地区）交流与合作；等等。

（5）国家药品监督管理局食品药品审核查验中心

组织制定修订药品、医疗器械、化妆品检查制度规范和技术文件；承担药物临床试验、非临床研究机构资格认定（认证）和研制现场检查；承担药品注册现场检查、医疗器械临床试验监督抽查、化妆品研制检查；承担药品、医疗器械、化妆品生产环节的有因检查；承担药品、医疗器械、化妆品境外检查；承担相关国家级检查员的考核、使用等管理工作，指导地方核查员队伍建设；等等。

（6）国家药品监督管理局药品评价中心（国家药品不良反应监测中心）

主要负责组织制定修订药品不良反应、医疗器械不良事件、化妆品不良反应监测与上市后安全性评价以及药物滥用监测的技术标准和规范；组织开展药品不良反应、医疗器械不良事件、药物滥用、化妆品不良反应监测工作；开展药品、医疗器械、化妆品的上市后安全性评价工作；参与拟订、调整国家基本药物目录、非处方药目录；等等。

(7) 国家药品监督管理局医疗器械技术审评中心

主要负责申请注册的国产第三类医疗器械产品和进口医疗器械产品的受理和技术审评工作，负责进口第一类医疗器械产品备案工作；参与拟订医疗器械注册管理相关法律法规和规范性文件，组织拟订相关医疗器械技术审评规范和技术指导原则并组织实施；负责对地方医疗器械技术审评工作进行业务指导和技术支持；等等。

(8) 国家药品监督管理局执业药师资格认证中心

主要开展执业药师资格准入制度及执业药师队伍发展战略研究，参与拟订完善执业药师资格准入标准并组织实施；承担执业药师资格考试相关工作，组织开展执业药师资格考试命审题工作，编写考试大纲和考试指南，负责执业药师资格考试命审题专家库、考试题库的建设和管理；组织制定执业药师认证注册工作标准和规范并监督实施，承担执业药师认证注册管理工作；等等。

> **职业证书真题即练**
>
> 【单选题】负责组织对药品注册申请进行技术审评的机构是（　　）。
> A. 国家药典委员会　　　　B. 药品审评中心
> C. 药品评价中心　　　　　D. 中国食品药品检定研究院

四、药学教育、科研组织和药学社会团体组织

（一）药学教育、科研组织

药学教育组织的功能主要是教育，是为维持和发展药学事业培养药师、药学家、药学工程师、药学企业家和药事管理干部等。我国现代药学教育经历了百年发展，已形成由高等药学教育、中等药学教育、药学继续教育组成的多层次、多类型、多种办学形式的教育体系。

药学科研组织的主要工作是研究开发新药、改进现有药品，以及围绕药品和药学的发展进行基础研究，提高创新能力，发展药学事业，包括独立的药物研究机构、企业以及高等院校的药物教研室。

通常情况下，我国的药学科研组织可分为两大类，一是独立的药物研究院所，其行政隶属关系通常为中国科学院、中国医学科学院、中医研究院、军事医学科学院等国家和地方科学院系统以及中央和地方政府卫生行政主管部门、医药生产经营主管部门。二是附设在高等院校、大型制药企业、大型医院中的药物研究中心。随着医药体制改革的进行，我国药学教育和药物科研的机构和体制发生了较大变化，药物科研机构从事业型组织向企业化过渡。

（二）药学社会团体组织

在药事组织兴起和形成过程中，药学社会团体组织发挥了统一行为规范、监督管理、联系与协调等积极作用。政府加强了对药品和药学事业的法律控制以后，药学社会团体组织更是成为药学企事业组织、药学人员和政府机构联系的纽带，发挥着协助政府管理药事的重要作用，推动了药学事业的发展。

我国的药学社会团体主要包括中国药学会和与药学有关的各种协会（如中国药师协会等）。

1. 中国药学会（Chinese Pharmaceutical Association，CPA）

中国药学会成立于1907年，是中国近代成立最早的学术团体之一，是由全国药学科学技术工作者自愿组成并依法登记成立的学术性、公益性、非营利性的法人社会团体，是党和政府联系我国药学科学技术工作者的桥梁和纽带，是国家推动药学科学技术和民族医药事业健康发展、为公共健康服务的重要力量。中国药学会是国际药学联合会和亚洲药物化学联合会成员。学会下设15个工作委员会，37个专业委员会，现主办25种学术期刊。中国药学会的宗旨是团结和组织广大药学科技工作者，实施科教兴国和可持

续发展战略，促进药学科学技术的繁荣发展、普及与提高，促进药学人才的成长，促进药学科学技术与经济的结合，为我国社会主义现代化建设服务，为药学科技工作者服务。

2. 中国药师协会

中国药师协会原名中国执业药师协会，成立于2003年2月，2014年5月，经民政部批准正式更名为中国药师协会。中国药师协会是全国执业药师，药品生产、经营、使用单位，医药教育机构和地方药师协会等相关单位自愿结成的专业性、全国性、非营利的社会团体。

中国药师协会为我国人民的健康服务，致力于加强执业药师队伍建设与管理，维护执业药师的合法权益；增强执业药师的法律、道德和专业素质，提高执业药师的执业能力；保证药品质量和药学服务质量，保证公众合理用药。截至2022年7月底，全国执业药师累计在有效期内注册人数为677500人，每万人口执业药师人数为4.8人。注册于药品零售企业的执业药师有618128人，占注册总人数的91.2%。注册于药品批发企业、药品生产企业、医疗机构和其他领域的执业药师分别为37065人、4430人、17755人、122人。

五、国外药事管理体制和机构

（一）美国

1. 美国联邦政府的药品监督管理机构

美国联邦政府卫生与人类服务部（HHS）下设的食品药品管理局（FDA），负责美国食品、人用药品、兽用药品、医疗器械用品、化妆品等的监督管理。FDA是专门从事食品与药品管理的最高执法机构，也是一个由医生、律师、微生物学家、化学家和统计学家等专业人士组成的致力于保护、促进和提高国民健康的政府卫生管制的监控机构。其主要职能为负责对美国国内生产及进口的食品、药品、化妆品等进行监督管理。美国食品药品管理局内设机构主要包括2个办公室和6个中心。2个办公室即局长办公室和监管事务办公室/执法办公室。6个中心分别为生物制品评价与研究中心、医疗器械和放射健康中心、药品评价与研究中心、食品安全与应用营养中心、兽药中心以及全美毒理研究中心。

2. 州政府的药品监督管理机构

州卫生局药品监督管理机构及职责，由各州根据州卫生管理法规和各州的《药房法》确定，并选举出州《药房法》的执法机构"州药房委员会"。州药房委员会的主要职责为制定药房管理章程，依法管理药房工作，对所有的药房进行监督检查，对申请实习药师注册、药师执照、药房开业执照等行政事务进行审查，对于违反《药房法》和其他的有关法规的行为进行调查、起诉，颁布有关法规和条例等。各州药房委员会与州卫生局之间的关系由州法律决定，各州之间不完全相同。州药房委员会、州卫生局药品监督管理机构与联邦政府的HHS、FDA之间是协作关系，并无上下级关系。

3. 美国药典会

美国药典会为独立机构，是非政府机构，负责制订药品标准，根据美国《食品、药品、化妆品法》规定，FDA有权对药品质量标准、检验方法载入药典的条文等进行评价、审核，必要时通知药典会修改。由美国药典会编纂的国家药品标准有《美国药典》（USP）、《国家药方集》（NF）、《美国药典》增补版（一般每年两次），另外还出版有《配制药剂信息》、《用药指导》、《美国药物索引》及期刊《药学讨论》等。

（二）日本

日本《药事法》授权厚生省为药品管理的主管机构。厚生省设置中央药事委员会、药务局等部门。中央药事委员会下设有药典委员会、药品委员会、兽药委员会、生物制品委员会、抗生素委员会、血液制品委员会、化妆品及准药品委员会、医疗器械委员会、药品安全委员会、有害物质及特殊化学物质委员会、非处方药委员会和药效再评价委员会共 12 个委员会。它们的作用是研究药事方面的重要问题，并向厚生省提出建议。

厚生省药务局下设计划课、经济事务课、审查课、药品和化学安全课、检查指导课、生物制品和抗生素课、麻醉药品课共 7 个课。它们的作用是负责全国食品、药品、化妆品、生物制剂、医疗器械等的管理工作。

（三）世界卫生组织

世界卫生组织（WHO）是联合国下属的一个专门机构，总部设置在瑞士日内瓦。世界卫生组织的宗旨是为世界各地的人们创造一个更美好、更健康的未来。世界卫生组织与各国、联合国系统、国际组织、民间团体、学术界等开展合作，改善各地人民的健康状况，并支持其发展。

世界卫生组织的主要职能：促进流行病和地方病的防治；提供和改进公共卫生、疾病医疗和有关事项的教学与训练；推动确定生物制品的国际标准。世界卫生组织的任务主要包括指导和协调国际卫生工作、主持国际性流行病学和卫生统计业务、促进防治和消灭流行病、促进防治工伤事故、改善营养、制定诊断国际规范标准、开展卫生宣传教育工作。

世界卫生组织的执行机构分别是世界卫生大会、执行委员会和秘书处。世界卫生大会是世界卫生组织的最高决策机构，大会每年举行常会，参会的每一会员国代表不得超过 3 人。任务是审议总干事的工作报告、规划预算等。执行委员会由 32 名技术专家组成，由世界卫生大会批准，任期 3 年，每年改选三分之一。联合国安理会 5 个常任理事国是必然的执行委员会成员国，但席位第 3 年后轮空一年。秘书处由一名总干事和诸多行政人员组成。干事长由世界卫生大会根据执委会提名任命，任期为 5 年，只可连任一次。总干事代表世界卫生组织与各国有关卫生部门及机构建立联系，可以发起、规划和调整世界卫生组织的战略或行动。

> **拓展阅读**
>
> **广药集团：疫情防控显担当**
>
> 2020 年，一场突如其来的新冠肺炎疫情席卷全球，生命重于泰山，疫情就是命令，防控就是责任，习近平总书记强调要把人民群众生命安全和身体健康放在第一位，为响应政府抗疫号召，很多药企行动起来，积极履行企业社会责任。作为全国最大的制药企业集团——广药集团就是其中的典型代表。在得知疫情肆虐的消息之后，广药集团及下属企业白云山和黄中药、花城药业、光华药业、王老吉药业、中一药业、明兴制药、汉方药业、陈李济、敬修堂、星群药业、广州医药、采芝林等公司采取了一系列可行的应对措施，确保春节及疫情防控期间的抗病毒类药品、抗菌消炎药品、消毒感控产品等国家战略储备药品及医疗器械的生产、储备和供应，共同抗击新型冠状病毒感染的肺炎疫情。2020 年 1 月 23 日，广药集团进一步向社会作出"两不两保"的承诺：不提价、不停工；保证产品质量、保证公益为上。此外，广药集团还启动了磷酸氯喹片、小柴胡颗粒等药品的全国捐赠活动，以实际行动助力疫情阻击战。

第三节　药品监督管理

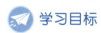

- **知识目标**

掌握：药品质量监督检验的类型及适用情境。

熟悉：药品安全管理的主要措施。

了解：药品质量监督管理的历史沿革。
- **能力目标**

能够运用药品监督管理知识来指导、规范生活中的药事行为；能够自觉采取安全措施规范生活中的药事行为。
- **素质目标**

具有医药从业者的质量意识、安全意识，养成严谨认真的职业素质。

岗位情境

近年来，各级市场监管部门聚焦民生领域群众反映强烈、社会舆论关注的突出问题，重拳出击，严厉打击食用油掺杂掺假、食品非法添加、油品质量违法和加油站计量作弊、"神医"、"神药"等违法行为，查办了一批与群众紧密相关、性质恶劣的违法案件。案例中各级市场监督管理局属于什么类型的药事组织呢？

以案说法

假药小败毒膏案

案例：2020年7月，药品监管部门监测发现，天津市某药业有限公司生产的口服药小败毒膏出现聚集性不良反应信号。天津市药监局立即开展调查，经查，该公司在生产小败毒膏过程中，误将生产外用药的原料颠茄流浸膏用于该涉案批次小败毒膏生产，导致所含成分与国家药品标准规定不符。涉案批次药品共10980盒，货值金额91591.5元。调查中研判认为，现有证据不足以证明该公司具有生产假药的主观故意，由药品监管部门依法处理。2021年7月，天津市药监局根据《药品管理法》第九十八条第二款第一项规定，认定涉案批次药品为假药；依据《药品管理法》第一百一十六条、第一百一十八条、第一百三十七条第四项等规定，处以该公司没收涉案药品、没收违法所得5625.5元、责令停产停业整顿、罚款300万元的行政处罚，处以该公司法定代表人没收违法行为发生期间自本单位所获收入1万元、罚款3万元、终身禁止从事药品生产经营活动的行政处罚。2022年2月，国家药监局依据《药品管理法》第一百一十六条规定，吊销该产品的药品批准证明文件。（资料来源：国家药品监督管理局，《国家药监局公布5起药品安全专项整治典型案例》，2022-04-20）

思考：国家药品监督管理局的主要职责是什么？

一、药品质量监督管理

（一）我国药品监督管理的历史沿革

药品质量监督管理是指国家药品监督管理主管部门根据法律授予的权力及法定的药品标准、法规、制度、政策，对研制、生产、销售、使用的药品质量（包括进出口药品质量）及影响药品质量的工作质量进行的监督管理。

新中国成立后，药品质量监督管理工作开始起步。1950年卫生部成立了第一届中国药典编撰委员会，组织编印了第一部《中国药典》。1963年颁布综合性药政管理行政法规《关于药政管理的若干规定》，对药厂进行了一次全国范围的大整顿。改革开放后，医药政策放开，生产流通体制逐步完善，外资进入医药领域，医药产业迅猛发展，我国政府职能也不断变化，先后进行了多次行政管理体制改革，组建了国家药品监督管理部门，出台了《药品管理法》等法律法规，逐步规范药品管理。

1998年，组建了国家药品监督管理局，负责对药品（含医疗器械）研究、生产、流通、使用全过程的监督管理，药品集中统一监管体制正式建立。

2003年，我国进行了第五次行政管理体制改革，国务院在国家药品监督管理局的基础上组建国家食品药品监督管理局（SFDA），仍然作为国务院直属机构，其主要职责是继续行使国家药品监督管理局的职能，并负责对食品、保健品、化妆品安全管理的综合监督和组织协调，依法组织开展对重大事故的查处。

2008年，国家食品药品监督管理局改由卫生部管理，负责食品卫生许可，监管餐饮业、食堂等消费环节食品安全，监管药品的科研、生产、流通、使用和药品安全，卫生部负责食品安全综合监督、组织协调和依法组织开展对重大事故查处，同时还负责组织制定食品安全标准和药品法典，建立国家基本药物制度。

2013年，根据第十二届全国人民代表大会第一次会议批准的《国务院机构改革和职能转变方案》和《国务院关于机构设置的通知》，设立国家食品药品监督管理总局（正部级），为国务院直属机构。英文简称为"CFDA"。《药品管理法》规定国家食品药品监督管理总局为国务院药品监督管理行政部门，主管全国药品监督管理工作。

2018年，国家印发《国务院机构改革方案》，对我国的药品监督管理机构进一步优化改革，组建国家市场监督管理总局，改革市场监管体系，实行统一的市场监管，是建立统一开放、竞争有序的现代市场体系的关键环节。为完善市场监管体制，推动实施质量强国战略，营造诚实守信、公平竞争的市场环境，进一步推进市场监管综合执法、加强产品质量安全监管，让人民群众买得放心、用得放心、吃得放心，将国家工商行政管理总局的职责、国家质量监督检验检疫总局的职责、国家食品药品监督管理总局的职责、国家发展和改革委员会的价格监督检查与反垄断执法职责、商务部的经营者集中反垄断执法以及国务院反垄断委员会办公室等职责整合，组建国家市场监督管理总局，作为国务院直属机构。其主要职责是：负责市场综合监督管理，统一登记市场主体并建立信息公示和共享机制，组织市场监管综合执法工作，承担反垄断统一执法，规范和维护市场秩序，组织实施质量强国战略，负责工业产品质量安全、食品安全、特种设备安全监管，统一管理计量标准、检验检测、认证认可工作等。

考虑到药品监管的特殊性，单独组建国家药品监督管理局（英文简称"NMPA"），由国家市场监督管理总局管理，市场监管实行分级管理，药品监管机构只设到省一级，药品经营销售等行为的监管，由市、县市场监管部门统一承担。

将国家质量监督检验检疫总局的出入境检验检疫管理职责和队伍划入海关总署，保留国务院食品安全委员会、国务院反垄断委员会，具体工作由国家市场监督管理总局承担。国家认证认可监督管理委员会、国家标准化管理委员会职责划入国家市场监督管理总局，对外保留牌子。

不再保留国家工商行政管理总局、国家质量监督检验检疫总局、国家食品药品监督管理总局。

（二）我国药品质量监督管理的性质

我国药品质量监督管理具有预防性、完善性、促进性、情报性及教育性。

（三）我国药品质量监督管理的原则

1. 以社会效益为最高准则

药品是防病治病的物质基础，保证人民群众用药安全、有效是药品监督管理工作的宗旨，也是药品生产、经营活动的目的，因此，药品质量监督管理必须以社会效益为最高准则。

2. 质量第一的原则

药品是特殊商品，药品的质量关乎人民健康安全，符合质量标准要求，才能保证疗效；否则不仅不能"药到病除"，甚至可能贻误病情，因此，质量问题直接关系到患者的生命安全，我们自始至终应该把药品的质量放在首位。

3. 法制化与科学化高度统一的原则

总结以往经验，要搞好药品监督管理工作，必须对其立法，做到有法可依、有法必依、执法必严、违法必究。同时，必须依靠科学的管理方法，如严格执行《药品生产质量管理规范》《药品经营质量管理规范》，推广应用现代先进的科学技术来促进药品监督管理工作。《药品管理法》、《中华人民共和国药品管理法实施条例》（简称《药品管理法实施条例》）、《药品生产质量管理规范》的颁布实施就是对药品科学的监督管理赋予了法定性质。

4. 专业监督管理与群众性的监督管理相结合的原则

为了加强对药品的监督管理，国家设立了药品监督管理机构，专门负责药品监督管理工作。在药品生产、经营企业和医疗单位设立药品质量检验部门，开展自检活动，还设立了群众性的药品质量监督员、检验员，开展监督工作。这三支力量相结合，发挥着越来越大的作用。

二、药品质量监督检验

（一）药品质量监督检验的定义

药品质量监督检验是指国家药品检验机构按照国家药品标准对需要进行质量监督的药品进行抽样检查和验证，并发出相关质量结果报告的药品技术监督过程。药品质量监督检验是药品监督管理的重要组成部分，是依法应用检验的方式客观地评价接收监督管理的药品是否符合国家药品标准，确保上市药品质量的活动。药品质量监督离不开检验，检验的目的是监督，因此，应用于药品质量监督检验的技术必须是可靠的，数据必须是真实的。

（二）药品质量监督检验的性质

国家对药品质量监督管理必须采取监督检验，这种检验与药品生产检验、药品验收检验的性质不同。

1. 公正性

药品监督检验具有第三方检验的公正性，因为它不涉及买卖双方的经济利益，不以营利为目的。

2. 权威性

药品监督检验是代表国家对研制、生产、经营、使用的药品质量进行检验，具有比生产或验收检验更高的权威性。

3. 仲裁性

药品监督检验是根据国家的法律规定进行的检验，在法律上具有更强的仲裁性。

（三）药品质量监督检验的类型

药品质量检验根据其目的和处理方法不同可以分为抽查检验、注册检验、委托检验、指定检验和复验等类型。

1. 抽查检验

抽查检验是国家药品检验机构依法对生产、经营和使用的药品质量进行抽查检验，《药品管理法》规定，药品监督管理部门根据监督管理的需要，可以对药品质量进行抽查检验，抽查检验应当按照规定抽样，并不得收取任何费用；对有证据证明可能危害人体健康的药品及其有关材料，药品监督管理部门可以查封、扣押，并在七日内作出行政处理决定；药品需要检验的，应当自检验报告书发出之日起十五日内作出行政处理决定。

药品质量抽查检验根据监管目的一般可分为监督抽检和评价抽检。评价抽检是指药品监督管理部门为评价某类或一定区域药品质量状况而开展的抽查检验，监督抽检是指药品监督管理部门对质量可疑药品进行的抽查检验。

抽查检验结果由国家和省级药品监督管理部门发布药品质量公告。国家药品质量公告应当根据药品质量状况及时或定期发布。对由于药品质量严重影响用药安全、有效的，应当及时发布药品质量公告；对药品的评价抽验，应给出药品质量分析报告，定期在药品质量公告上发布，省级药品质量公告的发布由各省级药品监督管理部门自行规定。省级药品监督管理部门发布的药品质量公告，应当及时通过国家药品监督管理部门网站向社会公布，并在发布后 5 个工作日内报国家药品监督管理部门备案。

2. 注册检验

药品注册检验包括标准复核和样品检验。标准复核，是指对申请人申报药品标准中设定项目的科学性、检验方法的可行性、质控指标的合理性等进行的实验室评估。样品检验，是指按照申请人申报或者国家药品监督管理局药品审评中心核定的药品质量标准对样品进行的实验室检验。药品注册检验由中国食品药品检定研究院或省、自治区、直辖市食品药品检定研究院承担，进口药品的注册检验由中国食品药品检定研究院组织实施。

国家药品监督管理局药品审评中心基于风险启动样品检验和标准复核。新药上市申请、首次申请上市仿制药、首次申请上市境外生产药品，应当进行样品检验和标准复核。其他药品，必要时启动样品检验和标准复核。

3. 委托检验

是指对行政管理部门、药品监管部门、药品检验机构在行政管理监督检查、质量检验中，根据工作需要提出检验申请的药品进行检测、验证。包括行政委托、司法委托、其他委托检验。委托检验的所有活动，包括在技术或其他方面拟采取的任何变更均应符合注册的有关要求，以确保委托检验的准确性和可靠性。

4. 指定检验

指定检验是国家法律或国务院药品监督管理部门规定某些药品在销售前或者进口时，指定药品检验机构进行检验。《药品管理法》规定下列药品在销售前或进口时，必须经过指定药品检验机构检验，检验不合格的，不得销售或者进口：①国务院药品监督管理部门规定的生物制品；②首次在中国销售的药品；③国务院规定的其他药品。

5. 复验

被抽检者对药品检验机构的检验结果有异议，而向药品检验机构提出复核检验。当事人对药品检验结果有异议的，可以在收到药品检验结果之日起 7 日内提出复验申请，逾期不再受理复验。

复验申请可以向原药品检验机构或者上一级药品监督管理部门设置或者指定的药品检验机构申请复验，也可以直接向中国食品药品检定研究院申请复验。复验的药品必须是原药品检验机构的同一药品的留样，除此之外的同品种、同批次的产品不得作为复验的药品。

三、药品安全管理

（一）药品安全管理的定义

狭义的药品安全问题是指按照规定的适应证和用法、用量使用药品后，人体产生不良反应的程度。广义的药品安全问题是指药品质量问题、不合理用药和药品不良反应，以及药品短缺等。

（二）药品安全管理内容

1. 认识药品安全与风险管理

药品产业链较长，包括研发、生产、流通和使用等多个环节，每个环节都存在可能危害消费者的风险。安全的药品是指人们认为它对人体损害的风险程度在可接受的范围，是一种"可接受"的有临床疗效的药品。药品安全是一个相对的概念，取决于它上市前对药品安全性评价的认知局限性，也取决于对药品存在风险与收益量化评价的艰难性。药品安全的相对性体现在整个药品研发过程中。在这个过程中，不追求"零风险"，而是要求对风险的有效控制，使其控制在可接受的范围。药品的上市是利益与风险权衡的最终结果。

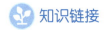

知识链接

药品质量公告

药品质量公告是指由国务院和省级药品监督管理部门向公众发布的有关药品质量抽查检验结果的通告。药品质量公告是药品监督管理中的一项重要内容，也是药品监督管理部门的法定义务。从保障人民用药安全有效、对药品实行严格规范管理的角度出发，药品质量公告的重点是公告不符合国家药品质量标准的药品。国家药品质量公告应当根据药品质量状况及时或定期发布。

2. 药品安全风险的特点

药品安全风险客观存在，主要是由于药品具有两重性造成的。药品一方面可以防治疾病，另一方面也可能引起不良反应，使用不当也会危害人体健康。任何药品的安全性都是相对的，药品本身就具有不可避免的安全风险。药品安全风险大致具有以下几方面特点。

（1）复杂性

复杂性首先表现在药品安全风险存在于药品生命周期的每个环节方面，受不同因素的影响，任何一个环节出现问题，都会破坏整个药品安全链。其次药品安全风险的主体多样化，也就是风险的承担主体不只是患者，还包括药品的生产者、经营者、医生等。

（2）不可预见性

由于现有医疗水平的局限性与人体免疫系统的个体差异性，有些药品还存在蓄积毒性的特点，所以药品的风险不可预计。

（3）不可避免性

人类对药品的认识还存在局限性，药品的不良反应往往会伴随着治疗作用不可避免地发生，这也是人类必须承担的药物负面作用。

3. 药品安全风险的分类

药品安全风险可以分为自然风险和人为风险。药品安全的自然风险，又称"必然风险"或"固有风险"，是药品的内在属性，属于药品设计风险。药品安全的自然风险是客观存在的，它和药品的疗效一样，是由药品本身所决定的，主要来源于已知或者未知的药品不良反应。药品安全的人为风险，属于"偶然风险"，是指人为地有意或无意违反法律法规而造成的药品安全风险，存在于药品的研制、生产、经营、使用等各个环节。人为风险属于药品的制造风险或使用风险，主要是不合理用药、药品质量问题、政策制度及管理等风险，是药品安全风险的关键因素。

风险通常被认为是"危害发生的可能性及严重性的组合"，风险是与安全相对的概念。药品领域风险来源是多样的，没有绝对安全的药品，只有不断防控各种风险，才能保护和促进公众健康。药品安全风险管理的目的是使药品风险最小化，从而保障公众用药安全。药品安全管理就是药品安全风险管理，最核心的要求就是将事前预防、事中控制、事后处置有机结合，切实把药品安全风险管控起来。《药品管理法》第三条规定，药品管理应当以人民健康为中心，坚持风险管理、全程管控、社会共治的原则。药品安全风险管理是一项非常复杂的社会工程，需要全社会的共同参与，需要多方合作和充足的资源，需要明确药品研发机构、药品生产企业、药品经营企业和使用单位等风险管理主体的责任。

（三）药品安全管理的主要措施

建立科学、严格的监管制度，落实"四个最严"：最严谨的标准、最严格的监管、最严厉的处罚、最严肃的问责。全面提升药品质量，保障药品安全、有效、可及。在我国，加强药品安全风险管理可以从以下四个方面着手：

首先，健全药品安全监管的各项法律法规。现在已有的对药品上市前的注册审评、药品上市后的不良反应监测、对存在安全隐患的药品实行召回、对已上市药品进行再评价等法律法规，是我国药品安全风险管理的法律基础。应将风险管理的理念融入立法当中，进一步完善法律法规、规范性文件和指南等，以确保覆盖药品安全风险管理的全过程，从而对药品的整个生命周期中存在的风险进行全程监控。

其次，完善药品安全监管的相关组织体系建设。国家药品监督管理局下设有药品注册管理司、药品监督管理司、药品审评中心、药品评价中心（国家药品不良反应监测中心）、执业药师资格认证中心等机构，形成了我国药品安全监督管理的行政和技术支撑体系。

再者，加强药品研制、生产、经营、使用各环节的全过程管理，落实药品安全管理参与方各自责任。药品上市许可持有人应当始终以保护公众健康为中心，依法对药品研制、生产、经营、使用的全过程中药品安全性、有效性和质量可控性负责，承担药品整个生命周期质量与风险管理的主体责任。

知识链接

药品上市许可持有人制度

药品上市许可持有人（marketing authorization holder，MAH）制度，通常指拥有药品技术的药品研发机构、科研人员、药品生产企业等主体，通过提出药品上市许可申请并获得药品上市许可批件，并对药品质量在其整个生命周期内承担主要责任的制度。在该制度下，上市许可持有人和生产许可持有人可以是同一主体，也可以是两个相互独立的主体。根据自身状况，上市许可持有人可以自行生产，也可以委托其他生产企业进行生产。如果委托生产，上市许可持有人依法对药品的安全性、有效性和质量可控性负全责，生产企业则依照委托生产合同的规定就药品质量对上市许可持有人负责。可见，上市许可持有人制度与现行药品注册许可制度的最大区别不仅在于获得药品批准文件的主体由药品生产企业扩大到了药品研发机构、科研人员，而且对药品质量自始至终负责的主体也更为明确，从而有利于确保和提升药品质量。也就是说，以药品上市许可持有人制度试点为突破口，我国药品注册制度将由上市许可与生产许可的"捆绑制"，向上市许可与生产许可分离的"上市许可持有人制度"转型。2016年6月6日，《药品上市许可持有人制度试点方案》正式出台。该方案是有关上市许可持有人制度真正落地的标志性文件，充分体现了药品注册管理制度向上市许可持有人制度转变的核心理念，即鼓励新药创制，促进产业升级，优化资源配置，落实主体责任。

最后，建立药品追溯系统。药品上市许可持有人、生产企业、经营企业、使用单位都应当建立这一系统，从而实现"一物一码，物码同追"，及时准确地记录、保存药品追溯数据，形成互联互通的药品追溯数据链，从而实现药品生产、流通和使用全过程来源可查，去向可追。这样既能有效防范非法药品进入合法渠道，也能确保发生质量安全风险的药品可召回、责任可追究。

第四节 药学技术人员

学习目标

- **知识目标**

掌握：执业药师的概念，药学技术人员的概念，执业药师资格考试制度、注册、继续教育管理；执业药师的职责。

熟悉：药学技术人员配备依据；药学职称类别与考试要求。

了解：我国执业药师制度的发展，执业药师职业活动的监督管理，药学专业技术资格考试、执业药师考试的网上报名流程。

- **能力目标**

  能够自觉遵守药学工作的职业道德准则及行为规范，能够解决药学工作中的实际问题。

- **素质目标**

  树立依法从业的观念，具有药品质量意识、责任意识；具有爱岗敬业、勇于实践、不断创新的精神，志愿为人类健康服务。

岗位情境

A是某医药专科药学专业的毕业生，在三级医院门诊药房工作6年，通过考试取得了药师职称。他在门诊药房发药时，一位患者取药后向他咨询服用药物的注意事项，他说："我是药师，只负责发药，关于药物的注意事项请你咨询医生。"患者无奈，只好再去咨询医生。

以案说法

执业药师不在岗卖药，悬了！

案例："我们店执业药师的父亲生病住院，他请假了，没来""我们店的执业药师可以通过手机在家里审方，不用亲自在店里""我们店的执业药师出去送药了"……某区人民检察院公益诉讼部门在对辖区药店执业药师的执业情况进行监督检查时，得到了上述答复。

远程审方是否合规？执业药师远程审方需要符合相关法律法规要求：具有互联网远程诊疗资质的第三方电子处方平台开具电子处方销售处方药，远程审方的药店应提供远程审方室，执业药师应具有每年临床药学专业知识培训和接受相关部门继续教育的记录，门店要设置远程视频。显然，涉案的药店没有满足远程审方的各项要求，仅仅提供的是内部留档备查的电子处方单，无法起到执业药师提供药事服务的实际作用。同时，执业药师负责处方的审核及调配，提供用药咨询与信息，指导合理用药，开展治疗药物监测及药品疗效评价等临床药学工作，执业药师仅仅通过手机远程审批处方单，无法看到并确认是患者本人，无法通过面对面观察患者去了解购药者的实际身体情况，不能全面、客观地予以指导用药，不能及时地与患者进行用药咨询沟通，所以用手机远程审批处方单不能作为药师在药店执业的替代。

据不完全统计，我国每年有近20万人死于药品不良反应，而导致他们死亡的直接元凶即是处方药的滥用，也就是医学上所称的"药源性死亡"。《药品流通监督管理办法》第十八条规定："药品零售企业应当按照国家食品药品监督管理局药品分类管理规定的要求，凭处方销售处方药。经营处方药和甲类非处方药的药品零售企业，执业药师或者其他依法经资格认定的药学技术人员不在岗时，应当挂牌告知，并停止销售处方药和甲类非处方药"；《药品经营质量管理规范实施细则》第三章第六节第七十二条第（二）款规定："销售药品时，应由执业药师或药师对处方进行审核并签字后，方可依据处方调配、销售药品；无医师开具的处方不得销售处方药。"药品零售企业应正确介绍药品的性能、用途、禁忌及注意事项，为顾客购买非处方药提供用药指导。所以，执业药师对于科学、合理、准确地指导患者购药、用药起到了至关重要的作用。（资料来源：红岗区人民检察院，2020-09-03）

思考：请你谈谈执业药师在指导销售药品的过程中的作用有哪些呢？如何做一个合格的执业药师呢？

一、概述

药学技术人员是指取得中等以上药学类专业学历或依法经过国家有关部门考试合格，取得专业技术职务证书或执业药师资格证书，并从事与药品的研究、生产、经营、使用、检验和管理有关的实践活动的技术人员。

二、药学职称

M1-2 药学专业技术职务证书

药学职称，即药学专业技术职务，是卫生系列（医、药、护、技）专业技术职务中的一类。药学专业技术职务往往根据职务高低分为初级、中级和高级。药学专业技术职务任职资格实行考试制，药学技术人员通过考试取得相应的药学专业技术资格，初级和中级实行以考代评，高级专业技术资格采取考试和评审相结合的办法。

初级专业技术职务：（中）药士、（中）药师；

中级专业技术职务：主管（中）药师；

高级专业技术职务：副主任（中）药师、主任（中）药师。

初、中级药学专业技术资格考试实行全国统一组织、统一考试时间、统一考试大纲、统一考试命题、统一合格标准的考试制度，原则上每年进行一次。报名时间为每年的12月至次年的1月，考试时间一般定为每年的5～6月份。

（一）参加报名考试的条件

报名参加药士、药师、主管药师专业技术资格考试的人员，应遵守中华人民共和国的宪法和法律，具备良好的医德医风和敬业精神。同时还应具备以下条件之一。

1. 参加药士报名考试的条件

取得药学（中药学）专业中专、大专学历。

2. 参加药师报名考试的条件

① 取得药学（中药学）专业中专学历，担任药士职务满5年。

② 取得药学（中药学）专业大专学历，从事本专业工作满3年。

③ 取得药学（中药学）专业本科学历或学士学位，从事本专业工作满1年。

④ 取得药学（中药学）专业硕士学位，可参加药师资格考试。

3. 参加主管药师报名考试的条件

① 取得药学（中药学）专业中专学历，受聘担任药师职务满7年。

② 取得药学（中药学）专业大专学历，从事药师工作满6年。

③ 取得药学（中药学）专业本科学历或学士学位，从事药师工作满4年。

④ 取得药学（中药学）专业硕士学位，从事药师工作满2年。

⑤ 取得药学（中药学）专业博士学位。

报考条件中关于学历要求，是指经国家教育、卫生行政主管部门认可的正规全日制院校毕业的学历；有关工作年限的要求，是指取得正规学历后从事本专业工作时间的总和。工作年限的计算截止日期为考试报名年度当年年底。

4. 高级资格的取得

实行考评结合方式，具体办法另行制定。

5. 报名

符合条件参加考试的人员，由本人提出申请，经所在单位审核同意，按规定携带有关证明材料到当地考试机构报名，经考试管理机构审核合格后，领取准考证，凭准考证在指定的时间、地点参加考试。

6. 不得申请参加考试的情形

有下列情形之一的，不得申请参加药学专业技术资格考试：

① 医疗事故责任者未满3年。

② 医疗差错责任者未满1年。

③ 受到行政处分者在处分时期内。

④ 伪造学历或考试期间有违纪行为未满 2 年。
⑤ 省级卫生行政部门规定的其他情形。

（二）考试科目及方式

1. 药士考试科目（表 1-1）

表 1-1 药士考试科目

考试科目	药学类	中药学类
基础知识	生理学、生物化学、病原生物学与免疫学基础、天然药化、药物化学、药物分析、医疗机构从业人员行为规范与医学伦理学	中药学、方剂学
相关专业知识	药剂学、医院药事管理	中医学基础、药事管理
专业知识	药理学、生物药剂学与药动学	中药炮制学、中药鉴定学
专业实践能力	岗位技能、临床药物治疗学专业进展	中药药剂学、中药调剂学

2. 药师、主管药师考试科目（表 1-2）

表 1-2 药师、主管药师考试科目

考试科目	药学类	中药学类
基础知识	生理学、病理生理学、生物化学、微生物学、天然药化、药物化学、药物分析、医疗机构从业人员行为规范与医学伦理学	中药学、方剂学、中药化学（主管中药师）
相关专业知识	药剂学、医院药事管理	中医学基础、药事管理、中药药理学
专业知识	药理学、生物药剂学与药动学	中药炮制学、中药鉴定学
专业实践能力	岗位技能、临床药物治疗学专业进展	中药药剂学、中药调剂学

3. 考试方式

药学专业初、中级资格考试均分 4 个半天进行，考试成绩实行两年为一个周期的滚动管理办法，在连续两个考试年内通过同一专业 4 个科目的考试，方可获得专业技术资格证书。

（三）资格证书的发放

通过药学专业技术资格考试并合格者，由各省、自治区、直辖市人力资源社会保障部门颁发人力资源社会保障部统一印制，国家人力资源社会保障部、卫生健康委员会用印的专业技术资格证书。该证书在全国范围内有效。各地在颁发证书时，不得附加任何条件。聘任专业技术职务所需的其他条件按照国家有关规定办理。

（四）资格证书的吊销

有下列情形之一的，由卫生行政管理部门吊销其相应专业技术资格，由发证机关收回其专业技术资格证书，2 年内不得参加卫生系列专业技术资格考试：一是伪造学历和专业技术工作资历证明；二是考试期间有违纪行为；三是国务院卫生、人事行政主管部门规定的其他情形。

（五）报名方式

1. 考试进行现场确认和资格审查，应提供的相关材料。
① 经所在单位或档案存放单位审核并加盖公章的《年度卫生专业技术资格考试申报表》。
② 考生本人毕业证或学位证书。
③ 报考中级资格的考生需要提供初级专业技术资格证书原件。
④ 考生本人有效身份证明。
⑤ 中专学历考生参加考试需要提供聘书。

⑥ 民营医疗机构中的申报人员须提供所在医疗机构的《医疗机构许可证》。

2. 考试报名

符合报考条件的考生登录国家卫生健康委人才交流服务中心（原中国卫生人才网）进行网上预报名，再按照各地区要求进行现场确认，具体步骤如下。

① 登录国家卫生健康委人才交流服务中心，通过"考生入口"进入报名页面。

② 进行网上报名。登录并填写报名信息，上传照片，提交报名信息，打印申报表。

③ 根据各地区要求进行现场确认。申报表由考生单位或档案所在地进行核查盖章，考生携带申报表以及相关材料进行现场确认，考生核对信息确认签字，打印准考证。

三、执业药师

执业药师是指经全国统一考试合格，取得《中华人民共和国执业药师职业资格证书》（以下简称《执业药师职业资格证书》）并经注册，在药品生产、经营、使用和其他需要提供药学服务的单位中执业的药学技术人员。

从事药品生产、经营、使用和其他需要提供药学服务的单位，应当按规定配备相应的执业药师。《执业药师职业资格证书》在全国范围内有效，通过全国统一考试取得《执业药师职业资格证书》的人员，单位根据工作需要可聘任其为主管药师或主管中药师。

（一）管理部门

国家药监局负责组织拟定考试科目和考试大纲、建立试题库、组织命审题工作，提出考试合格标准建议。人力资源社会保障部负责组织审定考试科目、考试大纲，会同国家药监局对考试工作进行监督、指导并确定合格标准。国家药监局与人力资源社会保障部共同负责执业药师职业资格考试工作，日常管理工作委托国家药监局执业药师资格认证中心负责，考务工作委托人力资源社会保障部人事考试中心负责。

各省、自治区、直辖市人力资源社会保障行政主管部门会同药品监督管理部门负责本地区的考试工作，具体职责分工由各地协商确定。

（二）考试管理

1. 考试组织

执业药师职业资格实行全国统一大纲、统一命题、统一组织的考试制度。原则上每年举行一次。

2. 报考条件

凡中华人民共和国公民和获准在我国境内就业的外籍人员，具备以下条件之一者，均可申请参加执业药师职业资格考试。

① 取得药学类、中药学类专业大专学历，在药学或中药学岗位工作满 4 年。

② 取得药学类、中药学类专业大学本科学历或学士学位，在药学或中药学岗位工作满 2 年。

③ 取得药学类、中药学类专业第二学士学位、研究生班毕业或硕士学位，在药学或中药学岗位工作满 1 年。

④ 取得药学类、中药学类专业博士学位。

⑤ 取得药学类、中药学类相关专业相应学历或学位的人员，在药学或中药学岗位工作的年限相应增加 1 年。

3. 考试时间

执业药师职业资格考试日期原则上为每年 10 月。

4. 考试类别及考试科目

① 考试类别：执业药师职业资格考试分为药学、中药学两个专业类别。

② 考试科目。

药学类考试科目为：药学专业知识（一）、药学专业知识（二）、药事管理与法规、药学综合知识与技能四个科目。

中药学类考试科目为：中药学专业知识（一）、中药学专业知识（二）、药事管理与法规、中药学综合知识与技能四个科目。

5. 免试条件及免试科目

符合《执业药师职业资格制度规定》报考条件，按照国家有关规定取得药学或医学专业高级职称并在药学岗位工作的，可免试药学专业知识（一）、药学专业知识（二），只参加药事管理与法规、药学综合知识与技能两个科目的考试；取得中药学或中医学专业高级职称并在中药学岗位工作的，可免试中药学专业知识（一）、中药学专业知识（二），只参加药事管理与法规、中药学综合知识与技能两个科目的考试。

6. 考试周期

考试以4年为一个周期，参加全部科目考试的人员须在连续4个考试年度内通过全部科目的考试。免试部分科目的人员须在连续2个考试年度内通过应试科目。

7. 报名

符合执业药师职业资格考试报考条件的人员，按照当地人事考试机构规定的程序和要求完成报名。参加考试人员凭准考证和有效身份证件在指定的日期、时间和地点参加考试。

中央和国务院各部门及所属单位、中央管理企业的人员，按属地原则报名参加考试。

8. 资格证书的发放

执业药师职业资格考试合格者，由各省、自治区、直辖市人力资源社会保障部门颁发《执业药师职业资格证书》。该证书由人力资源社会保障部统一印制，国家药监局与人力资源社会保障部用印，在全国范围内有效。

> **职业证书真题即练**
>
> 【单选题】关于执业药师资格考试和注册管理的说法，正确的是（　　）。
> A. 香港、澳门、台湾居民，按照规定程序和报名条件，可以报名参加国家执业药师资格考试
> B. 不在中国就业的外国人，符合规定学历条件，可以报名参加国家职业药师资格考试
> C. 执业药师执业单位包括医药院校、科研单位、药品检验机构
> D. 在香港、澳门注册的药剂师可以直接递交注册申请资料办理执业药师注册

知识链接

电子执业药师注册证上线了！

2021年12月3日，浙江省嘉兴市南湖区首张电子执业药师注册证成功发放！工作人员完成审批后，执业药师本人登录浙江省药品监督管理局网站就能实时查看并下载、打印电子执业药师注册证，不再需要前往经办机构领取纸质证书，执业药师本人表示：现在办理执业药师注册越来越方便了，都不用跑来跑去了。

为深入贯彻"放管服"、数字化改革要求，加速执业药师注册工作数字化转型，执业药师注册证电子证正式上线。登录省级药品监督管理局网站，就可以直接下载电子执业药师注册证了！

今后申请执业药师注册（首次注册、再次注册、变更注册），审批通过后，许可机关一律发放电子证书，不再提供纸质的执业药师注册证。电子执业药师注册证具有与纸质执业药师注册证同等的法律效力，是执业药师开展执业行为的合法凭证。执业药师注册后，即时生成电子执业药师注册证并存储于电子数据库中。电子执业药师注册证的上线打破了传统纸质发证的模式，执业药师注册实现从申请到拿证全程电子化、无纸化，真正实现了执业药师注册最多跑"零"次。（资料来源：南湖区政务数据局，2021-12-20）

(三) 执业药师注册

1. 执业药师注册管理部门

执业药师实行注册制度。国家药监局负责执业药师注册的政策制定和组织实施，指导全国执业药师注册管理工作。各省、自治区、直辖市药品监督管理部门负责本行政区域内的执业药师注册管理工作。

2. 执业药师注册

取得《执业药师职业资格证书》者，应当通过全国执业药师注册管理信息系统向所在地注册管理机构申请注册。经注册后，方可从事相应的执业活动。未经注册者，不得以执业药师身份执业。

3. 申请注册条件

执业药师注册者必须同时具备下列条件：

① 取得《执业药师职业资格证书》。

② 遵纪守法，遵守执业药师职业道德，无不良信息记录。

③ 身体健康，能坚持在执业药师岗位工作。

④ 经所在单位考核同意。

4. 注册证书发放

经批准注册者，由执业药师注册管理机构核发国家药监局统一样式的《执业药师注册证》。

5. 执业药师变更注册

执业药师变更执业单位、执业范围等应当及时办理变更注册手续。

执业药师在同一执业地区变更执业单位或范围的，须到原执业药师注册机构办理变更注册手续，填写"执业药师变更注册登记表"，并提交以下材料：《执业药师职业资格证书》和《执业药师注册证》；新执业单位合法开业的证明复印件。

执业药师变更执业地区的，须到原执业药师注册机构办理变更注册手续，填写"执业药师变更注册登记表"，并向新执业地区的执业药师注册机构重新申请注册。新的执业药师注册机构在办理执业注册手续时，应收回原《执业药师注册证》，并发给新的《执业药师注册证》。

6. 执业药师注册的有效期及延续

执业药师注册有效期为5年。需要延续的，应当在有效期届满30日前，向所在地注册管理机构提出延续注册申请。

7. 执业类别、范围和地区

执业药师按照执业类别、执业范围、执业地区注册。执业类别为药学类、中药学类；执业范围为药品生产、药品经营、药品使用和其他需要提供药学服务的单位；执业地区为省、自治区、直辖市。执业药师只能在一个执业药师注册机构注册，在一个执业单位按照注册的执业类别、执业范围执业。

8. 不予注册的情况

有下列情况之一者，不予注册：

① 不具有完全民事行为能力的。

② 因受刑事处罚，自刑罚执行完毕之日到申请注册之日不满2年的。

③ 受过取消执业药师职业资格处分不满2年的。

④ 国家规定不宜从事执业药师业务的其他情形的。

9. 首次申请注册

首次申请注册的人员，须填写"执业药师首次注册申请表"，并提交以下材料：

①《执业药师职业资格证书》。

② 身份证明复印件。

③ 近期一寸免冠正面半身照片5张。

④ 县级（含）以上医院出具的本人6个月内的健康体检表。

⑤ 执业单位证明。

⑥ 执业单位合法开业的证明复印件。

执业药师注册机构须在收到申请之日起 30 个工作日内，对符合条件者予以注册；对不符合条件者不予注册，同时书面通知申请人并说明理由。

执业药师注册机构根据申请注册者的《执业药师职业资格证书》中注明的专业类别进行注册。对不予注册或注销注册持有异议的当事人，可以依法申请行政复议或者向人民法院提起诉讼。

持有《执业药师职业资格证书》的人员，经向注册机构申请注册并取得《执业药师注册证》后，方可以执业药师身份执业。

持有《执业药师职业资格证书》的人员未经注册，不具有执业药师身份，不得从事执业药师业务活动，其所出具的与执业药师业务有关的证明，均属无效。

凡取得《执业药师职业资格证书》，按规定完成继续教育学分，可保留执业药师资格。取得《执业药师职业资格证书》一年后申请注册的，除符合本条规定外，还需同时提交载有本人参加继续教育记录的《执业药师继续教育登记证书》。

10. 再次注册

申请再次注册者，须填写"执业药师再次注册申请表"，并提交以下材料：

① 《执业药师职业资格证书》和《执业药师注册证》。

② 执业单位考核材料。

③ 《执业药师继续教育登记证书》。

④ 县级（含）以上医院出具的本人 6 个月内的健康体检表。

11. 注销注册

执业药师注册后如有下列情况之一的，予以注销注册：

① 死亡或被宣告失踪的。

② 受刑事处罚的。

③ 被吊销《执业药师职业资格证书》的。

④ 受开除行政处分的。

⑤ 因健康或其它原因不能从事执业药师业务的。

注销注册手续由执业药师所在单位在 30 个工作日内向注册机构申请办理，并填写"执业药师注销注册登记表"。执业药师注册机构经核实后办理注销注册，收回《执业药师注册证》。

（四）执业药师职责

1. 遵守执业标准

执业药师应当遵守执业标准和业务规范，以保障和促进公众用药安全有效为基本准则。

2. 遵守国家法律法规

执业药师必须严格遵守《中华人民共和国药品管理法》及国家有关药品研制、生产、经营、使用的各项法规及政策。执业药师对违反《中华人民共和国药品管理法》及有关法规、规章的行为或决定，有责任提出劝告、制止、拒绝执行，并向当地负责药品监督管理的部门报告。

3. 监督和管理药品质量

执业药师在执业范围内负责对药品质量进行监督和管理，参与制定和实施药品全面质量管理制度，参与单位对内部违反规定行为的处理工作。

4. 处方审核及调配

执业药师负责处方的审核及调配，提供用药咨询与信息，指导合理用药，开展治疗药物监测及药品疗效评价等临床药学工作。

5. 公示《执业药师注册证》

药品零售企业应当在醒目位置公示《执业药师注册证》,并对在岗执业的执业药师挂牌明示。执业药师不在岗时,应当以醒目方式公示,并停止销售处方药和甲类非处方药。执业药师执业时应当按照有关规定佩戴工作牌。

6. 接受继续教育

执业药师应当按照国家专业技术人员继续教育的有关规定接受继续教育,更新专业知识,提高业务水平。国家鼓励执业药师参加实训培养。

(五)执业药师的监督管理

1. 监督管理实施

负责药品监督管理的部门按照有关法律、法规和规章的规定,对执业药师配备情况及其执业活动实施监督检查。

2. 监督管理内容

监督检查时应当查验《执业药师注册证》、处方审核记录、执业药师挂牌明示、执业药师在岗服务等事项。

执业单位和执业药师应当对负责药品监督管理部门的监督检查予以协助、配合,不得拒绝、阻挠。

职业证书真题即练

【单选题】下列药学技术人员,符合国家药师资格考试报名条件中的要求的是( )。

A. 甲某,药学专业中专学历,从事药学专业工作25年,主管药师(中级职称),报考药学类专业执业药师资格考试(免2科)

B. 乙某,中药学专业大学专科学历,从事中药学专业工作10年,副主任中药师(副高级职称),报考中药学类执业药师资格考试(免2科)

C. 丙某,香港居民,药学专业大学本科学历,从事药学专业工作2年,报考药学类执业药师资格考试

D. 丁某,临床医学专业大学本科学历,从事药学专业工作4年,报考药学类执业药师资格考试

---

3. 对执业药师的表彰和奖励

① 执业药师有下列情形之一的,县级以上人力资源社会保障部门与负责药品监督管理的部门按规定对其给予表彰和奖励:

a. 在执业活动中,职业道德高尚,事迹突出的;

b. 对药学工作做出显著贡献的;

c. 向患者提供药学服务表现突出的;

d. 长期在边远贫困地区基层单位工作且表现突出的。

② 专业技术人员取得执业药师职业资格,可认定其具备主管药师或主管中药师职称,并可作为申报高一级职称的条件。单位根据工作需要择优聘任。

4. 信用管理

建立执业药师个人诚信记录,对其执业活动实行信用管理。执业药师的违法违规行为、接受表彰奖励及处分等,作为个人诚信信息由负责药品监督管理的部门及时记入全国执业药师注册管理信息系统;执业药师的继续教育学分,由继续教育管理机构及时记入全国执业药师注册管理信息系统。

5. 违规处罚

① 对未按规定配备执业药师的单位,由所在地县级以上负责药品监督管理的部门责令限期配备,并按照相关法律法规给予处罚。

② 对以不正当手段取得《执业药师职业资格证书》的，按照国家专业技术人员资格考试违纪违规行为处理规定处理；构成犯罪的，依法追究刑事责任。

③ 以欺骗、贿赂等不正当手段取得《执业药师注册证》的，由发证部门撤销《执业药师注册证》，3 年内不予执业药师注册；构成犯罪的，依法追究刑事责任。

严禁《执业药师注册证》挂靠，持证人注册单位与实际工作单位不符的，由发证部门撤销《执业药师注册证》，并作为个人不良信息由负责药品监督管理的部门记入全国执业药师注册管理信息系统。买卖、租借《执业药师注册证》的单位，按照相关法律法规给予处罚。

（六）执业药师的继续教育管理

1. 继续教育的目的

执业药师继续教育的目的是使执业药师保持良好的职业道德，以病患者和消费者为中心，开展药学服务；不断提高依法执业能力和业务水平，认真履行职责，维护广大人民群众身体健康，保障公众用药安全、有效、经济、合理。

2. 继续教育的组织与管理

① 国家药品监督管理局负责全国执业药师继续教育管理工作。

② 各省、自治区、直辖市药品监督管理部门负责本辖区执业药师继续教育管理工作。

③ 国家药品监督管理局执业药师资格认证中心组织实施全国执业药师继续教育的技术业务工作。

3. 继续教育的实施

各省、自治区、直辖市药品监督管理部门应充分发挥现有药学教育资源的作用，为执业药师提供更多的选择范围和便利条件。

执业药师施教机构应遵循有效、经济、方便的原则，围绕提高执业药师的知识水平和业务能力，适应药学服务的需要，采取灵活多样的形式实施继续教育，倡导开展网络教育。

> **知识链接**
>
> **开展全国执业药师继续教育工作**
>
> 2020年5月份开始，全国执业药师需完成不少于90天，每天15分钟，累计30学时、1350分钟的学习，以获取公需科目的10学分。
>
> 2020年5月1日，全国执业药师继续教育公需科目学习平台正式开通，"执业药师公需"APP正式上线。其中：公需科目30学时（10学分），学习内容涵盖执业药师应当掌握的思想政治、法律法规、职业道德、诚信自律等基本知识；专业科目60学时（20学分），学习内容包括从事药学服务工作应当掌握的专业领域法律法规、专业知识和专业技能。
>
> 公需科目学习方式：自2020年5月1日起，统一在人社部国家人事人才培训网执业药师公需平台或手机客户端免费学习，考核合格，授予学分。
>
> 专业科目学习方式（可自主选择以下方式，考核合格，授予学分，学分全国范围内有效）：
>
> ① 中国药师协会开展的示范性网络培训；
>
> ② 省级（执业）药师协会或药监部门认可的机构组织开展的各类业务培训；
>
> ③ 药学相关专业的在职学历（学位）教育；
>
> ④ 经省级（执业）药师协会认可的其他方式。
>
> 参加"抗击新冠肺炎"疫情一线（定点医院）的执业药师，参加援藏、援疆、援外工作6个月以上的执业药师视同参加本年度继续教育（含公需科目和专业科目）学习。
>
> （资料来源：中国药师协会，2020-03-03）

4. 继续教育的对象、内容与形式

① 继续教育的对象：执业药师继续教育对象是针对已取得《执业药师职业资格证书》的人员。

接受继续教育是执业药师的义务和权利。取得《执业药师职业资格证书》的人员每年须自觉参加继续教育,并完成规定的学分。各有关部门应积极支持、鼓励执业药师参加继续教育。

② 继续教育的内容:执业药师继续教育的内容要适应执业药师工作岗位的实际需要,注重科学性、先进性、实用性和针对性,适应执业药师提供高质量药学服务的基本要求。主要包括有关法律法规、职业道德和药学、中药学及相关专业知识与技能,并分为必修、选修和自修三类。必修内容是按照《全国执业药师继续教育指导大纲》的要求,执业药师必须进行更新、补充的继续教育内容;选修内容是按照《全国执业药师继续教育指导大纲》的要求,执业药师可以根据需要有选择地进行更新、补充的继续教育内容;自修内容是按照《全国执业药师继续教育指导大纲》的要求,执业药师根据需要在必修、选修内容之外自行选定的与执业活动相关的继续教育内容。

③ 继续教育的形式:执业药师继续教育的形式和手段可根据实际灵活多样,可采取网络教育、远程教育、短期培训、学术会议、函授、刊授、广播、视像媒体技术、业余学习等多种形式。自修的形式可以灵活多样,如参加研讨会、学术会,阅读专业期刊,培训,学历教育,讲学,自学,研究性工作计划、报告或总结,调研或考察报告等。

5. 继续教育的学分

① 执业药师继续教育实行学分制。具有执业药师职业资格的人员每年必须参加执业药师继续教育,并获取规定的学分。

② 执业药师继续教育实行登记制度,登记内容包括:继续教育内容、分类、形式、学分、考核结果、日期、施教机构等。《执业药师继续教育登记证书》由国家药品监督管理局统一印制,由执业药师本人保存。

③ 《执业药师继续教育登记证书》是执业药师再次注册的必备证件。注册机构以《执业药师继续教育登记证书》为依据,考查执业药师接受继续教育的情况。

四、现行主要相关法规

① 《执业药师职业资格制度规定》(国药监人〔2019〕12号)。
② 《执业药师职业资格考试实施办法》(国药监人〔2019〕12号)。
③ 《执业药师继续教育管理试行办法》(国药协发〔2015〕8号)。
④ 《专业技术人员继续教育规定》(人力资源社会保障部令第25号)。
⑤ 《执业药师业务规范》(食药监执〔2016〕31号)。
⑥ 《执业药师注册管理办法》(国药监人〔2021〕36号)。

第五节 药学职业道德

学习目标

- **知识目标**
  掌握:药师道德规范的主要内容,执业药师的道德规范。
  熟悉:药学职业道德规范及作用。
  了解:药学职业道德原则。
- **能力目标**
  能够自觉遵守药学工作的职业道德准则及行为规范,能够解决药学工作中的实际问题。

- **素质目标**

  具备敬业守法、忠于职守、服务社会的敬业精神，能自觉遵守药学职业道德。

岗位情境

A 是某连锁医药公司的一名药店店长，月末清点库存时发现由于库管员 B 的疏忽，导致一个批次的卡托普利药品已经过期，损失惨重。店长 A 考虑到即将举行五周年庆典活动，为了保证本年度药店营业冠军的位置，决定将过期药品以买一赠一的方式在五周年店庆之际，以促销方式赠送给消费者。

以案说法

正规药店售卖假药被处罚

近日，根据天津宝坻区人民法院消息，天津某药店执业药师因销售假药，被判 1 年 3 个月有期徒刑。

天津王某某经营一家药房公司，2020 年至 2021 年期间，王某某无任何手续购进"筋骨疼消丸"，而男友潘某某作为执业药师并未阻止，反而伙同王某某一起对外销售"筋骨疼消丸"，并累计获得收入 15.9 万元，利润约 3.2 万元，其中购买者主要为老年人。

经天津市监管部门认定，该药店销售的"筋骨疼消丸"为假药，并将其立案。法院审理认为，被告人潘某某、王某某以非药品冒充药品进行销售，其行为构成销售假药罪，应依法应予严惩。不过，法院考虑两人具有自首、认罪认罚等情节，二人的悔罪表现、退赃及缴纳罚金的能力等情况，最终给予以下判决：

① 处执业药师潘某某有期徒刑一年三个月，并处罚金；
② 处王某某有期徒刑一年三个月，缓刑一年六个月，并处罚金，并对其宣告禁止令。
③ 依法予以追缴两人违法所得 3.18 万元。

按照《药品管理法》规定，药店销售假药，不仅面临至少 150 万的罚款，吊销药品经营许可证，而且药店法定代表人、主要负责人、直接负责的主管人员和其他责任人员都要面临禁业处罚，其中就包括执业药师。所以，执业药师一旦参与销售假药，必会遭受禁业、罚款、判刑 3 大处罚。（资料来源：宝坻区人民法院，2020-06-10）

一、药学职业道德与原则

（一）药学职业道德简介

古代医药业合一，医学职业道德中包含了药德，药学职业化过程中逐渐形成了药学职业道德。现代药学和医学虽然是不同的专业和职业，但它们都属于卫生保健职业，有共同的使命和目标——保障人们的健康和生命安全，维护人类的生存繁衍。因此，药德与医德的基本精神是一致的，在具体原则和规范方面则各有所侧重。

（二）药学职业道德原则

1. 质量第一的原则

药品质量的真伪优劣，直接关系到人们的身心健康和生命安全，关系到人类的生存、繁衍，关系到社会安定和进步。为此，药学技术人员在执业中必须处理好质量和数量、质量和经济利益、质量和品种、质量和速度等的关系，保证生产、经营、使用的药品是符合国家药品质量标准的，坚决不生产、经营、使用假药和劣药。

2. 不伤害原则

药物治疗中伤害带有一定的必然性，因为药物的毒副作用问题具有普遍性。不伤害原则在于培养药师对患者高度负责及保护患者健康和生命的理念。在实践中药师应与医师、护师及患者密切配合，合理用药，保障人体用药安全，尽量避免不必要的药疗伤害。

3. 公正原则

公正原则应体现在人际交往公正和资源分配公正两方面。坚持公正的原则主要落实在合理协调日益复杂的医患、药患关系，合理解决日趋尖锐的健康权益分配的基本矛盾上。

4. 尊重原则

药患双方交往时应真诚尊重对方的人格。根据我国现行法律法规和价值观念，每一公民都享有以下人格权，即人的生命权、健康权、身体权、姓名权、肖像权、名誉权、荣誉权、隐私权、遗体权以及具有人格象征意义的特定纪念物品的财产权等。在实践中须强调药师尊重患者及其家属平等的人格权与尊严，强调对患者一视同仁、平等相待，维护患者用药的合法权益。

职业证书真题即练

【单选题】下列内容不属于执业药师职责范畴的是（　　）。
A. 指导公众合理使用处方药　　B. 指导公众合理使用非处方药
C. 执行药品不良反应报告制度　　D. 为无处方患者提供用药处方

二、职业道德准则与服务规范

（一）药学职业道德规范及其作用

1. 药学职业道德规范

药学职业道德规范简称药学道德规范，主要是调节医药人员与患者（及其家属）之间、与同事之间、与社会之间关系的行为准则；是社会对药师、药学人员道德行为期望的基本概括，也是评价药德水平的标准。药学道德规范是药德的职能得以实现的关键。任何社会都应重视药德规范的制定、宣传和推行。

2. 药学道德规范的作用

（1）药学道德规范是进行药学道德评价的直接尺度

药学道德规范是评价药学道德行为的基本准则，用以衡量每一位药学人员，在药学职业活动中的应该与不应该、善与恶、正义与非正义、荣誉与耻辱。对符合药学道德规范的行为，人们给予赞赏、表扬、支持，对违背道德规范的行为将予以谴责、批评。

（2）药学道德规范是进行药德修养的主要内容

提高药学人员的道德修养是建立现代化药业道德秩序的关键。在职业活动中，药学人员以药学道德规范为指导，从知到行、从他律到自律，严格要求自己，从而提供和完善自身药学道德人格。

（3）药学道德规范是实施依法生产、经营、管理药品的保证

由于药品的特殊性，国家对药品的研制、生产、经营、使用实行严格的法律控制。药事法规所禁止的行为，也都是药学道德谴责的不道德行为。药学道德规范的内容较药事法规更广泛，要求更高。政府有关部门和药事单位以药学道德规范教育药学人员并提高药学人员素质，是实施依法治药的重要环节。

（二）药师道德规范的主要内容

药学职业道德规范是调整药学工作人员与患者之间、药学工作人员与社会之间、药学工作人员相互之间的关系必须遵循的根本指导原则，主要包括以下内容。

1. 药师与患者及其家属的关系

① 药师必须把患者的健康和安全放在首位。

② 药师要维护用药者的合法权益。

③ 药师要对患者的利益负责，在患者利益和商业利益之间要做到充分考虑患者利益，要确保患者享有接受安全、有效药物治疗的权利。

④ 药师要为患者保密，必须严守病历中的个人秘密，除非法律要求，不得将患者的病情和治疗泄露给第三者。

⑤ 药师要公平对待所有患者，尊重他们的生命和尊严，对患者一视同仁，依据各个患者的情况保证合理的药物治疗。

⑥ 药师应努力完善和拓展自己的专业知识，并应有效地运用这些知识，确保所提供的药学服务中，自己的专业判断力达到最佳水平。

2. 药师与共事的药师、医师、护士之间的关系

① 药师应与共事的药师及医务人员合作。

② 药师应加强自信心，在同行中为大家所信赖。

③ 药师绝不能同意或与其他医务人员或他人利用自己的职业进行私下的钱财交易和其他剥削性行为。

3. 药师与社会的关系

① 药师应维护其职业的高尚和荣誉。

② 药师在任何时候都只能为自己的服务索取公正、合理的报酬。药师绝不能同意在可能妨碍或损害自己正常专业判断力和技能的条件下工作。

③ 药师应加入以发展药学事业为目标的组织，并应为这些组织贡献才能。

④ 药师有服务个人、社区和社会的义务，并应处理好满足患者个人服务需求与满足社会服务需求之间的关系。

⑤ 药师应采取建立良好职业信誉的方法吸引顾客，禁止采用其他手段吸引顾客。药师不应允许他人将其名字、资格、地址或照片用于面向公众的任何药品广告或表述中。

（三）我国执业药师的道德规范

2006年10月18日，中国执业药师协会在中国执业药师论坛第六届年会上发布了《中国执业药师职业道德准则》。2009年6月5日，中国执业药师协会对《中国执业药师职业道德准则》进行了修订，内容如下。

1. 救死扶伤，不辱使命

执业药师应当将患者及公众的身体健康和生命安全放在首位，以我们的专业知识、技能和良知，尽心、尽职、尽责为患者及公众提供药品和药学服务。

2. 尊重患者，平等相待

执业药师应当尊重患者或消费者的价值观、知情权、自主权、隐私权，对待患者或消费者应不分年龄、性别、民族、信仰、职业、地位、贫富，一视同仁。

3. 依法执业，质量第一

执业药师应当遵守药品管理法律、法规，恪守职业道德，依法独立执业，确保药品质量和药学服务质量，科学指导用药，保证公众用药安全、有效、经济、适当。

4. 进德修业，珍视声誉

执业药师应当不断学习新知识、新技术，加强道德修养，提高专业水平和执业能力；知荣明耻，正直清廉，自觉抵制不道德行为和违法行为，努力维护职业声誉。

5. 尊重同仁，密切协作

执业药师应当与同仁和医护人员相互理解，相互信任，以诚相待，密切配合，建立和谐的工作关系，共同为药学事业的发展和人类的健康奉献力量。

(四)药师的宗旨、承诺、誓言、职业道德、口号

2005年中国药师大会确定了中国药师的宗旨、承诺、誓言、职业道德等,具体内容如下。

药师的宗旨:以人为本,全力维护人民健康。

药师的承诺:关爱人民健康,药师在你身边。

药师的誓言:实事求是,忠实于科学;全心全意,服务于社会;忠于职守,献身于药学;尽职尽责,承诺于人民。

药师的职业道德:以人为本,一视同仁;尊重患者,保护权益;廉洁自律,诚实守信;崇尚科学,开拓创新。

药师的口号:团结进取,求是发展。

> **拓展阅读**
>
> **医路有你——陈薇**
>
> 陈薇,女,汉族,1966年2月26日出生于浙江兰溪,中共党员,生物安全专家,第十三届全国政协委员,第十二届全国人大代表,中国工程院院士,中国人民解放军军事科学院军事医学研究院生物工程研究所所长、研究员,中国科学技术协会副主席,少将军衔,"人民英雄"国家荣誉称号获得者。
>
> 1. 狙击非典
>
> 2003年,非典来袭,陈薇临危受命,迎难而上,奔向了抗疫一线。为了和病毒抢时间,她带领团队昼夜攻关;为了与疫情赛跑,她带领课题组冒着生命危险与SARS病毒零距离接触。他们在负压环境的试验室里,每天工作十多个小时,进行SARS病毒体外细胞试验,构建新的动物试验模型。长达100多天的隔离奋战,她跑遍全国83个定点医院,在高危人群中指导用药收集数据。终于,功夫不负有心人,她带领团队研制出中国军队首个SARS预防生物新药"重组人干扰素喷雾剂",在抗击非典中发挥了重要作用。之后全国共有1.4万名医护人员使用此药物,无一例感染。
>
> 2. 援非抗埃
>
> 2014年,埃博拉病毒在非洲大陆上肆虐,并迅速传播到欧洲和美洲,患病者致死率高达50%至90%,引发全球性恐慌。时任军事医学科学院某研究所所长的陈薇临危受命,率领团队毅然前往非洲一线。一到非洲,陈薇就马不停蹄地展开工作。同年6月,他们就成功地研制出了第一个抗埃博拉病毒新基因疫苗。为了做好临床试验,她来到塞拉利昂一家孤儿院,发现这里有48个孩子的父母亲人全部被埃博拉夺去了生命时,她更加坚定了想要成功攻克埃博拉病毒的决心。不久后拿到了境外临床试验准入证,实现了我国自主研发疫苗境外试验"零"的突破。
>
> 3. 抗击新冠肺炎
>
> 2020年新春佳节之际,一场新冠肺炎疫情袭来。武汉告急!湖北告急!人民解放军和全国各地的医疗救援队,从四面八方迅速向武汉集合。1月26日,陈薇受命出征,紧急带领军事医学专家组奔赴武汉。他们围绕病原传播变异、快速检测技术、疫苗抗体研制等课题,火速开展应急科研攻关。在陈薇的指挥下,一座负压帐篷式移动实验室在短短24小时内迅速搭建起来。在这个实验室里,她通过反复试验,使核酸检测时间大大缩短,迅速形成了日检1000人份的核酸检测能力,有效缓解了一线检测压力。她率领团队与后方科研基地联合作战,集中力量争分夺秒开展腺病毒载体重组新冠病毒疫苗的研究。2020年3月16日,全世界第一针新冠肺炎病毒疫苗在武汉注射。4月12日,疫苗启动Ⅱ期临床试验,再次领跑世界。8月11日,疫苗获得中国发明专利授权……团队全力推进新冠特异性治疗抗体药物和改善后遗症生物新药的临床应用。
>
> 从SARS到汶川地震,从非洲埃博拉到新冠疫情,祖国哪里需要就到哪里。"人民英雄"陈薇向我们诠释了什么是中国军人,什么是民族脊梁!

本章小结

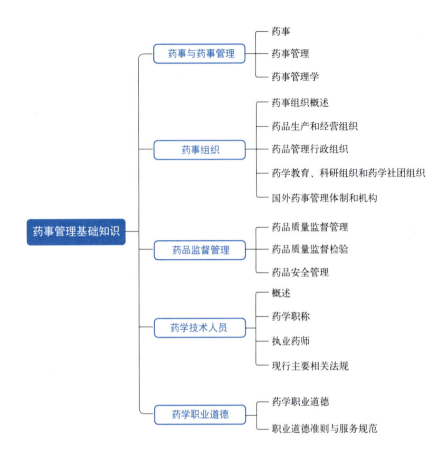

目标检测

一、A 型题（最佳选择题）

1. 负责基本药物的评价性抽验，加大年度药品抽验计划中基本药物的抽验比例，组织开展基本药物品种的再评价工作的部门是（　　）。
   A. 国务院药品监督管理部门　　　　　　　　B. 省级药品监督管理部门
   C. 市级药品监督管理部门　　　　　　　　　D. 县级药品监督管理部门

2. 不属于药品监督管理部门职能的是（　　）。
   A. 药品使用监督　　B. 审批药品广告　　C. 药品注册管理　　D. 医药行业管理

3. 关于国家药品监督管理局的说法正确的是（　　）。
   A. 国务院直属机构
   B. 负责制定食品安全标准
   C. 负责建立国家基本药物制度，制定国家药物政策
   D. 负责医疗机构药品、医疗器械使用的管理和监督

4. 目前我国主管全国药品监督管理工作的部门是（　　）。
   A. 国家发展和改革委员会　　　　　　　　　B. 国家人力资源和社会保障部
   C. 国家工商行政管理部门　　　　　　　　　D. 国务院药品监督管理部门

5. 国家药品监督管理局的职责之一是（　　）。
   A. 监督管理药品广告　　　　　　　　　　　B. 负责药品储备管理

C. 制定医药行业发展规划 D. 对药品质量进行全国监管

6. 我国负责药品储备的主管部门是（　　）。
A. 商务管理部门 B. 工业和信息化部
C. 国家发展和改革委员会 D. 国家药品监督管理局

7. 下列属于药品技术监管机构的是（　　）。
A. 中国食品药品检定研究院 B. 发展和改革宏观调控部门
C. 人力资源和社会保障部门 D. 工商行政管理部门

8. NMPA 是以下哪个部门的简称（　　）。
A. 中国国家药品监督管理局 B. 美国食品药品监督管理局
C. 日本食品药品监督管理局 D. 英国食品药品监督管理局

9. 药学类执业药师资格考试共分为（　　）个科目。
A. 2　　　　B. 3　　　　C. 4　　　　D. 5

10. 根据《国家药监局 人力资源社会保障部关于印发执业药师职业资格制度规定和执业药师职业资格考试实施办法的通知》，执业药师注册机构为（　　）。
A. 国家人力资源社会保障部
B. 地市级药品监督管理局
C. 省、自治区、直辖市药品监督管理局
D. 国家药品监督管理局
E. 省、自治区、直辖市人事厅（局）

11. 根据《国家药监局 人力资源社会保障部关于印发执业药师职业资格制度规定和执业药师职业资格考试实施办法的通知》，张某考试合格取得《执业药师职业资格证书》后，张某可以（　　）。
A. 直接在所在省、市的药品零售企业以执业药师身份执业
B. 直接在所在省、市的药品批发企业以执业药师身份执业
C. 直接在跨省、市的药品零售企业以执业药师身份执业
D. 经注册后，在注册所在省、市以执业药师身份执业
E. 经注册后，同时多个单位以执业药师身份执业

12. 根据《国家药监局 人力资源社会保障部关于印发执业药师职业资格制度规定和执业药师职业资格考试实施办法的通知》，执业药师注册有效期为（　　）。
A. 1年　　B. 2年　　C. 3年　　D. 4年　　E. 5年

13. 我国对药学技术人员实行职业资格准入控制制度的产物是（　　）。
A. 执业药师　　B. 临床药师　　C. 从业药师
D. 药师　　E. 执业医师

14. 执业药师职业资格考试日期原则上为每年（　　）月份。
A. 1　　B. 3　　C. 5　　D. 10　　E. 12

15. 我国执业药师再次注册的主要依据是（　　）。
A. 参加全国统一考试合格 B. 取得执业药师资格证书
C. 完成继续教育学分 D. 遵守职业道德
E. 取得执业药师注册证书

16. 参加执业药师考试人员的最低学历应为（　　）以上。
A. 中专　　B. 大专　　C. 本科　　D. 硕士研究生　　E. 博士研究生

17. 执业药师注册有效期满，需要延续的，应当在有效期届满（　　）日前，向所在地注册管理机构提出延续注册申请。
A. 10　　B. 20　　C. 30　　D. 60　　E. 90

18. 执业药师不在岗时，应当以醒目方式公示，并停止销售（　　）。
   A. 处方药　　　　　B. 非处方药　　　　C. 甲类非处方药
   D. 乙类非处方药　　E. 处方药和甲类非处方药

19. 药学专业大专毕业，从事药师工作满（　　）年可以报考主管药师。
   A. 1　　　　　B. 3　　　　　C. 5　　　　　D. 6　　　　　E. 10

20. 药学人员在工作中，正确处理行业的内、外部关系，避免利害冲突和意见分歧，体现了药学职业道德的（　　）。
   A. 激励作用　　B. 促进作用　　C. 调节作用　　D. 约束作用　　E. 督促作用

21. 最具有药品生产领域工作特色的职业道德要求是（　　）。
   A. 团结协作，尊重同仁　　　　　B. 指导用药，做好药学服务
   C. 合法采购，规范进药　　　　　D. 质量第一，自觉遵守规范
   E. 忠诚事业，献身药学

22. 根据《中国执业药师执业道德准则》的要求，若在咨询中知晓本单位甲药师的处方调配存在不当之处，执业药师应（　　）。
   A. 药品已售出，应拒绝纠正，但可以为其再提供其他安全有效药品
   B. 应联系甲药师等待其本人回来予以纠正
   C. 应积极提供咨询，并予以纠正
   D. 为尊重同行，应告知患者等待甲药师上班时间再来咨询
   E. 向患者说明甲药师的专业能力的不足，借机宣传自己的专业能力

二、B型题（配伍选择题）

[1～4]
   A. 商务管理部门
   B. 人力资源和社会保障部门
   C. 国家发改委
   D. 中医药管理部门

1. 属于药品流通行业的管理部门（　　）。
2. 统筹建立覆盖城乡的社会保障体系，负责统筹拟订医疗保险、生育保险政策、规划和标准的部门是（　　）。
3. 负责监测和管理药品宏观经济的部门是（　　）。
4. 负责拟定中医药和民族医药事业发展的规划、政策和相关标准的部门是（　　）。

[5、6]
   A. 卫生行政部门　　　　　　B. 公安部门
   C. 工业和信息化管理部门　　D. 人力资源和社会保障部门

5. 负责中药材生产扶持项目管理和国家药品储备管理工作的政府部门是（　　）。
6. 组织拟订定点医疗机构、药店的医疗保险服务和生育保险服务管理、结算办法及支付范围等工作的部门是（　　）。

[7～10]
   A. 中国食品药品检定研究院
   B. 国家药品监督管理局药品评价中心
   C. 国家药品监督管理局食品药品审核查验中心
   D. 国家药典委员会

7. 负责药品审批检验和质量监督检验（　　）。
8. 制定和修订国家药品标准（　　）。

9. 承担对涉嫌"足以危害人体健康"的假药进行药品含量和杂质的司法鉴定（　　）。

10. 标定国家药品标准品、对照品（　　）。

[11～13]

A. 执业药师履行的职责　　B. 对执业药师继续教育的要求　　C. 执业药师应遵守的基本准则

D. 执业药师注册的规定　　E. 执业药师再注册的规定

根据《执业药师职业资格考试实施办法》《执业药师职业资格制度规定》，

11. 掌握最新医药信息，保持较高的专业水平是（　　）。

12. 须提供参加继续教育的证明是（　　）。

13. 对违反《药品管理法》及有关法规的行为或决定，提出劝告、制止、拒绝执行并向上级报告是（　　）。

[14～17]

A. 1年　　　　　B. 2年　　　　　C. 3年　　　　　D. 4年　　　　　E. 5年

14. 取得药学类、中药学类专业大专学历，在药学或中药学岗位工作满（　　）年，方可报考执业药师。

15. 取得药学类、中药学类专业大学本科学历或学士学位，在药学或中药学岗位工作满（　　）年，方可报考执业药师。

16. 取得药学类、中药学类专业第二学士学位、研究生班毕业或硕士学位，在药学或中药学岗位工作满（　　）年，方可报考执业药师。

17. 取得药学类、中药学类相关专业相应学历或学位的人员报考执业药师，在药学或中药学岗位工作的年限相应增加（　　）年。

[18～21]

A. 1　　　　　B. 2　　　　　C. 3　　　　　D. 4　　　　　E. 5

18. 执业药师注册证书有效期为（　　）年。

19. 执业药师考试以（　　）年为一个周期。

20. 参加执业药师全部科目考试的人员须在连续（　　）个考试年度内通过全部科目的考试。

21. 参加执业药师职业资格考试有免试部分科目的人员须在连续（　　）个考试年度内全部通过应试科目。

[22～24]

A. 药士　　　　B. 药师　　　　C. 主管药师　　　　D. 副主任药师　　　　E. 主任药师

22. 药学专业最高的专业技术职务是（　　）。

23. 药学专业中专毕业的学生首先报考的专业技术职务是（　　）。

24. 药学专业技术人员取得执业药师职业资格，可认定其具备（　　）职务。

三、X型题（多项选择题）

1. 国家药品监督管理部门的职责包括（　　）。

A. 制定药品、医疗器械、化妆品安全监督管理，拟订监督管理政策、规划

B. 参与制定药品和医疗器械标准

C. 负责注册药品

D. 参与制定国家基本药物目录

2. 以下属于工业和信息化部门职责的是（　　）。

A. 拟定和实施生物医药产业的规划、政策和标准

B. 承担医药行业管理工作

C. 承担中药材生产扶持项目管理

D. 承担国家药品储备管理工作

3. 国家药品监督管理局药品审评中心的主要职责为（   ）。
A. 负责对药品注册申请进行技术审评
B. 负责药品试行标准转为正式标准的技术审核工作
C. 参与起草药品注册管理相关法律法规、部门规章和规范性文件
D. 承办国家药品监督管理局交办的其他事项

4. 中国食品药品检定研究院的主要职责包括（   ）。
A. 承担国家药物安全评价检验工作
B. 标定国家药品标准品、对照品
C. 负责药品试行标准转为正式标准的技术审核工作
D. 负责化妆品的技术审查和审评工作

5. 国家药品监督管理局药品审评中心主要职责为（   ）。
A. 为药品注册提供技术支持
B. 负责药品试行标准转为正式标准的技术审核工作
C. 负责组织对药品注册申请进行技术审评
D. 负责药品标准信息化建设，参与药品标准的国际交流与合作

6. 《执业药师注册管理办法》规定，申请执业药师注册的条件包括（   ）。
A. 取得《执业药师职业资格证书》
B. 遵纪守法，遵守药师执业道德
C. 身体健康，能坚持在执业药师岗位工作
D. 经执业单位同意
E. 按规定参加继续教育学习

7. 根据《执业药师职业资格考试实施办法》《执业药师职业资格制度规定》，下列叙述正确的有（   ）。
A. 《执业药师资格证书》在全国范围内有效
B. 执业药师变更执业地区应办理变更注册手续
C. 执业药师要取消执业资格处罚的，由所在单位向注册机构办理注销注册手续
D. 执业药师继续教育实行复核制度
E. 执业药师继续教育实施登记制度

8. 根据《执业药师职业资格考试实施办法》《执业药师职业资格制度规定》，有关执业药师注册说法正确的是（   ）。
A. 执业药师注册有效期为5年
B. 执业药师注册有效期为3年
C. 注册有效期满前6个月，持证者须到注册机构办理再次注册手续
D. 注册有效期满前3个月，持证者须到注册机构办理再次注册手续
E. 再次注册者，除须符合注册条件外，还须有参加继续教育的证明

9. 《执业药师职业资格考试实施办法》《执业药师职业资格制度规定》规定，需办理执业药师变更注册手续的是（   ）。
A. 变更执业地区   B. 变更执业类别   C. 变更执业单位
D. 变更执业岗位   E. 变更执业范围

10. 根据《执业药师职业资格制度规定》规定，执业药师的职责包括（   ）。
A. 负责处方的审核及监督调配   B. 负责提供用药咨询与信息
C. 负责指导合理用药   D. 负责上岗人员的药学知识培训
E. 负责本单位的质量管理

11. 根据《执业药师职业资格制度规定》《执业药师职业资格考试实施办法》，通过非法手段获取《执

业药师资格证书》或《执业药师注册证》的人员，发证机构应（　　）。

A. 收回《执业药师资格证书》　　B. 取消执业药师资格

C. 注销《执业药师注册证》　　D. 通报批评

E. 给予1000元以下罚款

四、简答题

1. 药品审评中心的职责是什么？
2. 药品质量监督检验的类型有哪些？
3. 我国执业药师和中药师的考试科目分别有哪些？
4. 执业药师的具体职责有哪些？

M1-3　参考答案

第二章　药品管理

章节导航

每一个小群体都不应该被放弃

"你们是不是已经尽到最大的努力了?""每一个小群体都不应该被放弃。"2021年12月，国家医保局谈判代表张劲妮的"砍价金句"登上热搜。这场谈判的焦点是一种治疗罕见病脊髓性肌萎缩症的特效药——诺西那生钠注射液。2019年进入中国市场时，诺西那生钠注射液一针定价69.97万元，患者需要在前63天注射4针，往后每4个月注射1针，终身用药。谈判前，企业给出了每瓶53680元的价格，经过八轮价格谈判，降到了33000元/瓶，顺利进入我国新版医保目录。2022年1月1日，新版国家医保药品目录落地，当天即有北京、上海、广东、浙江、山东等11个省份的医院近20名患者，接受了诺西那生钠注射液治疗。这次谈判的成功让脊髓性肌萎缩症的患者和家庭看到了生的希望，也看到国家对罕见病的重视，这是对"人民至上，生命至上"的生动诠释。

药品管理事关人民群众身体健康和社会和谐稳定。基于药品的特殊性，药品管理需要对药品安全性、有效性和质量可控性进行全程管理。因此，本模块主要讨论药品特点、药品标准、药品安全法律责任、药品分类管理、国家基本药物制度、国家基本医疗保险目录药物警戒制度及药品召回制度等。

素质目标

☆ 树立诚信制药、依法执业的观念。
☆ 树立药品质量和药品标准意识，提升质量管理能力。
☆ 具有药品安全意识，能够敬畏生命，将公众用药安全放在首位。

第一节 药品概述

学习目标

- **知识目标**

  掌握：药品的定义；药品标准；药品的质量特性；假药、劣药的界定。

  熟悉：药品的特殊性；生产、销售、使用假药、劣药的行政责任。

  了解：药品批准文号、保健食品批准文号、卫生消毒用品批准文号等格式。

- **能力目标**

  能够区分药品与非药品；能够正确运用药品、药品标准、假劣药的判定等相关知识分析案例；能够综合运用药事管理与法规的知识指导药学实践工作。

- **素质目标**

  树立坚定的法律信仰和生命至上的理念；做到明辨是非、遵纪守法、依法合规。

岗位情境

一名消费者想要购买治疗婴儿湿疹的产品，但从新闻报道"5个月婴儿使用抑菌药膏导致变'大头娃娃'"中了解到激素药物的不良反应，明确表示不购买激素类药品。如果你是在岗药师，要如何给这位消费者提供服务？

以案说法

能治病的"消字号"？

案例：许某于2016年6月在某药房先后购买了10盒"步洲"皮康乐制剂，共支付了180元。《"步洲"皮康乐制剂说明书》载明"作用"为抑制、杀灭皮肤真菌、霉菌；"批准文号"为鲁卫消证字（2013）第0029号。"步洲系列产品简介"中"皮康乐"的适用范围：由真菌引起的皮肤感染，如脚气、手癣、头癣、体癣、股癣、白癣、脓癣、黄癣、花斑癣（汗斑）、红癣、念珠菌病及一切真菌性皮肤瘙痒；产品优势：古语"行医不治癣，治癣就丢脸"，步洲牌皮康乐，清除真菌性癣病，效果领先。（资料来源：最高人民法院官网，《最高人民法院发布药品安全典型案例》，2022-04-28）

思考：该产品如何定性？是否违法？依据是什么？

一、药品的定义

M2-1 药品的定义

《药品管理法》第二条规定，药品是指用于预防、治疗、诊断人的疾病，有目的地调节人的生理机能并规定有适应证或者功能主治、用法和用量的物质，包括中药、化学药和生物制品等。

《药品管理法》规定的药品定义有特定的内涵和外延：①药品特指人用药品，不包括兽用药和农药；②使用目的是用于预防、治疗、诊断人的疾病，有目的地调节人的生理机能；③使用方法要求必须遵守规定的适应证或者功能主治、用法和用量；④食品、保健食品、化妆品、医疗器械等物质的使用目的显然与药品不同，使用方法也不完全相同。通过定义可以区别药品与非药品。

第二章 药品管理

>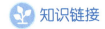
>
> **知识链接**
>
> **如何通过批准文号辨识药品与非药品？**
>
> ① 药品。境内生产药品批准文号格式为：国药准字H（Z、S）+四位年号+四位顺序号。中国香港、澳门和台湾地区生产药品批准文号格式为：国药准字H（Z、S）C+四位年号+四位顺序号。境外生产药品批准文号格式为：国药准字H（Z、S）J+四位年号+四位顺序号。其中，H代表化学药，Z代表中药，S代表生物制品。
>
> ② 保健食品。国产保健食品注册号格式为：国食健注G+4位年代号+4位顺序号；进口保健食品注册号格式为：国食健注J+4位年代号+4位顺序号；国产保健食品备案号格式为：食健备G+4位年代号+2位省（区、市）行政区域代码+6位顺序编号；进口保健食品备案号格式为：食健备J+4位年代号+00+6位顺序编号。
>
> ③ 卫生消毒用品。卫生消毒用品生产企业卫生许可证编号格式为：省（自治区、直辖市）简称+卫消证字+发证年份+第××××号。
>
> ④ 化妆品。普通国产化妆品备案编号规则为省（自治区、直辖市）简称+G妆网备字+四位年份数+本年度行政区域内备案产品顺序数；进口普通化妆品备案编号规则为国妆网备进字（境内责任人所在地省、自治区、直辖市简称）+四位年份数+本年度全国备案产品顺序数；国产特殊化妆品注册编号规则：国妆特字+四位年份数+本年度注册产品顺序数；进口特殊化妆品注册编号规则：国妆特进字+四位年份数+本年度注册产品顺序数。
>
> ⑤ 医疗器械。第二类、第三类医疗器械注册证的格式为：×1械注×2××××3×4××5××××6。其中：×1为注册审批部门所在地的简称（境内第三类医疗器械，进口第二类、第三类医疗器械为"国"字；境内第二类医疗器械为注册审批部门所在地省、自治区、直辖市简称）；×2为注册形式（"准"字适用于境内，"进"字适用于进口，"许"字适用于香港、澳门、台湾地区）；××××3为首次注册年份；×4为产品管理类别；××5为产品分类编码；××××6为首次注册流水号。第一类医疗器械备案凭证格式为：×1械备××××2××××3号。其中，×1为备案部门所在地的简称（进口第一类为"国"字；境内第一类为备案部门所在地省、自治区、直辖市的简称加所在地设区的市级行政区域的简称）；××××2为备案年份；××××3为备案流水号。

二、药品的特殊性

（一）专属性

药品是直接关系到人体健康和生命安全的特殊商品。药品的专属性表现在对症治疗方面。患者患什么病，才能用什么药，不像一般商品那样可以互相替代。

（二）两重性

药品的两重性是指药品在防病治病的同时，也会发生不良反应。药品管理有方，使用得当，可以治病；反之，则可致病，甚至致命。例如盐酸哌替啶，使用合理时是镇痛良药，如管理不善，滥用成瘾，就会给社会带来不安定因素。

（三）质量的重要性

药品与人民的生命安全息息相关，是治病救人的特殊商品，因此，其质量容不得有半点马虎，只有符合法定质量标准的药品才能保证疗效。因此药品只能是合格品，不能像其他商品一样有等级品、等外品和次品等。为此，国家制定了严格的药事管理法律法规，除了《药品管理法》外，还推行 GLP（《药物非临床研究质量管理规范》）、GMP（《药品生产质量管理规范》）、GSP（《药品经营质量管理规范》）、GCP（《药物临床试验质量管理规范》）等质量管理制度，对药品实行严格的监督管理，并制定和颁布了国家药品标准，规定了严格的检验制度。

（四）时限性

人们只有防病治病或诊断疾病时才需用药，但药品生产、经营企业平时就应有适当储备。只能药等病，不能病等药。另外，药品均有有效期，一旦过了有效期，应报废销毁。国家对药品实行储备制度，如有些药品用量少、效期短，宁可到期报废，也要有所储备；有些药品即使无利可图，也必须保证生产、供应。

三、药品的质量特性要求

药品的质量特性是指药品满足预防、治疗、诊断人的疾病，有目的地调节人的生理功能的要求的固有特性。一般常指药品的安全性、有效性、稳定性和均一性。

（一）安全性

指按规定的适应证和用法、用量使用药品后，人体产生毒副反应的程度。大多数药品均有不同程度的毒副反应，因此，只有在衡量有效性大于毒副反应或可解除、缓解毒副作用的情况下才可使用某种药品。假如某物质对防治、诊断疾病非常有效，但是对人体可能存在致癌、致畸、致突变，甚至致死，那么该物质仍不能作为药品。

（二）有效性

指在规定的适应证、用法和用量的条件下能满足预防、治疗、诊断人的疾病，有目的地调节人的生理功能的要求。疗效确切，适应证肯定，是药品质量根本的要求，是药品的基本特征。若对防治疾病没有效，则不能成为药品。有效性也必须在一定的前提条件下，即有一定的适应证和用法、用量。我国对药品的有效性按在人体能达到所规定的效应程度分为"痊愈""显效""有效"。

（三）稳定性

指药品在规定的条件下，能够保持其有效性和安全性的能力。这里所说的规定的条件是指在规定的有效期内，以及生产、贮存、运输和使用中达到标准规定的条件。某些物质虽具有预防、治疗、诊断疾病的有效性和安全性，但如果其极其容易变质，非常不稳定，采取了目前可能采取的有效措施仍不能保证其在运输、贮存、使用过程中的质量，则该物质不能作为药品流入医药市场。

（四）均一性

指药物制剂的每一单元产品都必须符合安全性、有效性的规定要求，主要表现为物理分布方面的特性，是制剂过程中形成的固有特性。因人们的用药剂量一般与药品的单位产品（如一片药、一包冲剂、一粒胶囊等）有密切关系，特别是有效成分在单位产品中含量很少的药品，若含量不均一，则可能等于没有用药，或用量过大而使患者中毒，甚至危害人民生命安全。

四、药品标准

（一）药品标准的定义

药品标准，是指根据药物自身的理化与生物学特性，按照来源、处方、制法和运输、贮藏等条件所制定的、用以评估药品质量在有效期内是否达到药用要求，并衡量其质量是否均一稳定的技术要求。

药品标准是鉴别药品真伪，控制药品质量的主要依据。药品标准也是对药品的各种检查项目、指标、限度、范围、方法和设备条件等所做的规定，这些规定把能够反映药品质量特性的各种技术参数和指标以技术文件的形式体现。药品标准受到技术水平的限制，因此需要根据技术发展情况不断进行修改。

为规范和加强药品标准管理，建立最严谨的药品标准，保障药品安全、有效和质量可控，促进药品高质量发展，国家药监局组织制定了《药品标准管理办法》，自 2024 年 1 月 1 日起施行。

（二）药品标准的分类

药品标准分为法定标准和非法定标准两种。法定标准是包括《中华人民共和国药典》（简称《中国药典》）在内的国家药品标准和经国务院药品监督管理部门核准的药品质量标准。法定标准属于强制性标准，是药品质量的最低标准，拟上市销售的任何药品都必须达到这个标准。非法定标准有行业标准、团体标准、企业标准等。制药企业为确保本企业生产的药品每一批都能保证质量稳定均一并能达到国家药品标准的要求，均制定出本企业内控的药品质量标准，即企业标准。企业标准作为企业的内控标准，往往是在国家药品标准基础上建立的更为严格的质量控制指标。

（三）国家药品标准的界定

《药品管理法》规定："药品应当符合国家药品标准。经国务院药品监督管理部门核准的药品质量标准高于国家药品标准的，按照经核准的药品质量标准执行；没有国家药品标准的，应当符合经核准的药品质量标准。"国务院药品监督管理部门颁布的《中华人民共和国药典》和药品标准为国家药品标准。

《中华人民共和国药典》是药品研制、生产（进口）、经营、使用和监督管理等相关单位均应遵循的法定技术标准。《中华人民共和国药典》是国家药品标准的核心，是具有法律地位的药品标准，拥有最高的权威性。《中国药典》增补本与其对应的现行版《中国药典》具有同等效力。

国家药品监督管理部门颁布的药品标准（简称"局颁药品标准"，或"局颁标准"）是指国内已有生产、疗效较好，需要统一标准但尚未载入药典的品种质量标准。现有国家药品监督管理部门颁布的新药转正标准、国家药品监督管理局国家药品标准、国家中成药标准汇编（中成药地方标准升国家标准部分）、《国家中药饮片炮制规范》等标准。局颁标准也具有法律约束力，同样是检验药品质量的法定依据。

经国家药品监督管理局核准的药品质量标准，为药品注册标准。药品注册标准是经药品注册申请人提出，由国务院药品监督管理部门药品审评中心核定，国务院药品监督管理部门在批准药品上市许可、补充申请时发给药品上市许可持有人的经核准的质量标准。因此，药品应当符合国家药品标准和药品注册标准。药品注册标准应当符合《中华人民共和国药典》通用技术要求，不得低于《中华人民共和国药典》的规定。申报注册品种的检测项目或者指标不适用《中华人民共和国药典》的，申请人应当提供充分的支持性数据。新版《药品管理法》不再将药品注册标准纳入国家药品标准范畴内。

（四）地方药品标准

2001 年颁布实施的《药品管理法》第三十二条规定"药品必须符合国家药品标准"，明确取消了地方药品标准。原地方药品标准经审查符合《药品管理法》有关规定的，经过批准后上升并纳入国家药品标准，以解决不同地区生产的相同名称药品存在不同标准或者相同药品不同名称的问题。考虑到各地中药习惯用法不同和医疗机构制剂的特殊性，国家规定中药标准和医疗机构制剂标准作为省级地方标准仍允许保留，可以作为有法律效力的药品标准。

省级中药标准包括省、自治区、直辖市人民政府药品监督管理部门制定的国家药品标准没有规定的中药材标准、中药饮片炮制规范和中药配方颗粒标准。对中药饮片，有国家药品标准的，必须按照国家药品标准炮制；国家药品标准没有规定的，才可以按照省级药品标准炮制。

M2-3 假劣药的辨识

五、假劣药品的法律规定

非法仿制销售中药传统名药

案例：2022年3月，江苏省连云港市、淮安市公安机关根据群众举报线索，捣毁生产、仓储窝点9处，打掉包装工厂2个、非法直播间12个，抓获犯罪嫌疑人48名，现场查获标示为"安宫牛黄丸"的产品20余种4000余颗，涉案金额2000余万元。经查，犯罪嫌疑人白某等人使用廉价药品和玉米混合物等加工生产成"安宫牛黄丸"，通过网络直播带货、微信群、古玩市场等途径以每颗10元至20元的价格对外销售。（资料来源：法治日报，《公安部公布五起药品领域犯罪典型案例》，2022-07-11）

思考：本案中的"安宫牛黄丸"应定性为什么？处罚依据是什么？请同学们查阅相关资料，试根据涉案金额计算罚款金额。

（一）假药的界定

有下列情形之一的，为假药：①药品所含成分与国家药品标准规定的成分不符；②以非药品冒充药品或者以他种药品冒充此种药品；③变质的药品；④药品所标明的适应证或者功能主治超出规定范围。

（二）劣药的界定

有下列情形之一的，为劣药：①药品成分的含量不符合国家药品标准；②被污染的药品；③未标明或者更改有效期的药品；④未注明或者更改产品批号的药品；⑤超过有效期的药品；⑥擅自添加防腐剂、辅料的药品；⑦其他不符合药品标准的药品。

禁止未取得药品批准证明文件生产、进口药品；禁止使用未按照规定审评、审批的原料药、包装材料和容器生产药品。

（三）生产、销售、使用假药、劣药的行政责任

《中华人民共和国药品管理法》第一百一十六条 生产、销售假药的，没收违法生产、销售的药品和违法所得，责令停产停业整顿，吊销药品批准证明文件，并处违法生产、销售的药品货值金额十五倍以上三十倍以下的罚款；货值金额不足十万元的，按十万元计算；情节严重的，吊销药品生产许可证、药品经营许可证或者医疗机构制剂许可证，十年内不受理其相应申请；药品上市许可持有人为境外企业的，十年内禁止其药品进口。

第一百一十七条 生产、销售劣药的，没收违法生产、销售的药品和违法所得，并处违法生产、销售的药品货值金额十倍以上二十倍以下的罚款；违法生产、批发的药品货值金额不足十万元的，按十万元计算，违法零售的药品货值金额不足一万元的，按一万元计算；情节严重的，责令停产停业整顿直至吊销药品批准证明文件、药品生产许可证、药品经营许可证或者医疗机构制剂许可证。

生产、销售的中药饮片不符合药品标准，尚不影响安全性、有效性的，责令限期改正，给予警告；可以处十万元以上五十万元以下的罚款。

第一百一十八条　生产、销售假药，或者生产、销售劣药且情节严重的，对法定代表人、主要负责人、直接负责的主管人员和其他责任人员，没收违法行为发生期间自本单位所获收入，并处所获收入百分之三十以上三倍以下的罚款，终身禁止从事药品生产经营活动，并可以由公安机关处五日以上十五日以下的拘留。

对生产者专门用于生产假药、劣药的原料、辅料、包装材料、生产设备予以没收。

第一百一十九条　药品使用单位使用假药、劣药的，按照销售假药、零售劣药的规定处罚；情节严重的，法定代表人、主要负责人、直接负责的主管人员和其他责任人员有医疗卫生人员执业证书的，还应当吊销执业证书。

第一百二十条　知道或者应当知道属于假药、劣药或者本法第一百二十四条第一款第一项至第五项规定的药品，而为其提供储存、运输等便利条件的，没收全部储存、运输收入，并处违法收入一倍以上五倍以下的罚款；情节严重的，并处违法收入五倍以上十五倍以下的罚款；违法收入不足五万元的，按五万元计算。

第一百三十七条　有下列行为之一的，在本法规定的处罚幅度内从重处罚：以麻醉药品、精神药品、医疗用毒性药品、放射性药品、药品类易制毒化学品冒充其他药品，或者以其他药品冒充上述药品；生产、销售以孕产妇、儿童为主要使用对象的假药、劣药；生产、销售的生物制品属于假药、劣药；生产、销售假药、劣药，造成人身伤害后果；生产、销售假药、劣药，经处理后再犯；拒绝、逃避监督检查，伪造、销毁、隐匿有关证据材料，或者擅自动用查封、扣押物品。

（四）生产、销售、提供假药、劣药的刑事责任

根据《刑法》第一百四十一条规定，生产、销售假药的，处三年以下有期徒刑或者拘役，并处罚金；对人体健康造成严重危害或者有其他严重情节的，处三年以上十年以下有期徒刑，并处罚金；致人死亡或者有其他特别严重情节的，处十年以上有期徒刑、无期徒刑或者死刑，并处罚金或者没收财产。药品使用单位的人员明知是假药而提供给他人使用的，依照前款的规定处罚。

根据《刑法》第一百四十二条规定，生产、销售劣药，对人体健康造成严重危害的，处三年以上十年以下有期徒刑，并处罚金；后果特别严重的，处十年以上有期徒刑或者无期徒刑，并处罚金或者没收财产。药品使用单位的人员明知是劣药而提供给他人使用的，依照前款的规定处罚。

> **职业证书真题即练**
>
> 【多选题】根据《药品管理法》，下列情形中应当在法律规定的处罚幅度内从重处罚的有（　　）。
> A. 药品批发企业销售的假药以危重病人为主要使用对象
> B. 药品生产企业生产的事前避孕药为假药
> C. 药品零售企业销售假药，经药品监督管理部门处罚后再犯
> D. 药品生产企业拒绝药品监督管理部门检查，伪造生产现场记录

六、现行主要相关法律法规

除《中华人民共和国药品管理法》（2019年8月26日第十三届全国人民代表大会常务委员会第十二次会议第二次修订）；《中华人民共和国药品管理法实施条例》（2002年8月4日颁布，根据2019年3月2日《国务院关于修改部分行政法规的决定》第二次修订）外，现行主要相关法规如下：

①《医疗器械监督管理条例》（中华人民共和国国务院令第739号，自2021年6月1日起施行）；

②《保健食品注册与备案管理办法》（国家市场监督管理总局令第31号修订，自2020年10月23日起施行）；

③《化妆品监督管理条例》（国务院令第727号，自2021年1月1日起施行）；

④《中华人民共和国刑法修正案（十一）》（中华人民共和国第十三届全国人民代表大会常务委员会第二十四次会议通过，自2021年3月1日起施行）。

第二节 药品分类管理

M2-4 药品分类管理

学习目标

- 知识目标

  掌握：处方药和非处方药的定义。

  熟悉：处方药与非处方药分类管理的管理要点。

  了解：药品分类管理的目的。

- 能力目标

  能够区分处方药和非处方药，甲类非处方药和乙类非处方药；能够综合运用药事管理与法规的知识指导药学实践工作。

- 素质目标

  提升维护人民群众用药健康的责任感；做到爱岗敬业、办事公道、服务群众。

岗位情境

一名消费者自述其为高血压患者，5年来一直服用某厂家生产的硝苯地平缓释片，要求药店向其出售8周用量的药品。如果你是一名在岗药师，如何给这位患者提供服务呢？

以案说法

每天服用"止咳水"，25岁小伙骨折

案例：2016年5月23日，深圳市某骨科医院老年骨科来了一名年仅25岁的特殊患者。初步检查结果令医生目瞪口呆。该患者骨质疏松严重，如同八九十岁的老年人。经检查，患者的双髋关节已经骨折，原因是其滥服"止咳水"。"止咳水"，药品名称为复方磷酸可待因溶液，主要成分为可待因，可刺激中枢神经，达到镇痛、镇静、止咳的作用，大量服用会产生快感和幻觉，长期服用易上瘾。该患者每天服用100mL"止咳水"，后来逐渐增加，还把"止咳水"兑在酒里喝，持续5年。该患者骨盆已接近粉碎，如不及时治疗，轻则瘫痪，重则丧命。（资料来源：重庆晨报，2016-11-04）

思考：含有可待因成分的药品属于哪类药品？你从案例中得到什么启示？

一、处方药与非处方药的定义

处方药是指必须凭执业医师或执业助理医师处方方可调配、购买和使用的药品。

非处方药是指由国务院药品监督管理部门公布的，不需要凭执业医师或执业助理医师处方，消费者可自行判断、购买和使用的药品。国际上称之为"可在柜台上买到的药物"（over the counter），简称OTC。

处方药和非处方药并不是药品的本质属性，而是管理上的界定。它并不是终身制，而是随着用药变化，和药品安全性、使用便利性息息相关。

二、药品分类管理制度

《药品管理法》第五十四条规定，国家对药品实行处方药与非处方药分类管理制度。2000年1月1日起开始实施的《处方药与非处方药分类管理办法（试行）》是我国实行处方药与非处方药分类管理的标志文件。《处方药与非处方药分类管理办法（试行）》规定："根据药品品种、规格、适应证、剂量及给药途径不同，对药品分别按处方药与非处方药进行管理"。

实施药品分类管理符合我国现阶段社会和经济发展的实际需要，是保障人民用药安全有效的监管措施之一，通过制定相应的法律法规，逐步遏制过去不合理的用药行为，改变药品自由销售状况，引导广大患者正确、合理地使用药品。一方面，通过实施药品分类管理，可有效加强处方药的监督管理，防止患者因自我行为不当，导致用药错误、药物滥用甚至危及健康。另一方面，通过规范对非处方药的管理，引导患者科学、合理地进行自我保健。

药品分类管理的核心是要加强处方药的管理，规范非处方药的管理，减少不合理用药现象的发生，切实保证人民用药的安全有效。

三、非处方药的管理要求

（一）非处方药的分类

国家根据非处方药品的安全性，将非处方药分为甲类非处方药和乙类非处方药。乙类非处方药相对于甲类非处方药更安全。

（二）非处方药专有标识

我国非处方药专有标识图案为椭圆形背景下的 OTC 3 个英文字母的组合。非处方药专有标识图案分为红色和绿色，红色专有标识用于甲类非处方药品，绿色专有标识用于乙类非处方药品和用作指南性标志。

使用非处方药专有标识时，药品的使用说明书和大包装可以单色印刷，标签和其他包装必须按照国家药品监督管理部门公布的色标要求印刷。单色印刷时，非处方药专有标识下方必须标示"甲类"或"乙类"字样。非处方药专有标识应与药品标签、使用说明书、内包装、外包装一体化印刷，其大小可根据实际需要设定，但必须醒目、清晰，并按照国家药品监督管理部门公布的坐标比例使用。非处方药药品标签、使用说明书和每个销售基本单元包装印有中文药品通用名称（商品名称）的一面（侧），其右上角是非处方药专有标识的固定位置。

> **职业证书真题即练**
>
> 【多选题】关于非处方药专有标识管理要求的说法，错误的有（　　）。
> A. 非处方药药品标签、说明书和各级销售包装单元包装印有通用名称的一面，其左上角是非处方药专有标识的固定位置
> B. 非处方药专有标识印刷时，标识下方必须标示"甲类"或者"乙类"字样
> C. 非处方药专有标识图案分别为绿色和红色，分别对应甲类非处方药和乙类非处方药
> D. 非处方药专有标识图案为水平短轴椭圆形背景下的"OTC"3 个英文字母的组合

（三）非处方药注册和转换制度

① 国家非处方药目录。为了配合药品分类管理制度的推行，我国于 1999 年开始根据"应用安全、疗效确切、质量稳定、使用方便"的遴选原则，对非处方药进行遴选并公布非处方药目录，并对非处方药目录实行动态管理。

② 非处方药上市注册。根据《药品注册管理办法》的规定，下列情形申请方可直接提出非处方药上市注册：境内已有相同活性成分、适应证（或者功能主治）、剂型、规格的非处方药上市的药品；经国家

药品监督管理局确定的非处方药改变剂型或者规格，但不改变适应证（或者功能主治）、给药剂量以及给药途径的药品；使用国家药品监督管理局确定的非处方药的活性成分组成的新的复方制剂；其他直接申报非处方药上市许可的情形。

药品审评中心应当组织药学、医学和其他技术人员，在规定时限内对已受理的药品上市许可申请进行审评。药品审评中心根据药品注册申报资料、核查结果、检验结果等，对药品的安全性、有效性和质量可控性等进行审查，非处方药还应当经药品评价中心进行非处方药适宜性审查。

③ 处方药与非处方药的转换和评价。国家食品药品监督管理局在 2012 年 11 月发布的《国家食品药品监督管理局办公室关于印发处方药转换为非处方药评价指导原则（试行）等 6 个技术文件的通知》，具体指导处方药与非处方药的转换评价工作。

处方药转换为非处方药应满足如下基本要求：a. 制剂或其成分应已在我国上市，并经过长期临床使用，同时应用比较广泛、有足够的使用人数；b. 制剂及其成分的研究应充分，结果应明确，安全性良好；c. 制剂及其成分具有法定质量标准，质量可控、稳定；d. 用法用量、疗程明确，疗效确切；e. 药品适应证应符合非处方药适应证范围，适于自我药疗；f. 如涉及小儿、孕妇等特殊人群用药，应有明确的用药指示；g. 给药途径、剂型、剂量、规格、用药时间、贮存、包装、标签及说明书等特性均适于自我药疗需求。

对存在安全隐患或不适宜按非处方药管理的品种将及时转换为处方药，按处方药管理。省（区、市）药品监督管理部门要及时收集并汇总对非处方药品种的意见，特别是药品安全性的情况，及时向国家药品监督管理局反馈。2021 年 12 月 16 日，国家药品监督管理局发布公告（2021 年第 151 号），将氢溴酸右美沙芬口服单方制剂由非处方药转换为处方药，按处方药管理，同时要求氢溴酸右美沙芬口服单方制剂相关品种的药品上市许可持有人应当于 2022 年 3 月 24 日前向国家药品监督管理局药品审批中心提出修订说明书的补充申请。

四、处方药与非处方药分类管理的管理要点

处方药与非处方药管理的异同主要可分为包装（包括说明书）、销售、广告 3 个方面，具体见表 2-1。

表 2-1 处方药与非处方药管理异同

类别		处方药	甲类非处方药	乙类非处方药
包装	专有标识	无专有标识	甲类:OTC(红底白字);乙类:OTC(绿底白字)	
	警示语/忠告语	凭医师处方销售、购买和使用	请仔细阅读药品使用说明书并按说明书使用或在药师指导下购买和使用	
销售	资质	具有《药品经营许可证》		在药品零售网点数量不足、布局不合理的地区，普通商业企业可以销售乙类非处方药，但必须具有当地地市级以上药品监督管理部门颁发的乙类非处方药准销标志
	人员	配备执业药师或者药师以上药学技术人员		经市级药品监督管理机构或者省、自治区、直辖市人民政府药品监督管理部门直接设置的县级药品监督管理机构组织考核合格的业务人员，有条件的应当配备执业药师
	陈列	处方药、非处方药应分区陈列、分柜摆放，并有专用标识		
	零售	不得开架自选。凭处方销售。处方经执业药师审核、调配处方经过核对，处方保留不少于 5 年	开架自选。不凭处方销售。药学技术人员应当向个人消费者提供必要的药学服务，指导其合理用药或提出寻求医师治疗的建议	
	其他	不得以搭售、购买药品赠药品、买商品赠药品等方式向公众赠送处方药或甲类非处方药;非人工自助售药设备禁止销售除乙类非处方药外的任何其他药品		
广告		国务院卫生行政部门和国家药品监督管理部门共同指定的医学、药学专业刊物上发布广告	经审批可在大众传播媒介上发布广告	

五、"双跨"药品的管理

(一)"双跨"药品的界定

有些药品根据其适应证、剂量和疗程的不同,既可以作为处方药,又可以作为非处方药,这种具有双重身份的药品就称之为"双跨"药品。这类药品的部分适应证适合自我判断和自我药疗,在"限适应证、限剂量、限疗程"的规定下,将此部分适应证作为非处方药管理,而患者难以判断的适应证部分仍作为处方药管理。以阿司匹林为例,作为处方药时可用于治疗风湿、类风湿性关节炎以及心血管疾病等,而作为非处方药时,适应证为解热、镇痛,并且阿司匹林分别作为处方药和非处方药管理时其使用的疗程、剂量也有所区别。

"双跨"品种判定的基本原则主要是看某药品的非处方药适应证(功能主治)是否缩小了原处方药的适应证治疗范围,适应证减少的,应按"双跨"处理。按"双跨"管理后,不能扩大该药品的治疗范围,不能改变该药品的用法,药品用量也不能超出原剂量范围。

(二)"双跨"药品的管理

2006 年原国家食品药品监督管理局发布的《关于进一步加强非处方药说明书和标签管理的通知》中明确了"双跨"药品的说明书、标签管理等相关内容。在 2010 年原国家食品药品监督管理局发布的《关于做好处方药转换为非处方药有关事宜的通知》中提出:"国家局将进一步研究'双跨'品种的管理模式,待明确后,再开展'双跨'品种转换的相关工作。"我国对于"双跨"药品尚未出台单独的规范性文件进行管理。

① 包装、标签、说明书管理。分别使用处方药和非处方药两种标签、说明书,其处方药和非处方药的包装颜色应当有明显区别。

② 商品名管理。有商品名的,"双跨"药品不论是作为处方药还是非处方药管理,应当具有相同的商品名。

③ 销售管理。分别按照处方药和非处方药的销售模式。

④ 广告管理。分别按照处方药和非处方药的广告要求。其中"双跨"药品在大众媒体发布广告时,其宣传内容不得超过非处方药适应证(功能主治)范围。

> **知识链接**
>
> **常见"双跨"品种**
>
> 化学药:奥美拉唑镁肠溶片、奥美拉唑肠溶胶囊、甲硝唑含漱液、布洛芬泡腾片、布洛芬混悬液、布洛芬糖浆、阿司匹林肠溶胶囊、贝诺酯片、铝碳酸镁片、盐酸雷尼替丁胶囊、法莫替丁散等。
>
> 中成药:藿香正气胶囊、抗病毒口服液、抗病毒胶囊、四季抗病毒合剂、四季抗病毒胶囊、复方感冒灵片、清开灵颗粒、清开灵泡腾片、清热解毒颗粒、热炎宁胶囊、复方大青叶颗粒、复方穿心莲片、穿心莲内酯分散片、板蓝根咀嚼片、黄氏响声含片、急支糖浆、百令片、益母草软胶囊、阿胶胶囊、潞党参口服液、胃乐宁片、肠康片、龙胆泻肝软胶囊等。

六、现行主要相关法规

除《中华人民共和国药品管理法》(2019 年 8 月 26 日第十三届全国人民代表大会常务委员会第十

二次会议第二次修订)、《中华人民共和国药品管理法实施条例》(2002年8月4日颁布，2019年3月2日《国务院关于修改部分行政法规的决定》第二次修订)外，现行主要相关法规、规章及规范性文件如下：

①《处方药与非处方药分类管理办法(试行)》(国家药品监督管理局令第10号公布，自2000年1月1日起施行)；

②《非处方药专有标识管理规定》(国家药品监督管理局于1999年11月19日发布)；

③《处方药与非处方药流通管理暂行规定》(国家药品监督管理局于1999年12月28日发布)；

④《药品经营质量管理规范》(国家食品药品监督管理总局令第28号，2016年7月20日国家食品药品监督管理总局发布)。

第三节　国家基本药物

学习目标

- **知识目标**

    掌握：国家基本药物目录的遴选原则。

    熟悉：国家基本药物的概念；国家基本药物目录的调整。

    了解：国家基本药物的监督管理。

- **能力目标**

    能够运用国家基本药物相关知识分析实际案例；能够综合运用药事管理与法规的知识指导药学实践工作。

- **素质目标**

    强调制度特色，坚定制度自信；能实事求是、知行合一。

岗位情境

医院药学部在进行处方点评时进行了国家基本药物使用情况的统计，发现本院国家基本药物配备品种数量占比为62.27%(685/1100)，符合国家要求，但依然存在无确切理由不首选国家基本药物的处方。请你对医院医师和药师做一次有关国家基本药物内容的培训，旨在提高基本药物配备占比，你将如何开展？

以案说法

甲巯咪唑"药荒"

案例：从2013年下半年开始到2014年，一种叫作甲巯咪唑的药物在全国范围内出现短缺断货。甲巯咪唑是临床治疗甲亢的首选药品，药效好，价格低，在当时一瓶100片只要几块钱。而全国获批生产甲巯咪唑的厂家共有十几家，是什么原因造成断供呢？原因是厂家的最终生产成本为4块7到5块钱一瓶，而甲巯咪唑是国家基本药物，在各省市是由招标定价的。在四川甲巯咪唑的中标价格最高，是每瓶2块4。(资料来源：中央电视台，"第一时间"栏目，《"四部委联动解决甲巯咪唑药荒"》，2014年1月)

思考：什么原因造成的采购价低于成本价呢？如何保障国家基本药物的供应？

一、国家基本药物的概念

随着医药工业的发展,药品分配不均衡、医疗开支巨大成为困扰多国的难题。在这种背景下,世界卫生组织于1975年首次提出基本药物的概念,基本药物是指最重要的、基本的、不可缺少的、满足人民所必需的药品。公平可及、安全有效、合理使用是基本药物的三个基本目标。

我国从1979年开始引入"基本药物"的概念,并开始基本药物的遴选工作。2009年,通过《关于建立国家基本药物制度的实施意见》(卫药政发〔2009〕78号)等文件对基本药物的含义作了进一步的界定。

根据2020年实施的《基本医疗卫生与健康促进法》第一百零七条,基本药物是指满足疾病防治基本用药需求,适应现阶段基本国情和保障能力,剂型适宜,价格合理,能够保障供应,可公平获得的药品。

《国家基本药物目录管理办法》第一条称基本药物是适应基本医疗卫生需求,剂型适宜,价格合理,能够保障供应,公众可公平获得的药品。

二、国家基本药物制度

新修订的《中华人民共和国药品管理法》将基本药物制度上升至法律层面,其第九十三条明确规定:"国家实行基本药物制度,遴选适当数量的基本药物品种,加强组织生产和储备,提高基本药物的供给能力,满足疾病防治基本用药需求"。

国家基本药物制度是对基本药物的遴选、生产、流通、使用、定价、报销、监测评价等环节实施有效管理的制度。国家基本药物制度是为维护人民群众健康、保障公众基本用药权益而确立的一项重大国家医药卫生政策,与公共卫生、医疗服务、医疗保障体系相衔接,是国家药物政策的核心和药品供应保障体系的基础。

我国幅员辽阔,城乡、地区发展差异大,在全国范围内建立实施基本药物制度旨在:①提高群众获得基本药物的可及性,保证群众基本用药需求;②维护群众的基本医疗卫生权益,促进社会公平正义;③改变医疗机构"以药补医"的运行机制,体现基本医疗卫生的公益性;④规范药品生产流通使用行为,促进合理用药,减轻群众负担。

三、基本药物制度的主要国家政策

(一)基本药物管理部门及职能

国家基本药物工作委员会负责协调解决制定和实施国家基本药物制度过程中各个环节的相关政策问题,确定国家基本药物制度框架,确定国家基本药物目录遴选和调整的原则、范围、程序和工作方案,审核国家基本药物目录,各有关部门在职责范围内做好国家基本药物遴选调整工作。

国家基本药物工作委员会由国家卫生健康委员会、国家发展和改革委员会、工业和信息化部、国家监察委员会、财政部、人力资源和社会保障部、商务部、国家药品监督管理局、国家中医药管理局组成。办公室设在国家卫生健康委员会,承担国家基本药物工作委员会的日常工作。

(二)国家基本药物目录的遴选与调整

1. 目录的遴选

国家卫生健康委员会会同有关部门起草国家基本药物目录遴选工作方案和具体的遴选原则,经国家基本药物工作委员会审核后组织实施。

国家基本药物应当是《中华人民共和国药典》收载的，国家卫生健康部门、国家药品监督管理部门颁布药品标准的品种。除急救、抢救用药外，独家生产品种纳入国家基本药物目录应当经过单独论证。

国家基本药物遴选应当按照防治必需、安全有效、价格合理、使用方便、中西药并重、基本保障、临床首选和基层能够配备的原则，结合我国用药特点，参照国际经验，合理确定品种（剂型）和数量。

下列药品不纳入国家基本药物目录遴选范围：①含有国家濒危野生动植物药材的；②主要用于滋补保健作用，易滥用的；③非临床治疗首选的；④因严重不良反应，国家药品监督管理部门明确规定暂停生产、销售或使用的；⑤违背国家法律、法规，或不符合伦理要求的；⑥国家基本药物工作委员会规定的其他情况。

2. 目录的调整

国家基本药物工作委员会对基本药物目录定期评估，动态调整，调整周期原则上不超过3年。

国家基本药物目录的品种和数量调整应当根据以下因素确定：①我国基本医疗卫生需求和基本医疗保障水平变化；②我国疾病谱变化；③药品不良反应监测评价；④国家基本药物应用情况监测和评估；⑤已上市药品循证医学、药物经济学评价；⑥国家基本药物工作委员会规定的其他情况。

属于下列情形之一的品种，应当从国家基本药物目录中调出：①药品标准被取消的；②国家药品监督管理部门撤销其药品批准证明文件的；③发生严重不良反应，经评估不宜作为国家基本药物使用的；④根据药物经济学评价，可被风险效益比或成本效益比更优的品种所替代的；⑤国家基本药物工作委员会认为应当调出的其他情形。

3. 目录的构成

从2009年至今，我国先后公布了2009年、2012年和2018年三版《国家基本药物目录》。2018年版国家基本药物目录的药品分为化学药品和生物制品、中成药、中药饮片三个部分，其中化学药品和生物制品417个品种，中成药268个品种，中药饮片不列具体品种，共计685个品种。中成药成分中的"麝香"为人工麝香，"牛黄"为人工牛黄，有"注释"的除外。目录中"安宫牛黄丸"和"活心丸"成分中的"牛黄"为天然牛黄、体内培植牛黄或体外培育牛黄。

2018年版目录具有以下特点：①增加了品种数量，能够更好地服务各级各类医疗卫生机构，推动全面配备、优先使用基本药物；②优化了结构，突出常见病、慢性病以及负担重、危害大疾病和公共卫生等方面的基本用药需求，注重儿童等特殊人群用药；③进一步规范剂型、规格，对于指导基本药物生产流通、招标采购、合理用药、支付报销、全程监管等具有重要意义；④继续坚持中西药并重，增加了功能主治范围，覆盖更多中医临床症候；⑤强化了临床必需，将部分临床必需、疗效确切的药品纳入目录。

（三）基本药物监督管理

1. 切实保障生产供应

国家把实施基本药物制度作为完善医药产业政策和行业发展规划的重要内容，鼓励企业技术进步和技术改造，增强基本药物生产供应能力。开展生产企业现状调查，对于临床必需、用量小或交易价格偏低、企业生产动力不足等因素造成市场供应易短缺的基本药物，可由政府搭建平台，通过市场撮合确定合理采购价格、定点生产、统一配送、纳入储备等措施保证供应。

发挥政府和市场两方面作用，坚持集中采购方向，落实药品分类采购，引导形成合理价格。做好上下级医疗机构用药衔接，推进市（县）域内公立医疗机构集中带量采购。生产企业作为保障基本药物供应配送的第一责任人，应当切实履行合同，尤其要保障偏远、交通不便地区的药品配送。因企业原因造成用药短缺，企业应当承担违约责任，并由相关部门和单位及时列入失信记录。

建立健全全国短缺药品监测预警系统，加强药品研发、生产、流通、使用等多源信息采集，跟踪监测原料药货源、企业库存和市场交易行为等情况，综合研判潜在短缺因素和趋势，尽早发现短缺风险，针对不同短缺原因分类应对。

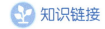

知识链接

药品集中带量采购

我国医疗机构药品采购制度的改革始于1993年,经历了集中采购萌芽阶段、招标采购试点阶段、招标采购全国推行阶段、省或市(地)级集中招标采购阶段、省级集中采购阶段。2018年11月15日,上海、北京等城市集采官网公布了备受业内关注的《4+7城市药品集中采购文件》,共涉及31个品种,且均为通过一致性评价的品种。这是第一批国家药品集中采购。随后在2019年、2020年、2021年(3次)、2022年、2023年(截止到3月份)进行了共八次国家药品集中带量采购。

药品集中带量采购是协同推进医药服务供给侧改革的重要举措。药品集中带量采购可以理解为药品"团购",就是国家把医院零散的采购量"打包",以"团购"的方式直接向药品生产企业明确购买的数量,将药品的质、量、价结合在一起,有效治理药品回扣,保障药品质量和供应,满足人民群众基本医疗用药需求。简而言之,集采就是"招采合一,以量换价,确保使用"。

国家组织、联盟采购已形成常态化格局,总体呈现了价降、量升、质优的态势。地方在参与国家组织集采的同时也开展了不同形式的省级和省际联盟集采。药品集中带量采购改革取得明显成效,在增进民生福祉、推动三医联动改革、促进医药行业健康发展等方面发挥了重要作用。

2. 全面配备优先使用

坚持基本药物主导地位,以省为单位明确公立医疗机构基本药物使用比例,不断提高医疗机构基本药物使用量。逐步实现政府办基层医疗卫生机构、二级公立医院、三级公立医院基本药物配备品种数量占比原则上分别不低于90%、80%、60%,推动各级医疗机构形成以基本药物为主导的"1+X"("1"为国家基本药物目录、"X"为非基本药物,由各地根据实际确定)用药模式,优化和规范用药结构。

药品集中采购平台和医疗机构信息系统应对基本药物进行标注,提示医疗机构优先采购、医生优先使用。将基本药物使用情况作为处方点评的重点内容,对无正当理由不首选基本药物的予以通报。对医师、药师和管理人员加大基本药物制度和基本药物临床应用指南、处方集培训力度,提高基本药物合理使用和管理水平。

医疗机构科学设置临床科室基本药物使用指标,并纳入考核。将基本药物使用情况与基层实施基本药物制度补助资金的拨付挂钩。深化医保支付方式改革,建立健全医保经办机构与医疗机构间"结余留用、合理超支分担"的激励和风险分担机制。通过制定药品医保支付标准等方式,引导医疗机构和医务人员合理诊疗、合理用药。

建立健全监测网络体系,重点监测医疗机构基本药物的配备品种、使用数量、采购价格、供应配送等信息,以及处方用药是否符合诊疗规范。开展以基本药物为重点的药品临床综合评价,指导临床安全合理用药。加强部门间信息互联互通,对基本药物从原料供应到生产、流通、使用、价格、报销等实行全过程动态监测。

3. 提高实际保障水平

完善医保支付政策,对于基本药物目录内的治疗性药品,医保部门在调整医保目录时,按程序将符合条件的优先纳入目录范围或调整甲乙分类。对于国家免疫规划疫苗和抗艾滋病、结核病、寄生虫病等重大公共卫生防治的基本药物,加大政府投入,降低群众用药负担。

鼓励地方将基本药物制度与分级诊疗、家庭医生签约服务、慢性病健康管理等有机结合,在高血压、糖尿病、严重精神障碍等慢性病管理中,在保证药效前提下优先使用基本药物,最大程度减少患者药费支出,增强群众获得感。

4. 质量保障

对基本药物实施全品种覆盖抽检,向社会及时公布抽检结果。鼓励企业开展药品上市后再评价。加强基本药物不良反应监测，强化药品安全预警和应急处置机制。加强对基本药物生产环节的监督检查，督促企业依法合规生产，保证质量。

对通过一致性评价的药品品种，按程序优先纳入基本药物目录。对已纳入基本药物目录的仿制药，鼓励企业开展一致性评价，未通过一致性评价的基本药物品种，逐步调出目录。鼓励医疗机构优先采购和使用通过一致性评价、价格适宜的基本药物。

四、现行主要相关法规

除《中华人民共和国药品管理法》（2019年8月26日第十三届全国人民代表大会常务委员会第十二次会议第二次修订）、《中华人民共和国药品管理法实施条例》（2002年8月4日颁布，2019年3月2日《国务院关于修改部分行政法规的决定》第二次修订）外，现行主要相关法规、规章及规范性文件如下：

①《基本医疗卫生与健康促进法》（2019年12月28日第十三届全国人民代表大会常务委员会第十五次会议通过，自2020年6月1日施行）；

②《关于建立国家基本药物制度的实施意见》（卫药政发〔2009〕78号，2009年8月18日发布）；

③《关于印发国家基本药物目录管理办法的通知》（国卫药政发〔2015〕52号，自2015年2月13日施行）；

④《关于印发国家基本药物目录（2018年版）的通知》（国卫药政发〔2018〕31号，自2018年11月1日施行）；

⑤《国务院办公厅关于完善国家基本药物制度的意见》（国办发〔2018〕88号，2018年9月13日发布）；

⑥《国务院办公厅关于进一步做好短缺药品保供稳价工作的意见》（国办发〔2019〕47号，2019年9月25日发布）。

第四节　国家基本医疗保障制度与国家基本医疗保险药品管理

学习目标

- **知识目标**

  熟悉：国家基本医疗保险用药政策。

  了解：国家医疗保障制度。

- **能力目标**

  学会与人沟通，尊重患者的权利；能够运用国家药物政策的相关知识分析实际案例；能够综合运用药事管理与法规的知识指导药学实践工作。

- **素质目标**

  增强国家认同，培养爱国情感，树立人民至上、生命至上的理念。

岗位情境

一名患者听说进入医保的药品都非常便宜，坚信"一分价钱一分货"，质疑药品的质量和疗效。如果你是一名临床药师，该如何向患者解释这个问题。

> 📋 **以案说法**
>
> **救命的"假"药**
>
> 案例:电影《我不是药神》原型陆勇,是一名白血病患者,需要长期服用瑞士原研药甲磺酸伊马替尼片(当时售价23500元/盒)。在高药价的逼迫下,走上了海外代购未经中国认证许可的印度仿制药"格列卫"(当时售价3000元/盒)的道路,他也通过网购的信用卡为很多病友代购了这种药物,被称为抗癌药"代购第一人"。也正因为代购仿制药,他被湖南省沅江市检察院以涉嫌"销售假药罪"等提起公诉。听闻消息,几百名白血病患者曾联名写信,请求对陆勇免予刑事处罚。2015年1月27日,沅江市检察院向法院请求撤诉,法院当天就做出准许裁定。检察官在不起诉裁定解释中说道"如果认定陆某某的行为构成犯罪,将背离刑事司法应有的价值观"。后来,江苏省将"格列卫"纳入基本医疗保险药品目录,报销比例达到75%。(资料来源:中央电视台,"今日说法"栏目,《救命的"假"药》,2015年2月)。
>
> 2019年12月1日开始施行的《药品管理法》明确规定,进口国内未批准的境外合法新药不再按假药论处,对未经批准进口少量境外合法上市的药品,情节较轻的,可以减轻处罚,没有造成人身伤害后果或者延误治疗的,可以免于处罚。
>
> 思考:请思考陆勇案蕴含的法律价值,请问你从该案例中得到什么启示?

一、国家医疗保障制度

基本医疗保障制度是指当人们生病或受到伤害后,为了确保其获得必要的医疗服务,而由国家(地区)或社会给予物质帮助以保障或恢复其健康的费用保障制度。我国通过城镇职工基本医疗保险和城乡居民基本医疗保险(由城镇居民基本医疗保险和新型农村合作医疗保险整合统一)覆盖城乡全体居民,公平普惠保障人民群众基本医疗需求。

二、基本医疗保险药品目录

基本医疗保险用药范围通过制定《基本医疗保险药品目录》(以下简称《药品目录》)进行管理,符合《药品目录》的药品费用,按照国家规定由基本医疗保险基金支付。2023年12月13日,国家医保局发布关于印发《国家基本医疗保险、工伤保险和生育保险药品目录(2023年)》的通知(医保发〔2023〕30号),公布了《国家基本医疗保险、工伤保险和生育保险药品目录(2023年)》,自2024年1月1日起正式实施。

《2023年药品目录》收载西药和中成药共3088种,其中西药1698种,中成药1390种。另外,还有基金可以支付的中药饮片892种。本次目录调整共有126个药品新增进入国家医保药品目录,1个药品被调出目录,总体成功率为84.6%,平均降价61.7%,成功率和价格降幅均与2022年基本相当。

(一)分类

《药品目录》由凡例、西药、中成药部分、协议期内谈判药品部分(含竞价药品)和中药饮片部分组成。《药品目录》中的西药和中成药分为"甲类药品"和"乙类药品"。"甲类药品"是临床治疗必需、使用广泛、疗效确切、同类药品中价格或治疗费用较低的药品。"乙类药品"是可供临床治疗选择使用,疗效确切、同类药品中比"甲类药品"价格或治疗费用略高的药品。协议期内谈判药品纳入"乙类药品"管理。各省级医疗保障部门按国家规定纳入《药品目录》的民族药、医疗机构制剂纳入"乙类药品"管理。中药饮片的"甲乙分类"由省级医疗保障行政部门确定。

（二）制定与调整

国务院医疗保障行政部门建立完善动态调整机制，原则上每年调整一次。国务院医疗保障行政部门负责确定并印发《药品目录》，公布调整结果。

纳入国家《药品目录》的药品应当是经国家药品监管部门批准，取得药品注册证书的化学药、生物制品、中成药（民族药），以及按国家标准炮制的中药饮片，并符合临床必需、安全有效、价格合理等基本条件。支持符合条件的基本药物按规定纳入《药品目录》。

1. 以下药品不纳入《药品目录》

①主要起滋补作用的药品；②含国家珍贵、濒危野生动植物药材的药品；③保健药品；④预防性疫苗和避孕药品；⑤主要起增强性功能、治疗脱发、减肥、美容、戒烟、戒酒等作用的药品；⑥因被纳入诊疗项目等原因，无法单独收费的药品；⑦酒制剂、茶制剂，各类果味制剂（特别情况下的儿童用药除外），口腔含服剂和口服泡腾剂（特别规定情形的除外）等；⑧其他不符合基本医疗保险用药规定的药品。

2. 有下列情况之一的，经专家评审后，直接调出《药品目录》

①被药品监管部门撤销、吊销或者注销药品批准证明文件的药品；②被有关部门列入负面清单的药品；③综合考虑临床价值、不良反应、药物经济性等因素，经评估认为风险大于收益的药品；④通过弄虚作假等违规手段进入《药品目录》的药品；⑤国家规定的应当直接调出的其他情形。

3. 符合以下情况之一的，经专家评审等规定程序后，可以调出《药品目录》

①在同治疗领域中，价格或费用明显偏高且没有合理理由的药品；②临床价值不确切，可以被更好替代的药品；③其他不符合安全性、有效性、经济性等条件的药品。

国务院医疗保障行政部门根据医保药品保障需求、基本医疗保险基金的收支情况和承受能力、目录管理重点等因素，确定当年《药品目录》调整的范围和具体条件，研究制定调整工作方案，依法征求相关部门和有关方面的意见并向社会公布。对企业申报且符合当年《药品目录》调整条件的药品纳入该年度调整范围。

国家医疗保障经办机构按规定组织药物经济学、医保管理等方面专家开展谈判或准入竞价。其中独家药品进入谈判环节，非独家药品进入企业准入竞价环节。谈判或者准入竞价成功的，纳入《药品目录》或调整限定支付范围；谈判或准入竞价不成功的，不纳入或调出《药品目录》，或者不予调整限定支付范围。

中药饮片采用专家评审方式进行调整，其他药品的调整程序主要包括准备、企业申报、专家评审、谈判或准入竞价、公布结果。

三、医保用药的支付

参保人使用"甲类药品"按基本医疗保险规定的支付标准及分担办法支付；使用"乙类药品"按基本医疗保险规定的支付标准，先由参保人自付一定比例后，再按基本医疗保险规定的分担办法支付。"乙类药品"个人先行自付的比例由省级或统筹地区医疗保障行政部门确定。

独家药品通过准入谈判的方式确定支付标准。非独家药品中，国家组织药品集中采购（以下简称集中采购）中选药品，按照集中采购有关规定确定支付标准；其他非独家药品根据准入竞价等方式确定支付标准。执行政府定价的麻醉药品和第一类精神药品，支付标准按照政府定价确定。

协议期内谈判药品（以下简称谈判药品）执行全国统一的医保支付标准，各统筹地区根据基金承受能力确定其自付比例和报销比例，协议期内不得进行二次议价。

原则上谈判药品协议有效期为两年。协议期内，如有谈判药品的同通用名药物（仿制药）上市，医保部门可根据仿制药价格水平调整该药品的支付标准，也可以将该通用名纳入集中采购范围。协议期满后，如谈判药品仍为独家，周边国家及地区的价格等市场环境未发生重大变化且未调整限定支付范围或虽然调整了限定支付范围但对基本医疗保险基金影响较小的，根据协议期内基本医疗保险基金实际支出（以医保部门统计为准）与谈判前企业提交的预算影响分析进行对比，按相关规则调整支付标准，并续签协议。

四、《药品目录》的使用

（一）医保定点使用《药品目录》的管理

在满足临床需要的前提下，医保定点医疗机构应当严格执行医保协议，合理诊疗、合理收费，优先配备和使用《药品目录》内药品，控制患者自费比例，提高医疗保障基金使用效率。国家逐步建立《药品目录》与定点医疗机构药品配备联动机制，定点医疗机构根据《药品目录》调整结果及时对本医疗机构用药目录进行调整和优化。

定点零售药店应当为参保人员提供药品咨询、用药安全、医保药品销售、医保费用结算等服务。符合规定条件的定点零售药店可以申请纳入门诊慢性病、特殊病购药定点机构，相关规定由统筹地区医疗保障部门另行制定。

基本医疗保险定点医疗机构和定点零售药店根据与医疗保障经办机构签订的协议，可以在本机构中医疗保障办理场所使用医保官方标志。中国医疗保障官方标志以中国医疗保障英文"China Healthcare Security"的缩写"CHS"为主形。"CHS"字形为蓝色，中文字中国医疗保障和英文全称为灰色。

（二）"双通道"管理

"双通道"是指通过定点医疗机构和定点零售药店两个渠道，满足谈判药品供应保障、临床使用等方面的合理需求，并同步纳入医保支付的机制。

要综合考虑本地区经济发展水平、医保基金承受能力和患者用药需求等方面的因素，对谈判药品实施分类管理，对于临床价值高、患者急需、替代性不高的品种，要及时纳入"双通道"药品管理范围。对于纳入"双通道"管理的药品，在定点医疗机构和定点零售药店施行统一的支付政策，保障患者合理待遇。

将谈判药品"双通道"供应保障情况纳入定点医药机构协议管理范围，明确药品供应主体和责任，督促定点医疗机构按功能定位和临床需求及时配备，定点零售药店按供应能力和协议要求规范配备。发挥定点零售药店分布广泛、市场化程度高、服务灵活的优势，与定点医疗机构互为补充，形成供应保障合力。

五、现行主要相关法规

除《中华人民共和国药品管理法》（2019 年 8 月 26 日第十三届全国人民代表大会常务委员会第十二次会议第二次修订）、《中华人民共和国药品管理法实施条例》（2002 年 8 月 4 日颁布，2019 年 3 月 2 日《国务院关于修改部分行政法规的决定》第二次修订）外，现行主要相关法规、规章及规范性文件如下：

①《基本医疗卫生与健康促进法》（2019 年 12 月 28 日第十三届全国人民代表大会常务委员会第十五次会议通过，自 2020 年 6 月 1 日施行）；

②《中共中央 国务院关于深化医疗保障制度改革的意见》（2020 年 2 月 25 日发布）；

③《基本医疗保险用药管理暂行办法》（国家医疗保障局令第 1 号，2020 年 9 月 1 日施行）；

④《国家基本医疗保险、工伤保险和生育保险药品目录（2023 年）》（医保发〔2023〕30 号，2024 年 1 月 1 日执行）；

⑤《医疗机构医疗保障定点管理暂行办法》（国家医疗保障局令第 2 号，2021 年 2 月 1 日施行）；

⑥《零售药店医疗保障定点管理暂行办法》（国家医疗保障局令第 3 号，2021 年 2 月 1 日施行）；

⑦《国家医疗保障局办公室关于印发〈中国医疗保障官方标识使用管理办法（暂行）〉的通知》（医保办发〔2021〕1 号，2021 年 1 月 7 日施行）；

⑧《关于建立完善国家医保谈判药品"双通道"管理机制的指导意见》(医保发〔2021〕28号，2021年4月22日发布)；

⑨《关于适应国家医保谈判常态化持续做好谈判药品落地工作的通知》(医保函〔2021〕182号，2021年9月9日发布)。

第五节　药物警戒

学习目标

- **知识目标**

  掌握：药品不良反应的相关定义。

  熟悉：药品不良反应的分类；《药品不良反应报告和监测管理办法》的主要规定。

  了解：药物警戒制度；药品不良反应监测机构职责。

- **能力目标**

  学会与人沟通，尊重患者隐私，保障公众用药安全；能够运用药品不良反应的相关知识分析实际案例；能够有效开展药品不良反应的报告与处置工作。

- **素质目标**

  树立科学严谨的意识；建立辩证思维与发展思维。

岗位情境

新冠疫情爆发后，我国自主研发了5种新冠疫苗。在疫苗上市之初，央视记者随机采访街头群众，有部分群众坚信"是药三分毒"，不愿意接种新冠疫苗。

请尝试从专业角度，解释这个现象并谈谈看法。

以案说法

加拿大卫生部提示苯海拉明的儿童和青少年严重不良事件风险

案例：2022年3月，加拿大卫生部发布健康产品信息通告，提示使用含苯海拉明的口服非处方产品相关的严重不良反应风险。加拿大和其他国家均报告了在儿童和青少年中口服使用含苯海拉明非处方产品时出现严重不良事件。苯海拉明是第一代抗组胺药。口服含苯海拉明非处方药物在加拿大获批作为单成分或多成分产品销售，通常用于缓解季节性和全年过敏症状，暂时缓解普通感冒引起的干咳，以及作为助眠药。儿科适应证因患者年龄和产品规格而异。2008年，加拿大卫生部宣布，出于安全性考虑，6岁以下儿童不应使用咳嗽和感冒产品，包括含苯海拉明的产品。含苯海拉明的产品仍获批用于6岁以下儿童的过敏适应证。此外，含苯海拉明的助眠产品也可用于12岁及以上的儿童。监护人差错、无监护下意外摄入以及故意滥用/过量服用苯海拉明可能导致儿童和青少年出现严重不良事件。监护人可能不知晓使用苯海拉明的已知风险。因此，建议医务人员与监护人讨论安全贮藏和适当监护，还应提醒监护人选择儿童防护包装，并确保每次使用后正确地盖紧。药品应锁好，以防儿童意外中毒和青少年误用。(资料来源：国家药品监督管理局官网，药物警戒快讯第4期(总第228期)，《加拿大卫生部提示苯海拉明的儿童和青少年严重不良事件风险》，2022-06-13)

思考：请同学们结合案例，谈谈对药品不良反应的认识。

随着新药研发不断增多，以及世界范围内发生的严重药害事件不断增加，药物安全的重要性日益突出，全面促进了旨在提升药品安全监管的一系列法律法规的诞生。从 20 世纪 60 年代开始，一些发达国家已先后开展了对药品不良反应的监测管理，采取各种手段和措施对上市后药品的安全性进行监测和再评价。1963 年世界卫生组织（WHO）建议在世界范围内建立药品不良反应监测系统，并于 1968 年成立了国际药品监测合作中心。

我国较早地开展了药品不良反应监测工作。1986 年起，卫生部开始了药品不良反应监测试点工作。1989 年 11 月，卫生部成立了药品不良反应监测中心，之后在一些省市进行推广，建立了一些地区性的监测中心。1998 年我国成为 WHO 国际药品监测合作计划的正式成员国。

为了更科学地指导合理用药，保障上市药品的安全有效，我国不断完善与药品不良反应相关的立法工作，1999 年 11 月，国家药品监督管理局和卫生部联合发布了《药品不良反应监测管理办法（试行）》（国药管安〔1999〕401 号），使我国药品不良反应监测管理工作步入法治化轨道。近年来，随着药品不良反应监测工作的不断推进，《药品不良反应监测管理办法（试行）》已经历 2004 年、2011 年两次修订与完善。现行的《药品不良反应报告和监测管理办法》（卫生部令第 81 号）于 2011 年 5 月 4 日正式颁布，并于 2011 年 7 月 1 日正式实施。

2018 年 9 月 30 日，国家药品监督管理局发布的《国家药品监督管理局关于药品上市许可持有人直接报告不良反应事宜的公告》（2018 年第 66 号）就持有人直接报告不良反应有关要求作出明确规定。为规范持有人药品上市后不良反应监测与报告工作，落实药品上市许可持有人直接报告药品不良反应主体责任，遵循国际人用药品注册技术协调会（ICH）指导原则相关规定，国家药品监督管理局组织制定了《个例药品不良反应收集和报告指导原则》，于 2018 年 12 月 19 日发布实施。

2019 年修订的《中华人民共和国药品管理法》建立了药物警戒制度，规定"国家建立药物警戒制度，对药品不良反应及其他与用药有关的有害反应进行监测、识别、评估和控制"，拓展了药品不良反应监测和报告制度，进一步完善药品不良反应监测制度，落实药品上市许可持有人不良反应报告主体责任。

为规范药品全生命周期药物警戒活动，2021 年 5 月 13 日，国家药品监督管理局发布《药物警戒质量管理规范》（good vigilance practice，GVP）。2022 年 4 月 15 日国家药监局发布《药物警戒检查指导原则》，持续推进药物警戒体系和能力建设，全面加强药物警戒各项工作。

一、药物警戒制度

药物警戒制度是国际社会药品管理的重要创新制度，是对药品风险管理理论的深化认识。药品安全的风险管理，是一系列药物警戒行动和干预，旨在识别、预防和减少药品相关风险，是对药品整个生命周期全面和持续降低风险的过程，旨在实现效益风险最小化。

（一）药物警戒的界定

药物警戒活动是指对药品不良反应及其他与用药有关的有害反应进行监测、识别、评估和控制的活动。

药物警戒的目的是降低药品风险，实现药品风险-获益平衡，给患者带来最大化的益处。药物警戒的研究对象是在药品正常使用的情况下出现的有害反应以及其他与药品安全相关的问题，主体内容是药品不良反应报告和围绕药品全生命周期的其他药品安全监管活动。

与药品不良反应相比，药物警戒的范围更宽，可以涵盖药物临床试验和上市后阶段；药物警戒关注的范围更广，不仅包括药品不良反应，还包括其他与用药有关的有害反应。药物警戒的过程包括监测不良事件、识别风险信号、评估风险获益和控制不合理的风险，对药品监管起着重要支撑作用。

(二) 药物警戒体系的建立

药品上市许可持有人是药物警戒的责任主体，应当建立药物警戒体系，通过体系的有效运行和维护，监测、识别、评估和控制药品不良反应及其他与用药有关的有害反应。药物警戒体系包括与药物警戒活动相关的机构、人员、制度、资源等要素，并应与持有人的类型、规模、持有品种的数量及安全性特征等相适应。

持有人应当建立药品安全委员会，设置专门的药物警戒部门，明确药物警戒部门与其他相关部门的职责，建立良好的沟通和协调机制，保障药物警戒活动的顺利开展。持有人的法定代表人或主要负责人对药物警戒活动全面负责，应当指定药物警戒负责人，配备足够数量且具有适当资质的人员，提供必要的资源并予以合理组织、协调，保证药物警戒体系的有效运行及质量目标的实现。药物警戒部门应当配备足够数量并具备适当资质的专职人员，配备满足药物警戒活动所需的设备与资源，建立健全相关管理制度，开展药物警戒活动。

二、药品不良反应的报告和监测

(一) 药品不良反应的界定

药品不良反应（adverse drug reaction，ADR），是指合格药品在正常用法用量下出现的与用药目的无关的有害反应。俗称的"副作用"就是指药品不良反应。药品不良反应除副作用（副反应）外，还包括药品的毒性作用（毒性反应）、后遗效应、变态反应等。

知识链接

PD-1/PD-L1 免疫疗法的不良反应

PD-1/PD-L1 免疫疗法是目前除了常规手术治疗、放化疗和靶向治疗之外的新抗癌疗法。程序性细胞死亡受体-1（PD-1）及其配体（PD-L1）抑制剂是近两年开发的新型抗肿瘤药，其作用是阻断肿瘤细胞和人体 T 细胞的结合，使 T 细胞能正常发挥免疫功能，识别出肿瘤细胞并进行清除。

2018 年我国批准了第一个 PD-1 类抗肿瘤药纳武利尤单抗，此后三年又有十余个 PD-1/PD-L1 产品上市，如特瑞普利单抗、信迪利单抗、卡瑞利珠单抗、阿替利珠单抗等，部分品种还进入了医保目录。PD-1/PD-L1 类药品临床用量增加的同时，其安全性也引起人们的关注。根据权威杂志发表的临床研究荟萃分析结果，PD-1/PD-L1 类药物的常见和偶见不良反应包括乏力、瘙痒、腹泻、皮疹、恶心、食欲下降、贫血、呼吸困难等。临床应关注的免疫治疗相关不良反应包括肺炎、肝酶升高、甲状腺功能减退/亢进、肾上腺功能不全、垂体炎等，有些可能危及生命，需要积极就诊。

严重药品不良反应，是指因使用药品引起以下损害情形之一的反应：①导致死亡；②危及生命；③致癌、致畸、致出生缺陷；④导致显著的或者永久的人体伤残或者器官功能的损伤；⑤导致住院或者住院时间延长；⑥导致其他重要医学事件，如不进行治疗可能出现上述所列情况的。

新的药品不良反应，是指药品说明书中未载明的不良反应。说明书中已有描述，但不良反应发生的性质、程度、后果或者频率与说明书描述不一致或者更严重的，按照新的药品不良反应处理。

药品群体不良事件，是指同一药品在使用过程中，在相对集中的时间、区域内，对一定数量人群的身体健康或者生命安全造成损害或者威胁，需要予以紧急处置的事件。药品不良事件不同于药品不良反应，它通常指药品作用于机体，除发挥治疗功效外，有时还会产生某些与药品治疗目的无关的对人体有损害的反应，它不以"合格药品"为前提条件。

（二）药品不良反应的分类

根据药品不良反应与药理作用的关系可将药品不良反应分为三类：A 型反应、B 型反应和 C 型反应。

A 型反应是由药物的药理作用增强所致，其特点是可以预测，常与剂量有关，停药或减量后症状很快减轻或消失，发生率高，但死亡率低。包括副作用、毒性作用、后遗效应、继发反应等。

B 型反应是与正常药理作用完全无关的一种异常反应，一般很难以预测，常规毒理学筛选不能发现，发生率低，但死亡率高。包括特异性遗传反应、药物过敏反应等。

C 型反应是指 A 型和 B 型反应之外的异常反应。药品不良反应发生的药理学机制尚不清楚，一般在长期用药后出现，潜伏期较长，没有明确的时间关系，难以预测。

三、药品不良反应的报告和处置

（一）监督主体

国家药品监督管理部门主管全国药品不良反应报告和监测工作，地方各级药品监督管理部门主管本行政区域内的药品不良反应报告和监测工作。各级卫生行政部门负责本行政区域内医疗机构与实施药品不良反应报告制度有关的管理工作。

地方各级药品监督管理部门应当建立健全药品不良反应监测机构，负责本行政区域内药品不良反应报告和监测的技术工作。

（二）报告主体

药品上市许可持有人、药品生产企业、药品经营企业和医疗机构应当经常考察本单位所生产、经营、使用的药品质量、疗效和不良反应。发现疑似不良反应的，应当及时向药品监督管理部门和卫生健康主管部门报告。

药品上市许可持有人是药品安全责任的主体。药品上市许可持有人应当开展药品上市后不良反应监测，主动收集、跟踪分析疑似药品不良反应信息，对已识别风险的药品及时采取风险控制措施。

医疗机构及个人可通过国家药品不良反应监测系统报告不良反应，也可向持有人直接报告。药品经营企业直接向持有人报告。国家药品不良反应监测系统将及时向持有人反馈收集到的药品不良反应信息，持有人应当对反馈的药品不良反应信息进行分析评价，并按个例不良反应的报告范围和时限上报。

（三）报告范围

持有人应当报告获知的所有不良反应。持有人应按照"可疑即报"的原则，直接通过国家药品不良反应监测系统报告发现或获知的药品不良反应。报告范围包括患者使用药品出现的与用药目的无关且无法排除与药品存在相关性的所有有害反应，其中包括药品在正常用法用量下出现的不良反应，也包括在超说明书用药情况下发生的有害反应，如超适应证用药、超剂量用药、禁忌症用药等，以及怀疑因药品质量问题引起的有害反应等。

（四）个例药品不良反应的报告和处置

1. 个例药品不良反应的收集

个例药品不良反应的收集和报告是药品不良反应监测工作的基础，也是药品上市许可持有人应履行的基本法律责任。

药品上市许可持有人应当建立并不断完善信息收集途径，主动、全面、有效地收集药品使用过程中的疑似药品不良反应信息，包括来源于医师、药师、患者等的自发报告，上市后相关研究和其他组织的数据收集项目，学术文献以及相关网站或论坛涉及的不良反应信息。

2. 个例药品不良反应报告的提交

药品不良反应报告应按时限要求提交。报告时限开始日期为持有人首次获知该个例不良反应，且达到最低报告要求的日期，记为第 0 天。第 0 天的日期需要被记录，以评估报告是否及时提交。文献报告的第 0 天为持有人检索到该文献的日期。

境内严重不良反应应尽快报告，不迟于获知信息后的 15 日；非严重不良反应不迟于获知信息后的 30 日。境外发生的严重不良反应，药品上市许可持有人应当按照个例药品不良反应报告的要求提交。

对于持有人委托开展不良反应收集的，受托方获知即认为持有人获知；对于境外报告，应从境外持有人获知不良反应信息开始启动报告计时。

3. 个例药品不良反应报告的处置

设区的市级、县级药品不良反应监测机构应当对收到的药品不良反应报告的真实性、完整性和准确性进行审核。严重药品不良反应报告的审核和评价应当自收到报告之日起 3 个工作日内完成，其他报告的审核和评价应当在 15 个工作日内完成。应当对死亡病例进行调查，详细了解死亡病例的基本信息、药品使用情况、不良反应发生及诊治情况等，自收到报告之日起 15 个工作日内完成调查报告，报同级药品监督管理部门和卫生健康主管部门，以及上一级药品不良反应监测机构。

省（区、市）药品不良反应监测机构应当在收到下一级药品不良反应监测机构提交的严重药品不良反应评价意见之日起 7 个工作日内完成评价工作。对死亡病例，事件发生地和药品生产企业所在地的省（区、市）药品不良反应监测机构均应当及时根据调查报告进行分析、评价，必要时进行现场调查，并将评价结果报省（区、市）药品监督管理部门和卫生健康主管部门，以及国家药品不良反应监测中心。

国家药品不良反应监测中心应当及时对死亡病例进行分析、评价，并将评价结果报国家药品监督管理局和卫生健康主管部门。

> **职业证书真题即练**
>
> 【单选题】下列关于药品不良反应报告的说法，错误的是（　　）。
> A. 医疗机构及个人发现或获知药品不良反应后，应先向药品上市持有人报告，再通过国家药品不良反应监测系统报告
> B. 设区的市级、县级药品不良反应监测机构应当对收到的药品不良反应报告的真实性、完整性和准确性进行审核
> C. 个例药品不良反应的收集和报告是药品不良反应监测工作的基础，也是药品上市许可持有人应履行的基本法律责任
> D. 药品上市许可持有人应按照"可疑即报"的原则，报告获知的所有不良反应

（五）药品群体不良反应事件的报告和处置

药品上市许可持有人、经营企业和医疗机构获知或者发现药品群体不良事件后，应当立即通过电话或者传真等方式报所在地的县级药品监督管理部门、卫生行政部门和药品不良反应监测机构，必要时可以越级报告；同时填写《药品群体不良事件基本信息表》，对每一病例还应当及时填写《药品不良反应/事件报告表》，通过国家药品不良反应监测信息网络报告。

药品上市许可持有人、生产企业获知药品群体不良事件后应当立即开展调查，详细了解药品群体不良事件的发生、药品使用、患者诊治以及药品生产、储存、流通、既往类似不良事件等情况，在 7

日内完成调查报告，报所在地省级药品监督管理部门和药品不良反应监测机构；同时迅速开展自查，分析事件发生的原因，必要时应当暂停生产、销售、使用和召回相关药品，并报所在地省级药品监督管理部门。

药品经营企业发现药品群体不良事件应当立即告知药品生产企业，同时迅速开展自查，必要时应当暂停药品的销售，并协助药品生产企业采取相关控制措施。

医疗机构发现药品群体不良事件后应当积极救治患者，迅速开展临床调查，分析事件发生的原因，必要时可采取暂停药品的使用等紧急措施。

设区的市级、县级药品监督管理部门获知药品群体不良事件后，应当立即与同级卫生行政部门联合组织开展现场调查，并及时将调查结果逐级报至省级药品监督管理部门和卫生行政部门。

省级药品监督管理部门与同级卫生行政部门联合对设区的市级、县级的调查进行督促、指导，对药品群体不良事件进行分析、评价，对本行政区域内发生的影响较大的药品群体不良事件，还应当组织现场调查，评价和调查结果应当及时报国家药品监督管理局和国家卫健委。

对全国范围内影响较大并造成严重后果的药品群体不良事件，国家药品监督管理局应当与国家卫健委联合开展相关调查工作。

药品监督管理部门可以采取暂停生产、销售、使用或者召回药品等控制措施。卫生行政部门应当采取措施积极组织救治患者。

国家药品不良反应监测中心应当对收到的药品不良反应报告进行分析、评价，每半年向国家药品监督管理局和国家卫健委报告，发现提示药品可能存在安全隐患的信息应当及时报告。

 知识链接

境外发生的严重药品不良反应

在境外发生的严重药品不良反应（包括自发报告系统收集的、上市后临床研究发现的、文献报道的），药品上市许可持有人应当填写《境外发生的药品不良反应/事件报告表》，自获知之日起 30 日内报送国家药品不良反应监测中心。国家药品不良反应监测中心要求提供原始报表及相关信息的，药品生产企业应当在 5 日内提交。

其他不良反应纳入药品定期安全性更新报告中。

在境外因药品不良反应被暂停销售、使用或者撤市的，药品生产企业应当在获知后 24 小时内书面报国家药品监督管理局和国家药品不良反应监测中心。

四、定期安全性更新报告

药品生产企业应当对本企业生产药品的不良反应报告和监测资料进行定期汇总分析，汇总国内外安全性信息，进行风险和效益评估，撰写定期安全性更新报告。国产药品的定期安全性更新报告向药品生产企业所在地省级药品不良反应监测机构提交。进口药品（包括进口分包装药品）的定期安全性更新报告向国家药品不良反应监测中心提交。

创新药和改良型新药，应当自取得批准证明文件之日起每满 1 年提交一次定期安全性更新报告，直至首次再注册，之后每 5 年报告一次。其他类别的药品，一般应当自取得批准证明文件之日起每 5 年报告一次。

省级药品不良反应监测机构应当对收到的定期安全性更新报告进行汇总、分析和评价，于每年 4 月 1 日前将上一年度定期安全性更新报告统计情况和分析评价结果报省级药品监督管理部门和国家药品不良反应监测中心。

国家药品不良反应监测中心应当对收到的定期安全性更新报告进行汇总、分析和评价，于每年 7 月 1 日前将上一年度国产药品和进口药品的定期安全性更新报告统计情况和分析评价结果报国家药品监督管理局和国家卫生健康委员会。

五、药品不良反应评价与控制

（一）药品上市许可持有人对药品不良反应的评价与控制

药品上市许可持有人应当及时对发现或者获知的个例药品不良反应进行评价，定期对药品不良反应监测数据、临床研究、文献等资料进行评价；发现新的且严重不良反应、报告数量异常增长或者出现批号聚集性趋势等，应当予以重点关注；定期全面评价药品的安全性，识别药品潜在风险，研究风险发生机制和原因，主动开展上市后研究，持续评估药品的风险与获益。

药品上市许可持有人应当汇总年度情况，包括企业年度药品不良反应监测体系运行情况、不良反应报告情况、风险识别与控制情况、上市后研究情况等信息，并于每年 3 月 31 日前向省级药品不良反应监测机构提交上一年度总结报告。此外，持有人应当按规定要求做好药品定期安全性更新报告的撰写及上报工作。

药品上市许可持有人应当根据分析评价结果，判断风险程度，制定积极有效的风险控制措施。发现说明书未载明的不良反应，应当及时进行分析评价。对需要提示患者和医务人员的安全性信息及时修改说明书和标签，开展必要的风险沟通；对存在严重安全风险的品种，应当制定并实施风险控制计划，采取限制药品使用，主动开展上市后研究，暂停药品生产、销售、使用或者召回等风险控制措施；对评估认为风险大于获益的品种，应当主动申请注销药品批准证明文件。

对提示药品可能存在质量安全问题的，药品上市许可持有人必须立即采取暂停生产、销售、使用或者召回等措施，并积极开展风险排查。对其中造成严重人身伤害或者死亡的严重不良反应，持有人必须立即采取措施妥善处理。

药品上市许可持有人采取的风险控制措施应当向省级药品监督管理部门报告，并向省级药品不良反应监测技术机构报告不良反应详细情况以及风险评估情况。对于药品上市许可持有人采取的修改说明书，以及暂停药品生产、销售、使用或者召回等风险控制措施，药品上市许可持有人应当主动向社会公布。

（二）监测机构对药品不良反应的评价与控制

省级药品不良反应监测机构应当每季度对收到的药品不良反应报告进行综合分析，提取需要关注的安全性信息，并进行评价，提出风险管理建议，及时报省级药品监督管理部门、卫生健康主管部门和国家药品不良反应监测中心。省级以上药品不良反应监测机构根据分析评价工作需要，可以要求药品生产、经营企业和医疗机构提供相关资料，相关单位应当积极配合。省级药品监督管理部门根据分析评价结果，可以采取暂停生产、销售、使用和召回药品等措施，并监督检查，同时将采取的措施通报同级卫生健康主管部门。

国家药品不良反应监测中心应当每季度对收到的严重药品不良反应报告进行综合分析，提取需要关注的安全性信息，并进行评价，提出风险管理建议，及时报国家药品监督管理局和卫生健康主管部门。国家药品监督管理部门根据药品分析评价结果，可以要求企业开展药品安全性、有效性相关研究。必要时，应当采取责令修改药品说明书，暂停生产、销售、使用和召回药品等措施，对不良反应大的药品，应当撤销药品批准证明文件，并将有关措施及时通报卫生健康主管部门。

六、药品重点监测管理

药品的重点监测从启动主体来看，可以分为主动重点监测和被动重点监测。

主动重点监测是指药品上市许可持有人应当经常考察本企业生产药品的安全性，对新药监测期内的药品和首次进口5年内的药品，应当开展重点监测，并按要求对监测数据进行汇总、分析、评价和报告；对本企业生产的其他药品，应当根据安全性情况主动开展重点监测。

被动重点监测是指省级以上药品监督管理部门根据药品临床使用和不良反应监测情况，可以要求药品生产企业对特定药品进行重点监测；必要时，也可以直接组织药品不良反应监测机构、医疗机构和科研单位开展药品重点监测。省级以上药品监督管理部门可以联合同级卫生行政部门指定医疗机构作为监测点，承担药品重点监测工作。省级以上药品不良反应监测机构负责对药品生产企业开展的重点监测进行监督、检查，并对监测报告进行技术评价。

七、现行主要相关法规

除《中华人民共和国药品管理法》（2019年8月26日第十三届全国人民代表大会常务委员会第十二次会议第二次修订）、《中华人民共和国药品管理法实施条例》（2002年8月4日颁布，2019年3月2日《国务院关于修改部分行政法规的决定》第二次修订）外，现行主要相关法规、规章及规范性文件如下：

①《药品不良反应报告和监测管理办法》（卫生部令第81号，自2011年7月1日实施）；

②《国家药品监督管理局关于药品上市许可持有人直接报告不良反应事宜的公告》（国家药品监督管理局2018年第66号，自2019年1月1日实施）；

③《国家药监局关于发布个例药品不良反应收集和报告指导原则的通告》（国家药品监督管理局2018年第131号，2018年12月19日发布）；

④《药物警戒质量管理规范》（国家药品监督管理局2021年第65号，自2021年12月1日起正式施行）；

⑤《药物警戒检查指导原则》（国家药品监督管理局2022年第17号，自2022年4月15日起施行）。

第六节　药品召回管理

学习目标

- **知识目标**

  掌握：药品召回的定义；药品召回的级别及相关时限规定。

  熟悉：药品召回的分类；《药品召回管理办法》的主要规定。

  了解：药品召回的法律责任；药品安全隐患的调查与评估。

- **能力目标**

  能够运用药品召回的相关知识分析实际案例；能够运用专业知识进行药品安全隐患的调查与评估；能够建立和完善药品召回制度并有效开展药品召回工作。

- **素质目标**

  强化问题意识，积极面对和化解前进中出现的矛盾；要坚持原则、敢于担当。

 以案说法

"银杏叶药品"召回事件

案例：2015年5月9日至11日，国家食品药品监管总局组织广西自治区食品药品监管局对桂林兴达药业有限公司进行了飞行检查，发现该企业存在擅自改变提取工艺生产银杏叶提取物，由烯醇提取改为3％盐酸提取等问题。责令该企业停止生产、销售和使用银杏叶片，召回相关产品，并对发现的违法违规行为依法立案查处。随后国家食品药品监管总局开展了银杏叶药品专项治理，经各省（区、市）食品药品监管部门核查，90家银杏叶提取物、银杏叶片（含分散片）和银杏叶胶囊生产企业，对5161批次进行了检验，不合格产品批次2335批，占全部批次的45％。检出不合格产品的企业均已主动采取了停止销售、召回产品等措施。（资料来源：国家药品监督管理局网站，《对桂林兴达药业有限公司飞行检查情况》《食品药品监管总局关于开展银杏叶药品专项治理的通知》《国家食品药品监督管理总局关于90家银杏叶提取物和银杏叶药品生产企业自检情况的通告（2015年第24号）》）

思考：如何看待这次"银杏叶药品"召回事件？

药品召回制度是药品上市后安全监管的一项风险管理措施，是针对存在质量问题或者其他安全隐患药品的一种风险管理措施，通过将市场上可能具有潜在危及人体健康风险的药品进行收回或采取矫正措施，将药品可能对公众造成的潜在不良影响最小化，避免质量问题或者安全隐患扩散而产生更大的危害。

M2-5 药品召回

国家药品监督管理部门于2007年12月10日发布并实施《药品召回管理办法》（局令第29号），标志我国药品召回制度正式开始实施。2019年《中华人民共和国药品管理法》修订，将药品召回制度上升到法律制度。为贯彻落实《中华人民共和国药品管理法》《中华人民共和国疫苗管理法》等法律法规要求，国家药监局组织对2007年发布实施的《药品召回管理办法》进行了修订，新版自2022年11月1日起施行，2007版废止。新版《药品召回管理办法》包括总则、调查与评估、主动召回、责令召回、附则等五章共33条。在中国境内上市的疫苗、中药饮片、中药配方颗粒的召回，均按照本办法实施。

一、药品召回的定义

药品召回，是指药品上市许可持有人（以下称持有人）按照规定的程序收回已上市的存在质量问题或者其他安全隐患药品，并采取相应措施，及时控制风险、消除隐患的活动。

质量问题或者其他安全隐患，是指由于研制、生产、储运、标识等原因导致药品不符合法定要求，或者其他可能使药品具有的危及人体健康和生命安全的不合理危险。

二、药品召回的分类与分级

药品召回分为主动召回和责令召回两类。以持有人主动召回为主，监管部门责令召回为辅。持有人是控制药品风险和消除隐患的责任主体，主动召回是持有人履行药品全生命周期管理义务的重要组成部分。

主动召回：持有人经调查评估后，确定药品存在质量问题或者其他安全隐患的，应当立即决定并实施召回，同时通过企业官方网站或者药品相关行业媒体向社会发布召回信息。

责令召回：药品监督管理部门经过调查评估，认为持有人应当召回药品而未召回的或（和）药品监督管理部门经对持有人主动召回结果审查，认为持有人召回药品不彻底的，省、自治区、直辖市人民政府药品监督管理部门应当责令持有人召回药品。

根据药品质量问题或者其他安全隐患的严重程度，药品召回分为：①一级召回：使用该药品可能或者已经引起严重健康危害的；②二级召回：使用该药品可能或者已经引起暂时或者可逆的健康危害的；③三级召回：使用该药品一般不会引起健康危害，但由于其他原因需要收回的。

三、药品召回的义务和职责

（一）药品召回的责任主体

持有人是控制风险和消除隐患的责任主体，应当建立并完善药品召回制度，收集药品质量和安全的相关信息，对可能存在的质量问题或者其他安全隐患进行调查、评估，及时召回存在质量问题或者其他安全隐患的药品。

境内持有人发现出口药品存在质量问题或者其他安全隐患的，应当及时通报进口国（地区）药品监管机构和采购方，需要在境外实施召回的，应当按照进口国（地区）有关法律法规及采购合同的规定组织实施召回。

（二）生产、销售、使用单位的职责

药品生产企业、药品经营企业、药品使用单位应当积极协助持有人对可能存在质量问题或者其他安全隐患的药品进行调查、评估，主动配合持有人履行召回义务，按照召回计划及时传达、反馈药品召回信息，控制和收回存在质量问题或者其他安全隐患的药品。

药品生产企业、药品经营企业、药品使用单位发现其生产、销售或者使用的药品可能存在质量问题或者其他安全隐患的，应当及时通知持有人，必要时应当暂停生产、放行、销售、使用，并向所在地省、自治区、直辖市人民政府药品监督管理部门报告，通知和报告的信息应当真实。

持有人、药品生产企业、药品经营企业、药品使用单位应当按规定建立并实施药品追溯制度，保存完整的购销记录，保证上市药品的可溯源。

四、主动召回与责令召回的实施和要求

（一）药品召回的监管

国家药品监督管理局负责指导全国药品召回的管理工作。

省、自治区、直辖市人民政府药品监督管理部门负责本行政区域内药品召回的监督管理工作。

市县级地方人民政府药品监督管理部门负责配合、协助做好药品召回的有关工作，负责行政区域内药品经营企业、药品使用单位协助召回情况的监督管理工作。

国家药品监督管理局和省、自治区、直辖市人民政府药品监督管理部门应当按照药品信息公开有关制度，采取有效途径向社会公布存在质量问题或者其他安全隐患的药品信息和召回信息，必要时向同级卫生健康主管部门通报相关信息。持有人应当制定药品召回信息公开制度，依法主动公布药品召回信息。

（二）主动召回

1. 召回信息和召回通知

持有人应通过企业官方网站或者药品相关行业媒体向社会发布召回信息。召回信息应当包括以下内

容：药品名称、规格、批次、持有人、药品生产企业、召回原因、召回等级等。实施一级、二级召回的，持有人还应当申请在所在地省、自治区、直辖市人民政府药品监督管理部门网站依法发布召回信息。省、自治区、直辖市人民政府药品监督管理部门网站发布的药品召回信息应当与国家药品监督管理局网站链接。

持有人作出药品召回决定的，应当发出召回通知。召回通知应当包括以下内容：①召回药品的具体情况，包括名称、规格、批次等基本信息；②召回的原因；③召回等级；④召回要求，如立即暂停生产、放行、销售、使用；转发召回通知等；⑤召回处理措施，如召回药品外包装标识、隔离存放措施、储运条件、监督销毁等。

2. 药品召回的时间规定

持有人作出药品召回决定的，一级召回在1日内，二级召回在3日内，三级召回在7日内，应当发出召回通知，通知到药品生产企业、药品经营企业、药品使用单位等，同时向所在地省、自治区、直辖市人民政府药品监督管理部门备案调查评估报告、召回计划和召回通知。

持有人在实施召回过程中，一级召回每日，二级召回每3日，三级召回每7日，向所在地省、自治区、直辖市人民政府药品监督管理部门报告药品召回进展情况。

持有人应当按照《药品管理法》第八十二条规定，在召回完成后10个工作日内，将药品召回和处理情况向所在地省、自治区、直辖市人民政府药品监督管理部门和卫生健康主管部门报告。

3. 药品调查评估报告和药品召回计划

持有人应当根据调查和评估结果和药品召回等级，形成调查评估报告，科学制定召回计划。

调查评估报告应当包括以下内容：①召回药品的具体情况，包括名称、规格、批次等基本信息；②实施召回的原因；③调查评估结果；④召回等级。

召回计划应当包括以下内容：①药品生产销售情况及拟召回的数量；②召回措施具体内容，包括实施的组织、范围和时限等；③召回信息的公布途径和范围；④召回的预期效果；⑤药品召回后的处理措施；⑥联系人的姓名及联系方式。

召回过程中，持有人应当及时评估召回效果，发现召回不彻底的，应当变更召回计划，扩大召回范围或者重新召回。变更召回计划的，应当及时向所在地省、自治区、直辖市人民政府药品监督管理部门备案。

4. 召回药品的处理

持有人应当明确召回药品的标识及存放要求，召回药品的外包装标识、隔离存放措施等，应当与正常药品明显区别，防止差错、混淆。对需要特殊储存条件的，在其储存和转运过程中，应当保证储存条件符合规定。

召回药品需要销毁的，应当在持有人、药品生产企业或者储存召回药品所在地县级以上人民政府药品监督管理部门或者公证机构监督下销毁。

对通过更换标签、修改并完善说明书、重新外包装等方式能够消除隐患的，或者对不符合药品标准但尚不影响安全性、有效性的中药饮片，且能够通过返工等方式解决该问题的，可以适当处理后再上市。相关处理操作应当符合相应药品质量管理规范等要求，不得延长药品有效期或者保质期。

持有人对召回药品的处理应当有详细的记录，记录应当保存5年且不得少于药品有效期后1年。

5. 境外生产药品的召回

境外生产药品涉及在境内实施召回的，境外持有人指定的在中国境内履行持有人义务的企业法人（以下称境内代理人）应当按照《药品召回管理办法》组织实施召回，并向其所在地省、自治区、直辖市人民政府药品监督管理部门和卫生健康主管部门报告药品召回和处理情况。

境外持有人在境外实施药品召回，经综合评估认为属于下列情形的，其境内代理人应当于境外召回启动后10个工作日内，向所在地省、自治区、直辖市人民政府药品监督管理部门报告召回药品的名称、规格、批次、召回原因等信息：①与境内上市药品为同一品种，但不涉及境内药品规格、批次或者剂型的；②与境内上市药品共用生产线的；③其他需要向药品监督管理部门报告的。

境外持有人应当综合研判境外实施召回情况，如需要在中国境内召回的，应当按照境内召回规定组织实施召回。

> **职业证书真题即练**
>
> 【单选题】根据《药品召回管理办法》，关于药品召回的说法，错误的是（　　）。
> A. 据药品召回的性质划分，药品召回分为主动召回和责令召回两类
> B. 已经确认为假药和劣药的，不适用于药品召回程序
> C. 省级药品监督管理部门应对药品召回总结报告进行审查，并对药品召回效果进行评估
> D. 一级召回、二级召回、三级召回的通知时限要求分别是72小时、48小时和24小时

（三）责令召回

1. 责令召回通知书

省、自治区、直辖市人民政府药品监督管理部门作出责令召回决定，应当将责令召回通知书送达持有人。责令召回通知书应当包括以下内容：①召回药品的具体情况，包括名称、规格、批次等基本信息；②实施召回的原因；③审查评价和/或调查评估结果；④召回等级；⑤召回要求，包括范围和时限等。

持有人在收到责令召回通知书后，应当按照主动召回相关规定，通知药品生产企业、药品经营企业和药品使用单位，制定、备案召回计划，并组织实施。

2. 责令召回的实施

持有人在实施召回过程中，应当按照主动召回相关要求向所在地省、自治区、直辖市人民政府药品监督管理部门报告药品召回进展情况。

持有人应当按照主动召回对药品处理的相关规定做好后续处理和记录，并在完成召回和处理后10个工作日内向所在地省、自治区、直辖市人民政府药品监督管理部门和卫生健康主管部门提交药品召回的总结报告。

省、自治区、直辖市人民政府药品监督管理部门应当自收到总结报告之日起10个工作日内进行审查，并对召回效果进行评价，必要时组织专家进行审查和评价。认为召回尚未有效控制风险或者消除隐患的，应当书面要求持有人重新召回。

对持有人违反本办法规定，在其所在地省、自治区、直辖市人民政府药品监督管理部门责令其召回后而拒不召回的，药品生产企业、药品经营企业、药品使用单位不配合召回的，相应省、自治区、直辖市人民政府药品监督管理部门应当按照《药品管理法》第一百三十五条的规定进行查处。

五、现行主要相关法规

除《中华人民共和国药品管理法》（2019年8月26日第十三届全国人民代表大会常务委员会第十二次会议第二次修订）、《中华人民共和国药品管理法实施条例》（2002年8月4日颁布，2019年3月2日《国务院关于修改部分行政法规的决定》第二次修订）外，现行主要相关法规、规章及规范性文件如下：

《药品召回管理办法》（国家药品监督管理局2022年第92号，2022年11月1日起施行）。

本章小结

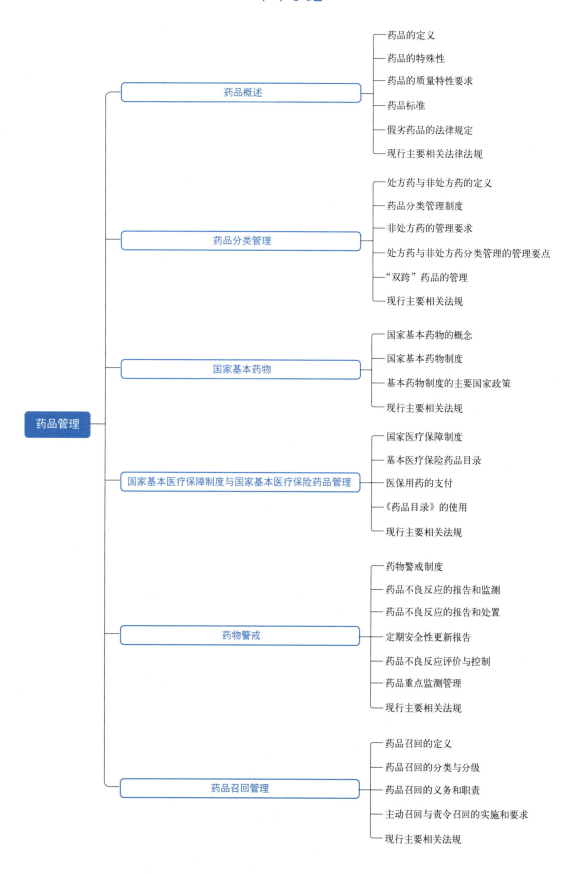

目标检测

一、A 型题（最佳选择题）

1. 国家对药品实行分类管理制度，将药品分为（　　）。
   A. 传统药和现代药　　B. 中药和化学药　　C. 内服药和外用药
   D. 特殊药和普通药　　E. 处方药和非处方药

2. 药品特殊性不包括（　　）。
   A. 专属性　　B. 两重性　　C. 安全性
   D. 质量的重要性　　E. 时限性

3. 关于非处方药专有标识的说法，错误的是（　　）。
   A. 红色专有标识可作为经营甲类非处方药企业的指南性标识
   B. 红色专有标识用于甲类非处方药
   C. 绿色专有标识用于乙类非处方药
   D. 非处方药专有标识应与药品标签、使用说明书、内包装、外包装一体化印刷
   E. 红色专有标识的非处方药不能在超市销售

4. 下列情形不属于劣药的是（　　）。
   A. 药品成分含量不符合国家药品标准
   B. 未标明或者更改有效期的药品
   C. 未注明或者更改产品批号的药品
   D. 擅自添加防腐剂、辅料的药品
   E. 变质的药品

5. 国家基本药物遴选原则是（　　）。
   A. 安全、有效、经济
   B. 保证品种和质量、引入竞争机制、合理控制成本、方便购药和便于管理
   C. 临床必需、安全有效、价格合理、使用方便、市场能够保证供应
   D. 防治必需、安全有效、价格合理、使用方便、中西药并重、基本保障、临床首选和基层能够配备
   E. 防治必需、安全有效、价格合理、使用方便、中西药并重、基本保障、临床首选

6. 关于《基本医疗保险药品目录》药品，下列说法错误的是（　　）。
   A. 《药品目录》由凡例、西药、中成药、协议期内谈判药品和中药饮片五部分组成
   B. 药品目录调整分为准备、申报、专家评审、谈判和竞价、公布结果 5 个阶段
   C. "甲类药品"是临床治疗必需、使用广泛、疗效确切、同类药品中价格或治疗费用较低的药品
   D. "乙类药品"是可供临床治疗选择使用，疗效确切、同类药品中比"甲类药品"价格或治疗费用略高的药品
   E. 协议期内谈判药品的"甲乙分类"由省级医疗保障行政部门确定

7. 药品不良反应主要是指（　　）。
   A. 合格药品使用后出现的与用药目的无关的有害反应
   B. 合格药品在正常用法下出现的与用药目的无关的有害反应
   C. 合格药品正常用量下出现的与用药目的无关的有害反应
   D. 合格药品在正常用法用量下出现的与用药目的无关的有害反应

E. 合格药品在正常用法用量下出现的有害反应

8. 药品生产企业在作出二级召回决定后，应在（　　）内通知到有关药品经营企业、使用单位停止销售和使用。

A. 12小时　　　　B. 24小时　　　　C. 36小时　　　　D. 72小时　　　　E. 48小时

9. 药品生产企业在实施召回的过程中，一级召回应（　　）向所在地省（区、市）药品监督管理部门报告药品召回进展情况。

A. 每1天　　　　B. 每2天　　　　C. 每3天　　　　D. 每5天　　　　E. 每7天

10. 非处方药的英文缩写为（　　）

A. OTC　　　　B. SOP　　　　C. Rx　　　　D. GLP　　　　E. GCP

二、B型题（配伍选择题）

[1、2]

A. 蓝字白字　　　B. 绿底白字　　　C. 黑字白底　　　D. 红底白字　　　E. 红黄相间

1. 甲类非处方药标签颜色是（　　）。
2. 乙类非处方药标签颜色是（　　）。

[3～7]

A. GMP　　　　B. GSP　　　　C. GCP　　　　D. GLP　　　　E. GAP

3. 《药品经营质量管理规范》简称（　　）。
4. 《药品生产质量管理规范》简称（　　）。
5. 《药物非临床研究质量管理规范》简称（　　）。
6. 《中药材生产质量管理规范》简称（　　）。
7. 《药物临床试验质量管理规范》简称（　　）。

[8～10]

A. 价格　　　　B. 安全性　　　　C. 中药饮片　　　　D. 中成药　　　　E. 酒制剂

8. 非处方药划分为甲类和乙类是根据其（　　）。
9. 《基本医疗保险药品目录》中采用专家评审方式进行调整是（　　）。
10. 不纳入《基本医疗保险药品目录》的药品是（　　）。

三、X型题（多项选择题）

1. 下列属于《药品管理法》规定的药品的是（　　）。

A. 化学原料药　　B. 中成药　　　C. 血清　　　D. 中药饮片　　　E. 疫苗

2. 药品质量特性包括（　　）。

A. 安全性　　　B. 有效性　　　C. 无毒性　　　D. 稳定性　　　E. 均一性

3. 下列情形为假药的是（　　）。

A. 药品成分含量不符合国家药品标准
B. 被污染的药品
C. 变质的药品
D. 药品所含成分与国家药品标准规定成分不符的
E. 药品所标明的适应证或者功能主治超出规定范围的

4. 应当报告所发现药品不良反应的包括（　　）。

A. 医疗机构
B. 药品经营企业
C. 药品生产企业
D. 药品上市许可持有人
E. 药品研发机构

5. 处方药销售时，（   ）。

A. 处方药不得采用开架自选的方式陈列和销售

B. 药品生产企业、经营企业不得以搭售、购买药品赠药品、买商品赠药品等方式向公众赠送处方药或甲类非处方药

C. 药品生产、经营企业不得采用邮售、互联网交易等方式直接向公众销售处方药

D. 处方药必须凭执业医师或助理执业医师处方销售、购买和使用

E. 处方药只能在国务院卫生行政部门和国家药品监督管理部门共同指定的医学、药学专业刊物上发布广告

四、简答题

1. 我国对处方药和非处方药的管理有何不同？
2. 药品严重不良反应包括哪些情况？

M2-6 参考答案

实训项目一　国内外药品领域重大事件分析

一、实训目的

1. 通过国内外药品领域案例分析，学会从药事管理法律法规、假劣药、药品不良反应、药品召回及药品生命周期各环节等角度分析事件影响，树立良好的药品监督管理法律观、责任观、质量观。

2. 通过查找资料、分析资料、撰写总结和现场陈述，锻炼学生勤于总结、善于思考的能力，进而提高学生的专业素养，为今后工作奠定专业基础。

二、实训条件

1. 实训场地

多媒体教室。

2. 实训资源

（1）网络资源：中华人民共和国中央人民政府、国家药品监督管理局、国家卫生健康委员会等网站。

（2）专业刊物：《中国药事》《中国医药报》《药品不良反应杂志》等专业期刊。

（3）硬件设备：计算机、打印机等。

三、实训内容

1. 班级分组：每组 5～7 人，由组长进行分工。

2. 查阅资料：充分利用专业期刊、网络等资源，查阅相关文献、网页及报刊，收集资料。

3. 整合信息：整理、分析、总结已收集信息，并制作成 PPT。PPT 内容包括事件简介、简要点评和适当插图或视频。

4. 分组展示：每组选派 1 名同学代表作现场陈述。

5. 互动环节：参会同学自由提问，小组团队协作解答，增加案例理解深入程度。

6. 老师点评：教师结合授课知识进行点评，加深学生对假劣药、药品不良反应、药品召回等内容的掌握。

四、实训评价

实训结束，根据表 2-2 国内外药品领域重大事件分析实训考核表进行考核打分。

表 2-2　国内外药品领域重大事件分析实训考核表

班级：　　　　组别：　　　　姓名：　　　　学号：　　　　得分：

项目	分值	考核指标	得分
PPT 内容	10	内容具有代表性	
	10	制作美观,适当插入视频或图片	
	10	事件简介	
	10	评论与思考	
	10	年度事件的总结	
	10	事件来源真实、可靠、有标注	
现场报告学生评价教师评价	10	语言表达清晰、准确	
	10	参会同学自由提问,小组团队成员能正确解答问题	
	10	组间互评:各小组对其他小组的展示及答辩情况进行评价	
	10	教师评价:教师对各组同学的表现进行评价	
总分			

第三章　药品法制管理

章节导航

欧洲"反应停"事件

1957年，西德制药商梅瑞尔公司研制了一种新型镇静剂——沙利度胺，并作为非处方药上市。因其声称毒性低、无依赖性，同时还可有效减轻孕妇在妊娠早期的呕吐反应，因此也叫作"反应停"，并很快在欧洲、南美等地区的20多个国家上市。

1960年9月，该药向美国FDA（食品药品管理局）申报时却遭遇了阻力，凯尔西在审阅梅瑞尔公司的申请时，发现该药品临床数据不足，要求梅瑞尔公司提交更详尽而可信的研究数据。梅瑞尔公司认为沙利度胺已经在欧洲等地上市3年，全世界有超过200万人服用，疗效良好。梅瑞尔公司甚至通过FDA局长施压，然而凯尔西坚持原则，不为所动。

就在两方僵持不下的时候，越来越多的畸形婴儿诞生，有死胎儿或出生后即死亡的婴儿。其中最为普遍的是一些短肢甚至无肢、脚趾直接从臀部长出来形似海豚的畸形婴儿，被称为"海豹肢"婴儿。"反应停"事件导致46个使用反应停的国家中约有1万多畸形儿出生，骇人听闻的惨况通过新闻及照片震惊全世界。

凯尔西的职业精神和专业素质拯救了美国，同时也让社会反思药品审评审批制度是否健全，事件的发生促使美国国会迅速通过了《科沃夫-哈里斯修正案》，该法案要求制药商在新药上市前必须向FDA提供经临床试验证明的药物安全性和有效性双重信息。此后，越来越多的国家加强了药品上市之前安全性和有效性的审查。

药品管理立法对规范药品管理、保障药品质量有着重要意义，因此，本模块主要讨论法的概念、法律等基础知识，药品监督行政法律制度、药品管理法等。

思政与素质目标

☆ 树立尊重法律、合规经营的观念。
☆ 具有法制意识，认识到药事法规对规范药事行为的重要意义。

第一节　法的基础知识

学习目标

- 知识目标

  掌握：法律的概念；法律渊源。

  熟悉：法律渊源的效力层次高低；法律效力及适用原则。

  了解：法律责任的种类。

- 能力目标

  能判断不同层级法律渊源的效力高低；能够运用药事法规知识判断生活中药事案例的法律适用问题。

- 素质目标

  树立尊重法律、合规经营的观念；具有药品安全意识，能够敬畏生命，将公众用药安全放在首位。

岗位情境

一天晚上，一名女士自诉自己入睡困难，睡着之后容易惊醒，睡眠质量很差，想在连锁药店购买一瓶安眠药"安定"，该女士因为天色已晚没有到医院开具处方，但她言辞恳切，假如你是药店的营业员，是否会销售给她安眠药呢？

以案说法

磺胺酏剂事件

案例：二甘醇是一种无色透明的黏稠液体，一旦进入人体内会代谢氧化成草酸，导致急性肾衰竭，危及生命。此外，二甘醇对人体中枢神经系统也有抑制作用。1937年，二甘醇曾在美国闯过大祸。当时美国某公司主任药师瓦特金斯用二甘醇代替酒精做溶剂，配制了一种口服液体制剂，称为磺胺酏剂，未做动物实验就全部投入市场，用于治疗感染性疾病。当年秋天，美国南方一些地区发现肾功能衰竭患者大量增加，调查证明与该公司生产的磺胺酏剂有关，共发现358名患者，死亡107人，成为20世纪影响最大的药害事件之一。（资料来源：药源性疾病信息网，1937年磺胺酏剂（含二甘醇）事件及其重演，2006-06-15）

思考：如何从药事管理立法的角度减少此类事件的发生？

一、法的概念和渊源

（一）法的概念

法，是由国家制定或者认可，体现统治阶级意志，并由国家强制力保证实施的具有普遍效力的行为规范的总称。根据《中华人民共和国宪法》（以下简称《宪法》）和《中华人民共和国立法法》（以下简称《立法法》），我国的法有宪法、法律、行政法规、部门规章、地方性法规、地方政府规章以及自治条例和单行条例几个层次。

（二）法的渊源

法律渊源，也就是法的效力渊源，指一定的国家机关依照法定职权和程序制定或者认可的具有不同法律效力和地位的法的不同表现形式。

1. 宪法

宪法是由全国人民代表大会依据特别程序制定的根本大法，具有最高效力，由全国人大及其常委会监督实施，并由全国人大常委会负责解释，对违反宪法的行为予以追究。我国现行宪法是1982年12月4日由第五届全国人大第五次会议通过的，此后又通过了5个宪法修正案。

2. 法律

法律系指全国人民代表大会及其常委会，经一定的立法程序制定的规范性文件。法律具有仅次于宪法的法律效力，是制定法规、规章的依据。例如全国人大常委会制定的《中华人民共和国药品管理法》《中华人民共和国疫苗管理法》《中华人民共和国中医药法》等。

3. 行政法规

国务院根据宪法和法律，制定行政法规。行政法规由总理签署国务院令公布。与药品管理活动相关的行政法规主要有《麻醉药品和精神药品管理条例》《医疗用毒性药品管理办法》《易制毒化学品管理条例》《反兴奋剂条例》《野生药材资源保护管理条例》等。

4. 地方性法规

地方性法规是由省、自治区、直辖市及省级人民政府所在地的市和国务院批准的较大的市的人民代表大会及其常务委员会，根据宪法、法律和行政法规，结合本地区实际情况制定的，只在地方区域内发生法律效力的规范性文件。例如，吉林省人大常委会审议通过的《吉林省药品监督管理条例》、黑龙江省人大颁布的《黑龙江省野生药材资源保护条例》、山东省人民代表大会常务委员会颁布的《山东省药品使用条例》等。

5. 行政规章

行政规章是国务院各部委和具有管理职能的直属机构，根据法律、行政法规及国务院的决定或命令等，在本部门的权限内制定的规范性文件，亦称部门规章。与药品管理活动相关的行政规章较多，常见的有《药品注册管理办法》《药品生产监督管理办法》《处方药与非处方药分类管理办法（试行）》《药品说明书和标签管理规定》《药品不良反应报告和监测管理办法》《药物非临床研究质量管理规范》《药物临床试验质量管理规范》《药品生产质量管理规范》《药品经营质量管理规范》《医疗机构制剂配制质量管理规范（试行）》《医疗器械生产质量管理规范》等。

6. 地方政府规章

地方政府规章是指省、自治区、直辖市及省级人民政府所在地的市和国务院批准的较大的市的人民政府根据本行政区域的具体情况和实际需要，制定的规范性法律文件。例如湖北省人民政府常务会议审议通过的《湖北省药品使用质量管理规定》等。

7. 民族自治条例和单行条例

根据《中华人民共和国立法法》（简称《立法法》）规定，民族自治地方的人民代表大会有权依照当地民族的政治、经济和文化的特点，制定自治条例和单行条例。例如《玉树藏族自治州藏医药管理条例》等。

8. 国际条约

国际条约是指我国同其他相关国家缔结的双边或多边的协议，以及其他具有条约、协定性质的文件。例如《1961年麻醉药品单一公约》《1971年精神药物公约》《联合国禁止非法贩运麻醉药品和精神药物公约》。

二、法律效力和适用原则

(一) 法律效力

法律效力是指法律的适用范围,即法律在什么领域、什么时期和对谁有效的问题,也就是法律规范在空间上、时间上和对人的效力问题。

1. 空间效力

空间效力是指法律在什么地方发生效力。由国家制定的法律和经中央机关制定的规范性文件,在全国范围内生效。地方性法规只在本地区内有效。

2. 时间效力

时间效力是指法律在何时生效和何时终止效力,以及新法律颁布生效之前发生的事件或者行为是否适用该项法规的问题。时间效力一般有3个原则:不溯及既往原则、后法废止前法原则、法律条文到达时间的原则。

3. 对人的效力

对人的效力是指法律适用于什么样的人。对人的效力又分为属地主义、属人主义和保护主义。

属地主义:即不论人的国籍如何,在哪国领域内就适用哪国法律。

属人主义:即不论人在国内或国外,是哪国公民就适用哪国法律。

保护主义:任何人只要损害了本国利益,不论损害者的国籍与所在地如何,都要受到该国法律的制裁。

(二) 适用原则

我国的法有宪法、法律、法规等几个层次,法律效力的层次是指规范性法律文件之间的效力等级关系。法律效力层次可以概括为以下两方面:

1. 上位法的效力高于下位法

按《立法法》的规定,下位法违反上位法规定的,由有关机关依照该法规定的权限予以改变或者撤销。即:

① 宪法规定了国家的根本制度和根本任务,是国家的根本法,具有最高的法律效力,一切法律、行政法规、地方性法规、自治条例和单行条例、规章都不得同宪法相抵触。

② 法律效力高于行政法、地方性法规、规章。

③ 行政法规效力高于地方性法规、规章。

④ 地方性法规的效力高于本级和下级地方政府规章。

⑤ 省、自治区人民政府制定的规章的效力高于本行政区域内的设区的市、自治州的人民政府制定的规章。

⑥ 部门规章之间,部门规章与地方政府规章之间具有同等效力,在各自的范围内施行。

⑦ 省、自治区人民政府制定的规章和效力高于本行政区域内的较大的市的人民政府制定的规章。

2. 在同一位阶的法之间,特别规定优于一般规定、新的规定优于旧的规定

《立法法》第一百零三条规定:"同一机关制定的法律、行政法规、地方性法规、自治条例和单行条例、规章,特别规定与一般规定不一致的,适用特别规定;新的规定与旧的规定不一致的,适用新的规定。"例如,2005年11月1日国务院公布施行《麻醉药品和精神药品管理条例》,同时废止1987年11月28日国务院发布的《麻醉药品管理办法》和1988年12月27日国务院发布的《精神药品管理办法》。

3. 冲突解决方式

① 法律之间对同一事项的新的一般规定与旧的特别规定不一致，不能确定如何适用时，由全国人民代表大会常务委员会裁决。

② 行政法规之间对同一事项的新的一般规定与旧的特别规定不一致，不能确定如何适用时，由国务院裁决。

③ 同一机关制定的新的一般规定与旧的特别规定不一致时，由制定机关裁决。

④ 部门规章之间、部门规章与地方政府规章之间对同一事项的规定不一致时，由国务院裁决。

⑤ 地方性法规与部门规章之间对同一事项的规定不一致，不能确定如何适用时，由国务院提出意见，国务院认为应当适用地方性法规的，应当决定在该地方适用地方性法规的规定；认为应当适用部门规章的，应当提请全国人民代表大会常务委员会裁决。

知识链接

法的主要渊源形式

法的正式渊源主要指以规范性法律文件形式表现出来的成文法，法的主要渊源形式不同的国家由于政治、经济、历史等原因，其法律形式也不尽相同。迄今为止，法的主要渊源形式有五种类型：制定法、判例法、习惯法、协议法和法理。在我国一般是指效力意义上的渊源，主要是各种制定法（包括宪法、法律、行政法规等）。

三、法律责任

法律责任是指人们对自己的违法行为所应承担的带有强制性的否定法律后果。它包括民事责任、行政责任、刑事责任。

（一）民事责任

民事责任，是指行为人因违反民事法律、违约或者由于法律规定所应承担的一种法律责任。例如，《药品管理法》第一百四十四条规定药品上市许可持有人、药品生产企业、药品经营企业或者医疗机构违反本法规定，给用药者造成损害的，依法承担赔偿责任。

（二）行政责任

行政责任，是指行为人违反行政法律规范但尚未构成犯罪所应承担的法律后果，主要包括行政处罚和行政处分 2 类。

行政处罚是由特定国家行政执法机关对违反国家经济、行政管理法律法规，尚不构成犯罪的公民、法人给予的一种行政制裁，《药品管理法》规定的行政处罚主要有警告、罚款、没收药品和违法所得、停产停业整顿、吊销许可证或撤销药品批准证明文件 5 种形式。

行政处分是国家行政机关、企事业单位或其他组织依照行政隶属关系对违法失职的国家公务员或所属人员实施的惩戒措施，主要包括警告、记过、记大过、降级、降职、撤职、留用察看、开除 8 种形式，《药品管理法》规定的承担行政责任的违法行为是最多的。

（三）刑事责任

刑事责任，是指行为人因其犯罪行为所必须承受的，由司法机关代表国家所确定的否定性法律后果。由司法机关依照《中华人民共和国刑法》的规定，对其依法追究法律责任。主刑包括管制、拘役、有期徒刑、无期徒刑和死刑，它们只能单独适用。附加刑有罚金、剥夺政治权利、没收财产，它们可以附加适用，也可以独立适用。对于犯罪的外国人，还可以独立适用或附加适用驱逐出境。其中特别需要注意的是《刑法》中关于生产销售假药罪、生产销售劣药罪的规定。

《刑法》第一百四十一条规定，生产、销售假药的，处三年以下有期徒刑或者拘役，并处罚金；对人体健康造成严重危害或者有其他严重情节的，处三年以上十年以下有期徒刑，并处罚金；致人死亡或者有其他特别严重情节的，处十年以上有期徒刑、无期徒刑或者死刑，并处罚金或者没收财产。《刑法》第一百四十二条规定，生产、销售劣药，对人体健康造成严重危害的，处三年以上十年以下有期徒刑，并处罚金；后果特别严重的，处十年以上有期徒刑或者无期徒刑，并处罚金或者没收财产。

> **拓展阅读**
>
> **依法从业促公平**
>
> 自由、平等、公正、法治，是社会主义核心价值观在社会层面的凝练。"国无法不治，民无法不立"。改革开放40年来，在法治精神的指引下，我国药事法规不断完善，促进了医药卫生事业的健康发展。
>
> 在药事活动中，所有涉及药品研制、生产、经营、使用、监督管理的单位或个人，都必须严格遵守和认真执行药事法规中的规定和要求。一方面这要求药品监督管理行政部门必须依法行政，即依照法定授权在职责范围内执法，做到"法无授权不可为，法定职责必须为"；另一方面要求药品生产经营企业守法合规，即依法管理自身的研发、生产、经营等活动，以药事法律内容作为最基本和最简单的管理制度来管理药品研发、生产、经营行为。
>
> 法治，是治国理政的基本方式。遵守法规是药事管理的最为基本的制度要求，药事管理最低的目标必须达到药事法规的基本要求。基于此，每一个现代药学人员应当树立"学法、知法、守法、用法"的法治意识，依法从业，依法合规地从事药品研发、生产、经营、使用等药事活动。

四、现行主要相关法律法规

除《中华人民共和国药品管理法》（2019年8月26日第十三届全国人民代表大会常务委员会第十二次会议第二次修订）、《中华人民共和国药品管理法实施条例》（2002年8月4日颁布，根据2019年3月2日《国务院关于修改部分行政法规的决定》第二次修订）外，现行主要相关法规如下：

①《中华人民共和国刑法》[2020年12月26日中华人民共和国刑法修正案（十一）修正，本修正案自2021年3月1日起施行]；

②《中华人民共和国立法法》（根据2023年3月13日第十四届全国人民代表大会第一次会议《关于修改〈中华人民共和国立法法〉的决定》第二次修正）；

③《中华人民共和国行政处罚法》（2021年1月22日第十三届全国人民代表大会常务委员会第二十五次会议修订，本法自2021年7月15日起施行）。

第二节 药品监督管理行政法律制度

学习目标

- **知识目标**

  掌握：行政强制措施的种类；行政处罚的种类。

  熟悉：设定和实施行政许可的原则和事项。

了解：行政复议和行政诉讼的区别。
- 能力目标

  能够根据相关行政法规依法依规开展药学实践活动。
- 素质目标

  树立依法执业、依法管理的观念；坚持"实事求是、严肃认真"的科学态度和作风，具备"有法必依，坚持原则"的职业道德和工作作风。

岗位情境

浙江省余姚市市场监管局接到群众举报，称某药店未经其同意，利用其个人信息销售处方药。执法人员立即对涉事药店进行调查，现场发现消费者购买处方药的信息记录册复印件、消费者个人信息名单打印件等，上面记有消费者姓名、身份证号码、手机号码等信息。最终余姚市市场监管部门对药店作出警告及50000元罚款的行政处罚决定。

思考：假如你是该店工作人员，如何避免此类情况发生？

以案说法

非处方药"买药赠药"案

案例：2018年上半年，肥西县市场监管局执法人员在开展检查时，发现在辖区一家药店"非处方药"货架上标有"买三送一""买四送一"等买赠标识。经执法人员现场查看发现，正在开展买赠促销的"某某牌参芪首乌补汁""某某牌加味逍遥丸"产品外标签上均印有红色OTC标识（即甲类非处方药），该促销药品行为违反了《药品流通监督管理办法》第二十条规定的"药品生产、经营企业不得以搭售、买药品赠药品、买商品赠药品等方式向公众赠送处方药或者甲类非处方药"。随后，执法人员依据《药品流通监督管理办法》第四十条的规定责令该药店立即改正，并给予警告行政处罚。（资料来源：安徽省合肥市市场监管局官网，2022-10-21）

思考：行政处罚一共有几种？

一、行政许可

（一）行政许可的概念

行政许可，是指行政机关根据公民、法人或者其他组织的申请，经依法审查，准予其特定活动的行为。

（二）设定和实施行政许可的原则

1. 法定原则

设定和实施行政许可，应当依照法定的权限、范围、条件和程序。

2. 公开、公平、公正原则

设定和实施行政许可，应当遵循公开、公平、公正的原则，维护行政相对人的合法权益。

3. 便民和效率原则

实施行政许可，应当遵循便民的原则，提高办事效率，提供优质服务。

4. 信赖保护原则

公民、法人或者其他组织依法取得的行政许可受法律保护，行政机关不得擅自改变已经生效的行政许可。

(三)行政许可的实施

1. 申请与受理

公民、法人或者其他组织从事特定活动,依法需要取得行政许可的,应当向行政机关提出申请。申请书需要采用格式文本的,行政机关应当向申请人提供行政许可申请书格式文本。申请书格式文本中不得包含与申请行政许可事项没有直接关系的内容。行政机关受理或者不予受理行政许可申请,应当出具加盖本行政机关专用印章和注明日期的书面凭证。

2. 审查与决定

行政机关应当对申请人提交的申请材料进行审查。申请人的申请符合法定条件、标准的,行政机关应当依法作出准予行政许可的书面决定。行政机关依法作出不予行政许可的书面决定的,应当说明理由,并告知申请人享有依法申请行政复议或者提起行政诉讼的权利。行政机关作出准予行政许可的决定,需要颁发行政许可证件的,应当向申请人颁发加盖本行政机关印章的行政许可证件,如许可证、执照或者其他许可证书;资格证、资质证或者其他合格证书;行政机关的批准文件或者证明文件;法律、法规规定的其他行政许可证件。

3. 期限

除可以当场作出行政许可决定的外,行政机关应当自受理行政许可申请之日起十日内作出行政许可决定。二十日内不能作出决定的,经本行政机关负责人批准,可以延长十日,并应当将延长期限的理由告知申请人。但是,法律、法规另有规定的,依照其规定。

4. 听证

法律、法规、规章规定实施行政许可应当听证的事项,或者行政机关认为需要听证的其他涉及公共利益的重大行政许可事项,行政机关应当向社会公告,并举行听证。

5. 变更与延续

被许可人要求变更行政许可事项的,应当向作出行政许可决定的行政机关提出申请;符合法定条件、标准的,行政机关应当依法办理变更手续。被许可人需要延续依法取得的行政许可的有效期的,应当在该行政许可有效期届满三十日前向作出行政许可决定的行政机关提出申请。但是,法律、法规、规章另有规定的,依照其规定。行政机关应当根据被许可人的申请,在该行政许可有效期届满前作出是否准予延续的决定;逾期未作决定的,视为准予延续。

(四)药品行政许可事项

根据《药品管理法》及其实施条例等法律、行政法规,国家对药品生产、经营及上市等设定了一系列行政许可项目。如在药品生产许可方面,表现为颁发药品生产许可证和医疗机构制剂许可证;在药品经营许可方面,表现为颁发药品经营许可证;在药品上市许可方面,表现为颁发药品注册证、进口药品注册证和医药产品注册证等;在执业药师执业方面,表现为颁发执业药师注册证。

二、行政强制

行政强制是指行政机关为了实现预防或制止正在发生或可能发生的违法行为、危险状态以及不利后果,或者为了保全证据、确保案件查处工作的顺利进行等行政目的,而对相对人的人身或财产采取强制性措施的行为,包括行政强制措施和行政强制执行。

行政强制措施是指行政机关在行政管理过程中,为制止违法行为、防止证据损坏、避免危害发生、控制危险扩大等情形,依法对公民的人身自由实施暂时性限制,或者对公民、法人或者其他组织的财务实施暂时性控制的行为。

行政强制措施的种类:

① 限制公民人身自由；
② 查封场所、设施或者财物；
③ 扣押财物；
④ 冻结存款、汇款；
⑤ 其他行政强制措施。

行政强制执行是指行政机关申请人民法院对不履行行政决定的公民、法人或者其他组织，依法强制履行义务的行为。行政强制执行的方式：
① 加处罚款或者滞纳金；
② 划拨存款、汇款；
③ 拍卖或者依法处理查封、扣押的场所、设施或者财物；
④ 排除妨碍、恢复原状；
⑤ 代履行；
⑥ 其他强制执行方式。

三、行政处罚

（一）定义

行政处罚是指具有行政处罚权的行政主体为维护公共利益和社会秩序，保护公民、法人或其他组织的合法权益，依法对行政相对人违反行政法律法规而尚未构成犯罪的行政行为所实施的法律制裁。

（二）分类

行政处罚的种类，主要是指行政处罚机关对违法行为的具体惩戒制裁手段。根据《中华人民共和国行政处罚法》和其他法律、法规的规定，中国的行政处罚可以分为以下几种：

1. 人身罚

人身罚也称自由罚，特定行政主体限制和剥夺违法行为人的人身自由的行政处罚，这也是最严厉的行政处罚。人身罚主要是指行政拘留和劳动教育。

① 行政拘留：也称治安拘留，是特定的行政主体依法对违反行政法律规范的公民，在短期内剥夺或限制其人身自由的行政处罚。

② 劳动教育：行政机关对违法或有轻微犯罪行为，尚不够刑事处罚且又具有劳动能力的人所实施的一种处罚改造措施。

2. 资格罚

资格罚是指剥夺或者限制公民从事特定行为的资格的行政处罚，其表现形式为责令停产停业、暂扣或者吊销许可证、暂扣或者吊销执照。《药品管理法》对企业的资格罚包括：药物非临床安全性评价研究机构、药物临床试验机构一定期限内不得开展药物非临床安全性评价研究、药物临床试验，吊销药品批准证明文件，吊销药品生产许可证，吊销药品经营许可证，吊销医疗机构执业许可证，撤销检验资格，责令停产、停业，吊销执业证书等。《药品管理法》规定，对违法企业的法定代表人、主要负责人、直接负责的主管人员和其他责任人员进行从业资格限制。

3. 财产罚

财产罚是指行政主体依法对违法行为人给予的剥夺财产权的处罚形式，形式为罚款、没收违法所得和没收非法财物。罚款、没收违法所得和没收非法财物，在《药品管理法》中的运用常见。如《药品管理法》第一百一十五条规定，未取得药品生产许可证、药品经营许可证或者医疗机构制剂许可证生产、销售药品的，责令关闭，没收违法生产、销售的药品和违法所得，并处违法生产、销售的药品

（包括已售出和未售出的药品，下同）货值金额十五倍以上三十倍以下的罚款；货值金额不足十万元的，按十万元计算。

4. 声誉罚

声誉罚是指行政主体对违法者的名誉、荣誉、信誉或精神上的利益造成一定损害以示警戒的行政处罚，是行政处罚中最轻的一种，其表现形式主要有警告和通报批评两种。如《药品管理法》第一百一十七条规定，生产、销售的中药饮片不符合药品标准，尚不影响安全性、有效性的，责令限期改正，给予警告。

（三）行政处罚的管辖

主要是指行政违法行为应当由哪一级、哪一个行政机关实施行政处罚，这主要取决于行政机关内部分工。

① 违法行为发生地的县级以上地方人民政府中具有行政处罚权的行政机关管辖，法律、行政法规另有规定的除外。

② 两个以上依法享有行政处罚权的行政机关如对同一行政违法案件都有管辖权，行政机关对该案件的管辖发生争议，双方协商不成的，应报请共同的上一级行政机关指定管辖。

③ 违法行为构成犯罪的，有管辖权的行政机关必须将案件移送司法机关，被判处拘役或者有期徒刑的，行政机关已给予当事人行政拘留的，应当依法折抵相应的刑期；被判处罚金时，行政机关已经处以罚款的，应当折抵相应罚款。

（四）行政处罚的适用

适用条件：必须已经实施了违法行为，且该违法行为违反了行政法规范；行政相对人具有责任能力；行政相对人的行为依法应当受到处罚；违法行为未超过追究时效。

① 不予处罚：不满十四周岁的人有违法行为的；精神患者在不能辨认或者控制自己行为时有违法行为的；如违法行为轻微并及时纠正，没有造成危害后果的；违法行为在两年内未被发现的，除法律另有规定外。

② 从轻或者减轻处罚。受行政处罚的当事人有下列情形之一的，应当依法从轻或者减轻行政处罚：已满十四周岁不满十八周岁的人有违法行为的；主动消除或者减轻违法行为危害后果的；受他人胁迫有违法行为的；配合行政机关查处违法行为有立功表现的。

（五）行政处罚的决定程序

行政处罚决定程序有两大类。

1. 简易程序（当场处罚程序）

当违法事实清楚、有法定依据、拟作出数额较小的罚款（对公民处 50 元以下，对法人或者其他组织处 1000 元以下的罚款）或者警告时，可以适用简易程序，当场处罚。

2. 一般程序（普通程序）

① 立案：对于在两年以内未发现的行政违法行为，不予立案追究。

② 调查：调查时，行政执法人员不得少于两人，并应出示证件。

③ 处理决定：根据不同情况，分别作出行政处罚、不予行政处罚和移送司法机关处理的决定。

④ 说明理由并告知权利。

⑤ 当事人进行陈述和申辩。

⑥ 制作处罚决定书。

⑦ 送达行政处罚决定书。

此外，根据《中华人民共和国行政处罚法》的规定，行政机关作出责令停产停业、吊销许可证或者执照、较大数额罚款等行政处罚决定之前，应当告知当事人有要求举行听证的权利。当事人要求听证的，行政机关应当组织听证。

> **职业证书真题即练**
>
> 【单选题】某药品生产企业生产假药，此药品已经造成了严重危害，被吊销《药品生产许可证》。吊销《药品生产许可证》属于（　　）。
> A. 行政处分　　　B. 行政处罚　　　C. 民事责任　　　D. 刑事责任

四、行政复议和行政诉讼

（一）定义

行政复议，是指公民、法人或者其他组织认为行政主体的具体行政行为违法或不当侵犯其合法权益，依法向主管行政机关提出复查该具体行政行为的申请，行政复议机关依法对该具体行政行为进行合法性、适当性审查，并作出行政复议决定的一种法律制度，是公民、法人或其他组织通过行政救济途径解决行政争议的一种方法。

行政诉讼是个人、法人或其他组织认为国家机关作出的行政行为侵犯其合法权益而向法院提起的诉讼，行政诉讼是诉讼的一种有效方法。

（二）行政复议和行政诉讼的区别

行政复议和行政诉讼都是因具体行政行为引起，以解决行政争议为直接目的，对行政机关的行政管理进行监督，对行政相对人遭到违法和不当行政行为侵害给予救济的法律制度。但是两者仍有原则上的区别。

1. 性质不同

行政复议是一种行政行为，行政诉讼属于司法行为。

2. 受理机关不同

行政复议是由作出具体行政行为的行政机关所属的人民政府或其上一级主管部门受理，而行政诉讼则是人民法院受理。

3. 受理范围不同

人民法院所受理的行政案件，只是行政相对人认为行政机关的具体行政行为侵害其合法权益的案件，而复议机关所受理的则既有行政违法的案件，也可以有行政不当案件。凡是能够起行政诉讼的行政争议，行政相对人都可以向行政机关申请复议，而法律规定行政复议裁决为终局决定的，当事人不得提起行政诉讼。

4. 审查力度不同

人民法院只能对行政主体的具体行政行为的合法性进行审查，而行政复议机关不仅审查具体行政行为是否合法，而且还要审查其是否适当。

5. 审理程序不同

行政复议程序简便、迅速、灵活；行政诉讼公开开庭审理，程序复杂且需要更多的成本，但公正的可靠性大。行政复议实行一裁终局制度；而行政诉讼实行二审终审制度等。

6. 处理不同

审理依据和对所涉及的抽象行政行为之间矛盾的处理不同。行政复议与行政诉讼是两种不同性质的监督，且各有所长，不能互相取代。

五、现行主要相关法律法规

除《中华人民共和国药品管理法》（2019 年 8 月 26 日第十三届全国人民代表大会常务委员会第十二次会议第二次修订）、《中华人民共和国药品管理法实施条例》（2002 年 8 月 4 日颁布，根据 2019 年 3 月 2 日《国务院关于修改部分行政法规的决定》第二次修订）外，现行主要相关法规如下：

《中华人民共和国行政处罚法》（2021 年 1 月 22 日第十三届全国人民代表大会常务委员会第二十五次会议修订，本法自 2021 年 7 月 15 日起施行）。

第三节　药品管理法及药品管理法实施条例

学习目标

- **知识目标**

  掌握：药品管理法的主要内容；药品管理法实施条例的主要内容。

  熟悉：药品管理法的特点

  了解：药品管理法的历史沿革。

- **能力目标**

  能够熟练运用药品管理法的主要内容来指导、开展药事实践活动。

- **素质目标**

  树立"学法、知法、守法、用法"的法治意识，依法从业；具有药品安全意识，质量意识，能将公众用药安全放在首位。

岗位情境

一名老先生想要在一家大型连锁药店购买维骨力，维骨力是促进关节软骨组织生长、预防关节炎的保健品，老先生拿了将近 1000 余元的维骨力，结账时老先生坚持刷医保卡，否则就不在这买，假如你是营业员，请问是否应该同意老先生刷医保卡结账？

以案说法

生理盐水假冒九价 HPV 疫苗案

案例：2018 年上半年，牛某在得知九价人乳头瘤病毒疫苗（以下简称九价疫苗）畅销之后，遂寻找与正品类似的包装、耗材及相关工艺，准备生产假冒产品。2018 年 7 月至 10 月，牛某通过他人先后购买针管、推杆、皮塞、针头等物品共计 4 万余套，并订制假冒九价疫苗所需的包装盒、说明书、标签等物品。其间，牛某与张某在山东省单县以向针管内灌装生理盐水的方式生产假冒九价疫苗，再通过商标粘贴、托盘塑封等工艺，共生产假冒九价疫苗 2.3 万支。牛某、张某通过多个医美类微信群等渠道，对外销售上述假冒九价疫苗 9004 支，销售金额达 120 余万元。经法院审理，被告人牛某某、张某某共同生产、销售假疫苗，违反《药品管理法》第九十八条，构成生产、销售罪。（资料来源，工人日报，用针管灌装生理盐水假冒 HPV 九价疫苗销售，两被告人获刑，2022-04-28）

思考：《药品管理法》在我国药事法规中处于什么地位？

一、药品管理法的主要内容

M3-1 药品管理法

（一）药品管理立法的历史沿革

我国现代药品管理立法，始于1911年辛亥革命。1912年中华民国南京临时政府成立后，在内务部设卫生司，下设4个科，第四科主管药政管理工作。1928年国民党政府改卫生司设立卫生部。1929年1月公布了《药师暂行条例》，1929年4月公布了《修正麻醉药品管理条例》，1929年8月公布了《管理药商规则》，1930年4月公布了《修正管理成药规则》，1937年5月公布了《细菌学免疫学制品管理规则》，1943年9月公布了《药师法》。

中华人民共和国成立以后，为配合戒烟禁毒工作和清理旧社会遗留下来的伪劣药品充斥市场的问题，1949—1957年，卫生部制定了《关于严禁鸦片烟毒的通令》《关于管理麻醉药品暂行条例的公布令》《关于麻醉药品临时登记处理办法的通令》《关于抗疲劳素药品管理的通知》《关于由资本主义国家进口西药检验管理问题的指示》等一系列行政规范性文件；1958—1965年随着我国制药工业的发展，国家有关部委制定了《关于综合医院药剂科工作制度和各级人员职责》《食用合成染料管理暂行办法》《关于加强药政管理的若干规定》《管理毒药、限制性剧药暂行规定》《关于药品宣传工作的几点意见》《管理中药的暂行管理办法》等一系列加强药品生产、经营、使用管理的规章，奠定了我国药品管理法的基础，并在实践中取得了一定的成效。1966—1983年，国务院批准了卫生部制定的《药政管理条例（试行）》，同时，卫生部还会同有关部门颁布了一系列规章，如《新药管理办法（试行）》等。

1984年9月20日第六届全国人大常委会第七次会议审议通过了《药品管理法》，我国开始走上了依法治药的轨道。2001年2月28日，第九届全国人大常委会第二十次会议审议通过了第一次全面修订后的《药品管理法》；2002年8月4日，国务院颁布《药品管理法实施条例》。2013年和2015年，我国对《药品管理法》做了2次修正，对部分内容进行了一定的修改完善。最近，2019年8月26日第十三届全国人民代表大会常务委员会第十二次会议对《药品管理法》进行了第二次全面修订，修订后的《药品管理法》于2019年12月1日实施。

为保证《药品管理法》的有效实施，国务院又先后制定颁布了《医疗用毒性药品管理办法》《放射性药品管理办法》《麻醉药品和精神药品管理条例》等行政法规，原卫生部和国家药品监督管理部门也先后发布GMP、GSP、《药品注册管理办法》等诸多部门规章。同时，各省、自治区、直辖市也相应制定了一系列有关药品管理的地方性法规和规章，使我国药品管理法在不断发展过程中逐渐形成了具有中国特色的药品管理法律体系。

（二）药品管理法的主要内容

《药品管理法》是我国法律体系中的重要组成部分，是我国目前具有最高法律效力的药品监督管理规范性文件，是我国药品管理的基本法。《药品管理法》明确了药品监督管理部门的执法主体地位，确定了实践中行之有效的和新的药品监督管理制度，对从事药品的研制、生产、经营、使用和监督管理的单位和个人的涉药行为作出了原则性规定，是所有药事部门进行药品监管活动的法律依据。在中华人民共和国境内从事药品研制、生产、经营、使用和监督管理活动，都要遵守《药品管理法》，《药品管理法》共十二章，155条。

① 第一章"总则"，共15条。主要包括药品管理法立法的宗旨；适用范围；国家发展药品的方针政策；药品监督管理体制；药品监督管理部门设置。

② 第二章"药品研制和注册"，共14条。主要包括药品研制的基本要求，如药物非临床研究、药物临床试验的要求；药品注册及审批、审评的要求。

③ 第三章"药品上市许可持有人"，共11条。该部分为要求2019年修订的《药品管理法》中新增加

的内容。药品上市许可持有人是指取得药品注册证书的企业或者药品研制机构等。本章对药品上市许可持有人的条件、权利、义务责任等做出了全面系统的规定。

④ 第四章"药品生产",共10条。主要包括从事药品(辅料)生产应该具备的条件;药品出厂放行的规程的要求;药品包装的要求。

⑤ 第五章"药品经营",共18条。主要包括从事药品经营应该具备的条件;建立健全药品经营体系;药品经营企业购进药品的要求;药品网络交易第三方平台的要求;药品进口的要求。

⑥ 第六章"医疗机构药事管理",共8条。主要包括对医疗机构药剂技术工作人员的规定;医疗机构配制制剂的规定;对医疗机构购进药品、调配处方和药品保管的规定。

⑦ 第七章"药品上市后管理",共7条。2019年修订的《药品管理法》对药品上市后管理提出了明确要求。规定建立年度报告制度;持有人每年将药品生产销售、上市后研究、风险管理等情况按照规定向药品监督管理部门报告。同时持有人应当主动开展药品上市后研究。

⑧ 第八章"药品价格和广告",共8条。主要包括药品定价原则规定、沟通和公开药品价格信息、禁止在药品购销中行贿受贿;药品广告审批管理、药品广告内容管理。

⑨ 第九章"药品储备和供应",共6条。2019年修订的《药品管理法》对"药品储备和供应"做出专章规定,明确了国家实行药品储备制度、国家奖励药品供应监测体系、国家实行短缺药品清单管理制度、国家实行短缺药品优先审评制度等。

⑩ 第十章"监督管理",共16条。重新界定了假药和劣药的范围;药品监督管理部门监督检查的范围及其义务;药品质量的抽查检验,药品监督管理机构对药品相关企业的监督检查,有关行政强制措施及行政处理;国家实行药品安全信息统一公布制度。

⑪ 第十一章"法律责任",共38条。主要是对药品研究、生产、销售、进口、使用、价格、广告、采购、保管、收受回扣等违法行为的处罚以及对药品监督管理机构和工作人员违法的处罚。2019年修订的《药品管理法》全面加大了对违法行为的处罚力度,提高了财产罚、资格罚幅度,增加了自由罚手段。

⑫ 第十二章"附则",共4条。主要是对《药品管理法》中未涉及的"中药材""地区性民间习用药材"的补充说明及本法施行时间规定。

(三) 药品管理法的特点

现行的《药品管理法》全面体现了最严谨的标准、最严格的监管、最严厉的处罚、最严肃的问责四个最严要求,以法治保障民生,以加强药品管理,保护和促进公众健康为立法目的,保证药品质量,保障公众用药安全和合法权益。

新修订的《药品管理法》修改内容涉及45处,明确体现了药品管理应当以人民健康为中心的立法目的,主要集中在调整假药劣药范围、鼓励研究和创制新药、新增药品上市许可持有人制度、允许网络销售处方药、加重违法行为惩处力度等方面。有如下几大特点:

① 新修订的《药品管理法》明确药品管理以人民健康为中心,坚持风险管理、全程管控、社会共治原则,围绕鼓励创新、全生命周期管理要求,做出药品上市许可持有人、药品追溯、药物警戒、药品安全信息统一公布、处罚到人等多项重大制度创新,对药品研制、注册、生产、经营、使用、上市后管理以及药品价格和广告、储备和供应、监督管理、法律责任等做出全面规定。

② 建立了全新的药品上市许可持有人制度,允许药品上市许可人委托其他企业进行药品生产和经营工作,打破"研产销"一体化格局。

③ 网售处方药合法化。明确了一定条件下,允许网络销售处方药,但仍禁止销售疫苗、血液制品、麻醉药品、精神药品、医疗用毒性药品、放射性药品等多种特殊管理类药品。

④ 强化动态监管,取消药品生产质量管理规范(GMP)认证和药品经营质量管理规范(GSP)认证,药品监督管理部门随时对GMP、GSP等执行情况进行检查,企业的GMP、GSP标准执行情况将直接与

药品生产许可和经营许可挂钩。

⑤ 完善药品安全责任制度，明确企业主体责任，加强事中事后监管，重典治乱，严惩重处违法行为。

二、药品管理法实施条例的主要内容

（一）药品管理法实施条例概述

《中华人民共和国药品管理法实施条例》（以下简称《实施条例》）是2002年8月4日颁布，于2002年9月15日起施行的。根据2016年2月6日国务院第666号令《国务院关于修改部分行政法规的决定》第一次修订，根据2019年3月2日《国务院关于修改部分行政法规的决定》第二次修订。药品管理法及其实施条例是药事管理活动的基本法律规范，实施条例在遵循药品管理法精神内涵的基础上，对药品管理法的操作性进行有效说明。

表3-1为《实施条例》简介。

表3-1 《中华人民共和国药品管理法实施条例》简介

名称	中华人民共和国药品管理法实施条例
药事渊源	行政法规
颁布时间	2002年8月4日
生效时间	2002年9月15日
颁布主体	国务院
制定及修订	《实施条例》于2001年3月由国家药品监督管理局开始起草，经过广泛调查研究，征求意见，多次讨论、修改，于2001年7月完成了起草工作，2002年8月4日，国务院以第360号令公布了《中华人民共和国药品管理法实施条例》。2016年2月6日，根据《国务院关于修改部分行政法规的决定》修订，2019年3月2日，根据《国务院关于修订部分行政法规的决定》第二次修订
法律框架	以《药品管理法》的体例为基准，共十章八十条
意义	《实施条例》是《药品管理法》的配套法规，是对《药品管理法》实施的解释和补充，其内容更具有针对性和操作性

（二）药品管理法实施条例主要内容

现行的《中华人民共和国药品管理法实施条例》共有十章80条，其法律框架见表3-2。

表3-2 《中华人民共和国药品管理法实施条例》框架

章节	内容	条目数量
第一章	总则	2
第二章	药品生产企业管理	8
第三章	药品经营企业管理	9
第四章	医疗机构的药剂管理	8
第五章	药品管理	15
第六章	药品包装的管理	4
第七章	药品价格和广告的管理	4
第八章	药品监督	7
第九章	法律责任	19
第十章	附则	4

《实施条例》的特点可概括为3个方面：

① 《实施条例》以《药品管理法》的条例为基准，与《药品管理法》的章节相对应；

② 《实施条例》对《药品管理法》的有关规定进行了比较全面的具体化，其规定的内容具有针对性和操作性，特别是对当前药品监督管理工作中的突出问题作了更明确、更具操作性的规定；

③ 对《药品管理法》进行了必要的补充，针对药品监督管理工作的现实需要增加了一些新的规定；如对新药概念，对新药实行监测期，对已批准上市的药品定期再注册的要求，对药品申报中未披露试验数据的保护的规定等。

《实施条例》的主要内容概括如下：

(1) 关于委托生产药品的有关规定

《实施条例》第十条规定，接受委托生产药品的，受托方必须是持有与其受托生产的药品相适应的《药品生产质量管理规范》认证证书的药品生产企业。疫苗、血液制品和国务院药品监督管理部门规定的其他药品，不得委托生产。第五十九条规定，违反《药品管理法》第十三条的规定，擅自委托或者接受委托生产药品的，对委托方和受托方均依照《药品管理法》第七十四条的规定给予处罚。

(2) 处方药和非处方药实行分类管理

国家实行处方药和非处方药分类管理制度。国家根据非处方药品的安全性，将非处方药分为甲类非处方药和乙类非处方药。

经营处方药、甲类非处方药的药品零售企业，应当配备执业药师或者其他依法经资格认定的药学技术人员。经营乙类非处方药的药品零售企业，应当配备经设区的市级药品监督管理机构或者省、自治区、直辖市人民政府药品监督管理部门直接设置的县级药品监督管理机构组织考核合格的业务人员。

(3) 设立新药监测期

《实施条例》第三十三条规定，国务院药品监督管理部门根据保护公众健康的要求，可以对药品生产企业生产的新药品种设立不超过5年的监测期；在监测期内，不得批准其他企业生产和进口。

加入世界贸易组织（以下简称"WTO"）后，如何在不违反WTO原则的前提下尽可能制定适合中国制药工业发展的政策，是我们当时要解决的问题。新药的监测期不能简单地等同于新药行政保护，而是站在维护公众健康角度设立的社会监测体系。在监测期内，不允许国内生产企业生产同类品种，不允许国外同类品种进口，体现了国民待遇原则。这条规定也体现了政府对人民健康的负责，强化了药品监管部门的监管而淡化了行业保护。

(4) 法律责任之从重处罚

《实施条例》规定有下列行为之一的，由药品监督管理部门在《药品管理法》和本条例规定的处罚幅度内从重处罚：

① 以麻醉药品、精神药品、医疗用毒性药品、放射性药品冒充其他药品，或者以其他药品冒充上述药品的；

② 生产、销售以孕产妇、婴幼儿及儿童为主要使用对象的假药、劣药的；

③ 生产、销售的生物制品、血液制品属于假药、劣药的；

④ 生产、销售、使用假药、劣药，造成人员伤害后果的；

⑤ 生产、销售、使用假药、劣药，经处理后重犯的；

⑥ 拒绝、逃避监督检查，或者伪造、销毁、隐匿有关证据材料的，或者擅自动用查封、扣押物品的。

三、现行主要相关法规

① 《中华人民共和国药品管理法》（2019年8月26日第十三届全国人民代表大会常务委员会第十二次会议第二次修订）。

② 《中华人民共和国药品管理法实施条例》（2002年8月4日颁布，2019年3月2日《国务院关于修改部分行政法规的决定》第二次修订）。

本章小结

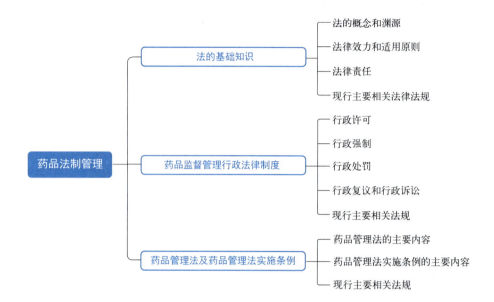

目标检测

一、A 型题（最佳选择题）

1. 《中华人民共和国药品管理法》属于（　　）。
   A. 法律　　　　B. 法规　　　　C. 部门规章　　　　D. 地方性法规　　　　E. 地方政府规章

2. 下列规范性文件中，其法律效力最高的是（　　）。
   A. 《中华人民共和国药品管理法实施条例》
   B. 《医疗机构药事管理规定》
   C. 《城镇职工医疗保险用药范围暂行办法》
   D. 《关于禁止商业贿赂行为的暂行规定》
   E. 《药品经营质量管理规范》

3. 下列规范性文件中，法律效力最高的是（　　）。
   A. 《医疗机构药事管理规定》
   B. 《药品注册管理办法》
   C. 《关于禁止商业贿赂行为的暂行规定》
   D. 《中华人民共和国药品管理法》
   E. 《药品经营质量管理规范》

4. 下列关于法的知识叙述错误的是（　　）。
   A. 上位法效力高于下位法
   B. 法律效力高于行政法规，行政法规效力高于地方性法规和部门规章
   C. 同一位阶的法之间，一般规定优于特殊规定
   D. 同一位阶的法之间，新的规定优于旧的规定
   E. 时间效力包括不溯及既往原则

5. 某药品生产企业负责人因生产假药，被判处 10 年有期徒刑属于（　　）。
   A. 行政处分　　　B. 行政处罚　　　C. 民事责任　　　D. 刑事责任

6. 设定和实施行政许可的原则不包括（　　）。
   A. 法定原则　　　　　　　　　B. 信赖保护原则
   C. 便民和效率原则　　　　　　D. 公平与效率统一原则
   E. 公开、公平、公正原则
7. 根据《中华人民共和国药品管理法》，从事下列活动，无需取得行政许可的事项是（　　）。
   A. 开办药物研究机构　　　　　B. 开办药品零售企业
   C. 开办药品批发企业　　　　　D. 开办药品生产企业
   E. 开办疫苗生产企业
8. 我国现行药事管理相关法律法规确定的行政许可不包括（　　）。
   A. 药品生产许可　　　　　　　B. 药店开办许可
   C. 执业药师执业许可　　　　　D. 药物临床前研究许可
   E. 药品批发许可
9. 以下哪项不是行政强制执行的方式（　　）。
   A. 冻结存款、汇款　　　　　　B. 加处罚款或者滞纳金
   C. 排除妨碍、恢复原状　　　　D. 代履行
   E. 依法查封房产
10. 最新版《药品管理法》是哪一年修订的（　　）。
    A. 2017　　　B. 2018　　　C. 2019　　　D. 2020　　　E. 2021

二、B型题（配伍选择题）

[1～3]
A. 法律　　B. 行政法规　　C. 地方性法规　　D. 部门规章　　E. 地方政府规章
1. 《中华人民共和国药品管理法》属于（　　）。
2. 《麻醉药品和精神药品管理条例》属于（　　）。
3. 《医疗用毒性药品管理办法》属于（　　）。

[4～6]
A. 宪法　　B. 法律　　C. 行政法规　　D. 部门规章
4. 由全国人大及其常委会制定，国家主席签署主席令公布的是（　　）。
5. 由国务院根据宪法和法律制定的是（　　）。
6. 由国务院下属的各部、委员会，在本部门职权范围内制定的是（　　）。

[7～10]
A. 刑事责任　　B. 行政责任　　C. 民事责任　　D. 违宪责任
7. 药品监督管理部门发现药品经营企业销售假药，吊销《药品经营许可证》，属于（　　）。
8. 药品经营企业在购销活动中履行活动不当，承担违约责任，属于（　　）。
9. 个体医生用假药造成患者健康受损，判处有期徒刑和罚金，属于（　　）。
10. 药品监督人员玩忽职守被撤职、降级别和工资，属于（　　）。

三、X型题（多项选择题）

1. 法律责任包括（　　）。
   A. 民事责任　　B. 刑事责任　　C. 行政责任　　D. 赔偿责任
2. 行政强制对相对人的人身或财产采取强制性措施的行为，包括（　　）。
   A. 行政强制行为　　　　　　　B. 行政强制措施
   C. 行政强制执行　　　　　　　D. 行政强制程序
3. 行政处罚的适用条件有（　　）。
   A. 已经实施了违法行为　　　　B. 违反行政法规

C. 行政相对人有责任能力　　　D. 行政相对人行为依法应受到处罚

4. 从轻或减轻行政处罚的情形有（　　）。

A. 已满十四周岁不满十八周岁的

B. 主动消除或减轻违法行为危害后果的

C. 精神病人不能辨认或者控制自己行为的

D. 违法行为轻微并及时纠正，没有造成危害后果

5. 根据《中华人民共和国行政处罚法》，不予行政处罚的情形是（　　）。

A. 配合行政机关查处违法行为有立功表现的

B. 已满十四周岁不满十八周岁的人有违法行为的

C. 违法行为在两年内未被发现的

D. 精神病人在不能控制自己行为时有违法行为的

四、简答题

1. 如果《中华人民共和国药品管理法》和《麻醉药品和精神药品管理条例》对麻醉药品的使用管理不一致时，应优先使用哪部法规？

2. 2019年最新修订的《中华人民共和国药品管理法》有哪些特点？

M3-2　参考答案

实训项目二　药事管理法规的检索

一、实训目的

1. 通过药品监督管理部门官方网站、药事管理类公众号、医药类工具网站等查询相关药事管理法规，养成善于利用网络的良好习惯。

2. 通过检索相关法规，分析总结，按照年限或者法规类型等归纳整理，从而提高对药事管理法规的认识，理解法规出台的深刻意义。

二、实训条件

1. 实训场地

多媒体教室。

2. 实训资源

（1）网络资源：国家药品监督管理局、各省级药品监督管理局、蒲公英等网站。

（2）专业刊物：《中国药事》《中国医药报》《中国药学》等专业期刊。

（3）硬件设备：计算机、打印机等。

三、实训内容

1. 班级分组：每组5～7人，由组长进行分工。

2. 查阅资料：充分利用专业期刊、网络等资源，查阅相关文献、网页及报刊收集资料。

3. 整合信息：整理、归纳、总结检索到的法规，并制作成PPT。PPT内容包括法规主要内容、发布背景、实施意义和适当插图或视频。

4. 分组展示：每组选派1名同学代表作现场陈述。

5. 互动环节：参会同学自由提问，小组团队协作解答，增加对法规的认识程度。

6. 老师点评：教师结合授课知识进行点评，加深学生对《药品管理法》等内容的理解。

四、实训评价

实训结束,根据表 3-3 药事管理法规检索实训考核表进行考核打分。

表 3-3 药事管理法规检索实训考核表

班级:　　　组别:　　　姓名:　　　学号:　　　得分:

项目	分值	考核指标	得分
PPT 内容	10	内容具有代表性	
	10	制作美观,适当插入视频或图片	
	10	评论与思考	
	20	药事法规的归纳	
	10	法规层次清晰	
现场报告 学生评价 教师评价	10	语言表达简洁、准确	
	10	参会同学自由提问,小组团队成员能正确解答问题	
	10	组间互评:各小组对其他小组的展示及答辩情况进行评价	
	10	教师评价:教师对各组同学的表现进行评价	
总分			

第四章　药品注册管理

章节导航

我国重组新冠病毒疫苗获得批准上市注册申请

由中国工程院院士、军事科学院军事医学研究院研究员陈薇领衔的团队研发的我国重组新冠病毒疫苗（腺病毒载体），25日获国家药品监督管理局附条件批准上市注册申请。这是我国首家获批的腺病毒载体新冠病毒疫苗，适用于预防由新型冠状病毒感染引起的疾病（COVID-19）。

国家药监局根据相关规定，按照药品特别审批程序，进行应急审评审批，附条件批准重组新冠疫苗（腺病毒载体）的上市注册申请，要求继续开展相关研究工作，完成附条件的要求，及时提交后续研究结果。

重组新冠疫苗（腺病毒载体）采用单针免疫程序，可在2至8摄氏度稳定保存，易于运输和存储，接种对象为18岁以上人群。2020年3月16日，该疫苗在武汉启动Ⅰ期临床试验，4月12日在武汉进入Ⅱ期临床试验，9月22日在巴基斯坦启动Ⅲ期临床试验，目前已在5个国家的70多家临床研究中心开展了多中心Ⅲ期临床研究，共完成近5万名受试者的接种。

该疫苗此前已获巴基斯坦和墨西哥的紧急使用授权。据多方数据分析显示，在巴基斯坦Ⅲ期临床试验中，单针接种疫苗28天后，新冠重症病例保护效力达到100%，总体保护效力为74.8%。（国家药监局网站，2021-02-25）

思政与素质目标

☆ 培育德法兼修的职业素养。
☆ 追求实事求是、一丝不苟的工作作风。
☆ 具有"崇创新""守药规"的职业意识。

第一节 药品注册管理概述

学习目标

- **知识目标**
  掌握：药品注册的相关概念。
  熟悉：药品注册的管理机构。
  了解：药品注册的分类。
- **能力目标**
  能够说出药品注册的概念、管理机构和药品注册事项的内容。
- **素质目标**
  追求实事求是、一丝不苟的工作作风。

岗位情境

某公司拟注册一个化学药 A，在已知该药品活性成分的基础上，对其结构、剂型、处方工艺、给药途径、适应证等进行优化，且该药品具有明显临床优势。如果你是该公司的药品注册专员，该药品在境内外均未上市，请问该药品应该按化学药几类申报呢？

以案说法

"反应停"事件

20世纪50年代，研究人员发现沙利度胺（反应停的化学成分）具有一定的镇静催眠作用，还能显著抑制孕妇的妊娠反应。1957年10月在欧洲投放市场，不久投放日本市场，在以后的一年时间内此药风靡日本、非洲、欧洲、澳大利亚和拉丁美洲，人们普遍认为它是一种没有任何副作用的抗妊娠反应的药物，是孕妇的理想选择。

此后，发现大量服用该药品的孕妇产下"海豹婴儿"，仅在欧洲和加拿大就发现了8000多名"海豹婴儿"。在美国，反应停遇到了美国食品药品监督管理局冗长而烦琐的市场准入调查，FDA官员认为沙利度胺的动物实验获得的药理活性和人体实验结果有极大差异，由动物实验获得的毒理学数据并不可靠，最终沙利度胺没有获得机会进入美国市场。

1961年11月西德药厂格兰泰撤回西德市场上所有反应停，不久其他国家也停止了反应停的销售，其间由于沙利度胺有万余名畸形胎儿出生。西德药厂格兰泰支付了1.1亿西德马克的赔偿。这一事件被称作反应停事件，该事件对人们认识药物不良反应以及建立完善的药品审批起到了至关重要的推动作用。

思考：1. 药品注册在此事件中起到何作用？
2. 人类用药过程中，能完全避免药害事件的发生么？

药品安全是重大的民生问题，与公众的身体健康、生命安全和社会的和谐稳定息息相关。20世纪以来，国内外发生的诸多"药害"事件促使人们认识到药品市场准入制度的重要性。药品注册是一项对药品质量进行预先控制的制度，它通过一系列严格的审查程序保证药品上市必须符合一定标准，满足药品安全性、有效性和质量可控性的要求。而我国新修订的《药品注册管理办法》进一步优化调整注册程序，对药品注册不再局限为上市的申请审批，而且还包含药物临床试验、药品上市许可、药品再注

M4-1 药品注册管理

册等申请以及补充申请,范围涵盖了从临床试验申请开始直至上市后的补充申请,体现了药品全生命周期管理的理念。

一、药品注册相关概念

1. 药品注册

药品注册是指药品注册申请人(以下简称申请人)依照法定程序和相关要求提出药物临床试验、药品上市许可、再注册等申请以及补充申请,药品监督管理部门基于法律法规和现有科学认知进行安全性、有效性和质量可控性等审查,决定是否同意其申请的活动。

2. 药品上市许可持有人

药品上市许可持有人是指取得药品注册证书的企业或者药品研制机构。药品上市许可持有人对药品的非临床研究、临床试验、生产经营、上市后研究、不良反应监测报告和监测等承担责任。

3. 新药

新药是指未在中国境内外上市销售的药品。

4. 仿制药

仿制药是指仿制已上市原研药品的药品,其质量和疗效应与被仿制的原研药或参比制剂一致。

5. 原研药

原研药是指境内外首个获准上市,且具有完整和充分的安全性、有效性数据作为上市依据的药品。

二、药品注册事项

药品注册事项包括许可事项、备案事项和报告事项。其中,许可事项包括药物临床试验申请、药品上市许可申请、补充申请、再注册申请以及药物非临床安全性评价研究机构认证;备案事项包括备案类变更、生物等效性试验备案和药物临床试验机构备案;报告事项包括报告类变更与临床试验过程报告。

三、药品注册管理机构

国家药品监督管理局主管全国药品注册管理工作,负责建立药品注册管理工作体系和制度,制定药品注册管理规范,依法组织药品注册审评审批以及相关的监督管理工作。国家药品监督管理局药品审评中心(以下简称药品审评中心)负责药物临床试验申请、药品上市许可申请、补充申请和境外生产药品再注册申请等的审评。中国食品药品检定研究院(以下简称中检院)、国家药典委员会(以下简称药典委)、国家药品监督管理局食品药品审核查验中心(以下简称药品核查中心)、国家药品监督管理局药品评价中心(以下简称药品评价中心)、国家药品监督管理局行政事项受理服务和投诉举报中心、国家药品监督管理局信息中心(以下简称信息中心)等药品专业技术机构,承担依法实施药品注册管理所需的药品注册检验、通用名称核准、核查,监测与评价,制证送达以及相应的信息化建设与管理等相关工作。

省、自治区、直辖市药品监督管理部门负责本行政区域内药品注册相关管理工作:

① 境内生产药品再注册申请的受理、审查和审批;

② 药品上市后变更的备案、报告事项管理;

③ 组织对药物非临床安全性评价研究机构、药物临床试验机构的日常监管及违法行为的查处;

④ 参与国家药品监督管理局组织的药品注册核查、检验等工作;

⑤ 国家药品监督管理局委托实施的药品注册相关事项。

省、自治区、直辖市药品监督管理部门设置或者指定的药品专业技术机构，承担依法实施药品监督管理所需的审评、检验、核查、监测与评价等工作。

药品注册管理遵循公开、公平、公正原则，以临床价值为导向，鼓励研究和创制新药，积极推动仿制药发展。

四、药品注册分类

药品注册按照中药、化学药和生物制品等进行分类注册管理。

中药、化学药和生物制品等药品的细化分类和相应的申报资料要求，由国家药品监督管理局根据注册药品的产品特性、创新程度和审评管理需要组织制定，并向社会公布。

（一）中药注册分类

中药是指在我国中医药理论指导下使用的药用物质及其制剂。中药注册按照中药创新药、中药改良型新药、古代经典名方中药复方制剂、同名同方药等进行分类。

1. 中药创新药

中药创新药是指处方未在国家药品标准、药品注册标准及国家中医药主管部门发布的《古代经典名方目录》中收载，具有临床价值，且未在境外上市的中药新处方制剂。一般包含以下情形：

① 中药复方制剂，系指由多味饮片、提取物等在中医药理论指导下组方而成的制剂。

② 从单一植物、动物、矿物等物质中提取得到的提取物及其制剂。

③ 新药材及其制剂，即未被国家药品标准、药品注册标准以及省、自治区、直辖市药材标准收载的药材及其制剂，以及具有上述标准药材的原动、植物新的药用部位及其制剂。

2. 中药改良型新药

中药改良型新药是指改变已上市中药的给药途径、剂型，且具有临床应用优势和特点，或增加功能主治等的制剂。一般包含以下情形：

① 改变已上市中药给药途径的制剂，即不同给药途径或不同吸收部位之间相互改变的制剂。

改变已上市中药剂型的制剂，即在给药途径不变的情况下改变剂型的制剂。

② 中药增加功能主治。

③ 已上市中药生产工艺或辅料等改变引起药用物质基础或药物吸收、利用明显改变的。

3. 古代经典名方中药复方制剂

古代经典名方是指符合《中华人民共和国中医药法》规定的，至今仍广泛应用、疗效确切、具有明显特色与优势的古代中医典籍所记载的方剂。古代经典名方中药复方制剂是指来源于古代经典名方的中药复方制剂。包含以下情形：

① 按古代经典名方目录管理的中药复方制剂。

② 其他来源于古代经典名方的中药复方制剂。包括未按古代经典名方目录管理的古代经典名方中药复方制剂和基于古代经典名方加减化裁的中药复方制剂。

4. 同名同方药

同名同方药是指通用名称、处方、剂型、功能主治、用法及日用饮片量与已上市中药相同，且在安全性、有效性、质量可控性方面不低于该已上市中药的制剂。

天然药物是指在现代医药理论指导下使用的天然药用物质及其制剂。天然药物参照中药注册分类。

其他情形，主要指境外已上市境内未上市的中药、天然药物制剂。

（二）化学药品注册分类

化学药品注册分类分为创新药、改良型新药、仿制药、境外已上市境内未上市化学药品，分为以下5

个类别：

1. 境内外均未上市的创新药

境内外均未上市的创新药是指含有新的结构明确的、具有药理作用的化合物，且具有临床价值的药品。

2. 境内外均未上市的改良型新药

境内外均未上市的改良型新药是指在已知活性成分的基础上，对其结构、剂型、处方工艺、给药途径、适应证等进行优化，且具有明显临床优势的药品。

① 含有用拆分或者合成等方法制得的已知活性成分的旋光异构体，或者对已知活性成分成酯，或者对已知活性成分成盐（包括含有氢键或配位键的盐），或者改变已知盐类活性成分的酸根、碱基或金属元素，或者形成其他非共价键衍生物（如络合物、螯合物或笼合物），且具有明显临床优势的药品。

② 含有已知活性成分的新剂型（包括新的给药系统）、新处方工艺、新给药途径，且具有明显临床优势的药品。

③ 含有已知活性成分的新复方制剂，且具有明显临床优势。

④ 含有已知活性成分的新适应证的药品。

3. 境内申请人仿制境外上市但境内未上市原研药品的药品

该类药品应与参比制剂的质量和疗效一致。

4. 境内申请人仿制已在境内上市原研药品的药品

该类药品应与参比制剂的质量和疗效一致。

5. 境外上市的药品申请在境内上市。

① 境外上市的原研药品和改良型药品申请在境内上市。改良型药品应具有明显临床优势。

② 境外上市的仿制药申请在境内上市。

参比制剂是指经国家药品监管部门评估确认的仿制药研制使用的对照药品。参比制剂的遴选与公布按照国家药品监管部门相关规定执行。

辉瑞新冠口服药中国获批

案例：2月12日，国家药监局以应急审评审批的方式，附条件批准了辉瑞（Pfizer）新冠病毒治疗药物奈玛特韦片/利托那韦片组合包装（Paxlovid）进口注册。这也是首款在中国获批的进口新冠口服药。该药品为口服小分子新冠病毒治疗药物，用于治疗成人伴有进展为重症高风险因素的轻至中度新型冠状病毒肺炎（COVID-19）患者，例如伴有高龄、慢性肾脏疾病、糖尿病、心血管疾病、慢性肺病等重症高风险因素的患者。患者应在医师指导下严格按说明书用药。这也是中国批准的第一款进口新冠口服药，而在获批背后，这款新冠口服药的获批方式、疗效与后续产能供应三个问题颇受关注。（界面新闻 2022-02-12）

思考：辉瑞新冠口服药中国获批事件给予我们什么启示？谈谈你对药品注册的理解。

（三）生物制品注册分类

生物制品是指以微生物、细胞、动物或人源组织和体液等为起始原材料，用生物学技术制成，用于预防、治疗和诊断人类疾病的制剂。为规范生物制品注册申报和管理，将生物制品分为预防用生物制品、治疗用生物制品和按生物制品管理的体外诊断试剂。生物制品注册按照生物制品创新药、生物制品改良型新药、已上市生物制品（含生物类似药）等进行分类。

预防用生物制品是指为预防、控制疾病的发生、流行，用于人体免疫接种的疫苗类生物制品，包括免疫规划疫苗和非免疫规划疫苗。

1. 预防用生物制品注册分类

1类：创新型疫苗——境内外均未上市的疫苗。

① 无有效预防手段疾病的疫苗。

② 在已上市疫苗基础上开发的新抗原形式，如新基因重组疫苗、新核酸疫苗、已上市多糖疫苗基础上制备的新的结合疫苗等。

③ 含新佐剂或新佐剂系统的疫苗。

④ 含新抗原或新抗原形式的多联/多价疫苗。

2类：改良型疫苗——对境内或境外已上市疫苗产品进行改良，使新产品的安全性、有效性、质量可控性有改进，且具有明显优势的疫苗，包括：

① 在境内或境外已上市产品基础上改变抗原谱或型别，且具有明显临床优势的疫苗。

② 具有重大技术改进的疫苗，包括对疫苗菌毒种/细胞基质/生产工艺/剂型等的改进（如更换为其他表达体系或细胞基质的疫苗；更换菌毒株或对已上市菌毒株进行改造；对已上市细胞基质或目的基因进行改造；非纯化疫苗改进为纯化疫苗；全细胞疫苗改进为组分疫苗等）。

③ 已有同类产品上市的疫苗组成的新的多联/多价疫苗。

④ 改变给药途径，且具有明显临床优势的疫苗。

⑤ 改变免疫剂量或免疫程序，且新免疫剂量或免疫程序具有明显临床优势的疫苗。

⑥ 改变适用人群的疫苗。

3类：境内或境外已上市的疫苗。

① 境外生产的境外已上市、境内未上市的疫苗申报上市。

② 境外已上市、境内未上市的疫苗申报在境内生产上市。

③ 境内已上市疫苗。

2. 治疗用生物制品注册分类

治疗用生物制品是指用于人类疾病治疗的生物制品，如采用不同表达系统的工程细胞（如细菌、酵母、昆虫、植物和哺乳动物细胞）所制备的蛋白质、多肽及其衍生物；细胞治疗和基因治疗产品；变态反应原制品；微生态制品；人或者动物组织或者体液提取或者通过发酵制备的具有生物活性的制品等。生物制品类体内诊断试剂按照治疗用生物制品管理。

1类：创新型生物制品——境内外均未上市的治疗用生物制品。

2类：改良型生物制品——对境内或境外已上市制品进行改良，使新产品的安全性、有效性、质量可控性有改进，且具有明显优势的治疗用生物制品。

① 在已上市制品基础上，对其剂型、给药途径等进行优化，且具有明显临床优势的生物制品。

② 增加境内外均未获批的新适应证和/或改变用药人群。

③ 已有同类制品上市的生物制品组成新的复方制品。

④ 在已上市制品基础上，具有重大技术改进的生物制品，如重组技术替代生物组织提取技术；较已上市制品改变氨基酸位点或表达系统、宿主细胞后具有明显临床优势等。

3类：境内或境外已上市生物制品。

① 境外生产的境外已上市、境内未上市的生物制品申报上市。

② 境外已上市、境内未上市的生物制品申报在境内生产上市。

③ 生物类似药。

④ 其他生物制品。

3. 按生物制品管理的体外诊断试剂注册分类

按照生物制品管理的体外诊断试剂包括用于血源筛查的体外诊断试剂、采用放射性核素标记的体外诊断试剂等。

1类：创新型体外诊断试剂。

2类：境内外已上市的体外诊断试剂。

五、现行主要相关法规

除《中华人民共和国药品管理法》（2019年8月26日第十三届全国人民代表大会常务委员会第十二次会议第二次修订）外，现行主要相关法规如下：

①《药品注册管理办法》（国家市场监督管理总局于2020年1月22日发布）。

②《中药注册分类及申报资料要求》（国家药品监督管理局于2020年9月28日发布的2020年第68号通告）。

③《化学药品注册分类及申报资料要求》（国家药品监督管理局于2020年6月30日发布的2020年第44号通告）。

④《生物制品注册分类及申报资料要求》（国家药品监督管理局于2020年6月30日发布的2020年第43号通告）。

第二节　药品研发管理

学习目标

- **知识目标**
  掌握：药品研制的概念。
  熟悉：GLP和GCP的相关要求。
  了解：新药研发过程。
- **能力目标**
  能够综合运用GCP的相关知识开展新药的临床试验。
- **素质目标**
  具有创新意识和责任意识；在注重创新的同时，尊重医药专利。

岗位情境

某药品生产企业研发的药品下一步准备进行药物临床试验，那么药物临床试验都有哪些基本要求和注意事项呢？

一、药品研制

药品研制是指在化学、生物学、医学、统计学和药学等诸多以生命学科为主的理论指导下，运用先进的科学理论和技术完成药物研究和开发一系列的试验和验证项目，使研究成果达到预期的效果并最终能够获得批准，供临床诊断、预防和治疗使用的全部活动。它既是对生命科学的研究，也是对人类与疾病抗争过程的研究。

二、药物临床前研究

新药研发是一项复杂的系统工程，需要经历以下几个阶段：①筛选先导化合物；②临床前研究；③临床试验；④上市后研究。

（一）药物临床前研究的内容

药物的临床前研究是指为申请药品注册而进行的药物非人体的研究，亦称为非临床研究，用于评价药物的安全性，确定一个新的化合物是否具备进入临床试验的条件。药物临床前研究包括：药物的合成工艺、理化性质及纯度、处方筛选、制备工艺、检验方法、质量指标、药理、毒理等。生物制品还包括菌毒种、细胞株、生物组织等起始原材料的来源、质量标准、保存条件、生物学特征、遗传稳定性及免疫学的研究等。药物临床前研究应当执行有关管理规定，其中安全性评价研究必须执行《药物非临床研究质量管理规范》。

1. 药学研究

药学研究包括药品名称及其命名依据，证明性文件，立题目的与依据，对主要研究结果的总结及评价等药学综述；药物的合成工艺、理化性质及纯度、剂型选择、处方筛选、制备工艺、检验方法、质量指标、稳定性研究等。中药制剂还包括原药材的来源、加工及炮制等的研究；生物制品还包括菌毒种、细胞株、生物组织等起始原材料的来源、质量标准、保存条件、生物学特征、遗传稳定性及免疫学的研究等。

> **拓展阅读**
>
> **中国临床试验正呈井喷状态**
>
> 根据国家药监局药品评审中心（CDE）今年4月发布的《中国新药注册临床试验进展年度报告（2021年）》，2021年中国药物临床试验登记数量首次突破3000项。其中新药临床试验数量为2033项，较2020年登记量增加38.0%。2021年，中国药物临床试验仍以化学药为主，占比为70.8%；其次为生物制品，为26.7%；中药最少，仅为2.4%。
>
> 中国临床试验正呈井喷状态。在北京东城区的临床试验第三方稽查公司经纬传奇办公室，创始人蔡绪柳告诉《中国新闻周刊》，近几年，业务量呈现爆发式的增长，想要购买该公司服务的药企，基本上需要排队三个月左右。这和2015年之前景象完全不同。
>
> 上海交通大学医学院附属仁济医院消化科主任医师茅益民是国内最早一批开展临床试验的医生，至今已经有近30年的临床试验经验，并在CDE工作过。十多年前，他去国外参加一些会议介绍中国临床试验开展情况时，来自西方国家的与会者们常常露出一种不信任的表情：当时中国的临床试验主要是由药厂发起，他们认为这些数据因为利益冲突，数据质量、规范性甚至真实性可能存在问题。
>
> 2015年7月22日，国家食药总局发布了《关于开展药物临床试验数据自查核查工作的公告》。在史称"7·22风暴"的强监管之下，如今，业内从业人员普遍认为：临床试验有真实性问题的几乎很少，因为数据造假是绝对的红线，但是，临床试验的不规范问题却亟待解决。
>
> 美国食品药品监督管理局（FDA）于1981年颁布了临床试验管理规范（GCP），此后，欧盟、日本等地区和国家纷纷效仿，制定出本国特色的GCP。1998年3月，中国卫生部颁布了第一版《药品临床试验管理规范GCP》（试行）。
>
> 2020年7月1日起施行的新版GCP要求，研究者应确保所有临床试验数据是从临床试验源文件和试验记录中获得的，是准确、完整、可读和及时的。源数据应当具有可归因性、易读性、同时性、原始性等一系列特征。国家药监局曾在2020年11月对在审的10个医疗器械注册申请项目开展临床试验监督抽查，涉及27家临床试验机构。抽查发现，安旭生物的关键在研产品，一款用于检测艾滋病毒、丙肝病毒、乙肝病毒、梅毒抗体的试剂盒在临床试验中存在不合规问题。（中国新闻周刊，2022-09-12）
>
> 思考：中国临床试验正呈井喷状态，发展过程中存在的问题也逐渐凸显。你是如何看待这些问题的呢？

第四章　药品注册管理

2. 药理毒理研究

药理毒理研究包括一般药理试验、主要药效学试验、动物药代动力学试验，以及临床前药物安全性评价，如急性毒性试验、长期毒性试验、致突变试验、生殖毒性试验、致癌毒性试验、依赖性试验等。临床前药物安全性评价是药物临床前研究的核心内容。

该项试验对于新药的给药方案设计、制剂改革、药效提高或毒性降低等，均具有指导意义和参考价值。

创制新型抗疟药青蒿素

屠呦呦，1930年生于浙江宁波。1951年，屠呦呦考入北京大学医学院，选择生药学专业。1969年，屠呦呦所在的中医研究院接到了一个"中草药抗疟"的研发任务，代号523。

1971年下半年，屠呦呦由用乙醇提取改为用沸点比乙醇低的乙醚提取，1971年10月4日成功提取到青蒿中性提取物，获得对鼠疟、猴疟疟原虫100%的抑制率。综合分析青蒿古代的用法又结合实验动物的表现，屠呦呦认为疑似的毒副作用不至于发生。为此她当机立断，给领导打报告，愿以身试药。1972年7月，开始了青蒿提取物的人体试验。最终完成了海南疟区间日疟11例，恶性疟9例，混合感染1例的21例临床抗疟疗效观察，取得疟原虫全部转阴的满意结果。同时在北京302医院验证了9例，亦均有效。

中研院中药所1972年首次从青蒿有效部位中分离提纯出有效单体青蒿素之后，屠呦呦及其课题组即着手青蒿素的化学研究，确定了其分子式 $C_{15}H_{22}O_5$，分子量为282。1973年9月20日，为了确定青蒿素的内酯结构，课题组对青蒿素进行硼氢化钠还原，获得了还原青蒿素（现称为"双氢青蒿素"），这为以后发展青蒿素衍生物打下了基础。

经过几代人的不懈努力，2003年我国创制的青蒿素、蒿甲醚、青蒿琥酯、双氢青蒿素的原料药及其制剂被列入世界卫生组织《国际药典》第3版。青蒿素类药物单一用药和以青蒿素为基础的复合治疗逐步推广应用于全球主要疟区。

2011年，由于青蒿素的发现，屠呦呦研究员获美国拉斯克基金会的临床医学奖，该奖被视为国际生物医药领域重大奖项。2015年10月，屠呦呦又以"从中医药古典文献中获取灵感，先驱性地发现青蒿素，开创疟疾治疗新方法"，获得瑞典诺贝尔生理学或医学奖。她是第一位获得自然科学诺贝尔奖的中国本土科学家，第一位获得诺贝尔生理学或医学奖的华裔科学家。2017年，国务院授予屠呦呦国家最高科学技术奖。2019年，屠呦呦荣获中华人民共和国最高荣誉勋章——"共和国勋章"。（中华中医药报，2022-04-27）

思考：新药研发是个漫长而痛苦的过程，作为药学专业的你，在未来的工作中准备为中国的药学事业做些什么呢？

（二）《药物非临床研究质量管理规范》

《药品注册管理办法》规定，药品非临床研究应当执行有关管理规定，其中，安全性评价研究必须执行《药物非临床研究质量管理规范》（以下简称GLP）。近年为提高药物非临床研究质量，国家药品监督管理部门组织对GLP进行了修订，新修订的GLP已于2017年9月1日起施行。本规范适用于为申请药品注册而进行的药物非临床安全性评价研究。

非临床药物研究机构应具有与研究项目相适应的条件，如组织机构和人员、设施、仪器设备、管理制度及标准操作规程等，以确保所有试验数据和资料的真实性、完整性和可靠性。专题负责人应当确保研究所有的资料，包括试验方案的原件、原始数据、标本、相关检测报告、留样受试物和对照品、总结报告的原件以及研究有关的各种文件，在研究实施过程中或者研究完成后及时归档，最长不超过2周，按标准操作规程的要求整理后，作为研究档案予以保存。用于注册申报材料的研究，其档案保存期应当在药物上市后至少5年。未用于注册申报材料的研究（如终止的研究），其档案保存期为总结报告批准日后至少5年。其他不属于研究档案范畴的资料应当在其生成后保存至少10年。

三、药物临床试验

药物临床试验是指以人体（患者或健康受试者）为对象的试验，意在发现或验证某种试验药物的临床医学、药理学以及其他药效学作用、不良反应，或者试验药物的吸收、分布、代谢和排泄，以确定药物的疗效与安全性。药物临床试验分为Ⅰ期临床试验、Ⅱ期临床试验、Ⅲ期临床试验、Ⅳ期临床试验以及生物等效性试验。根据药物特点和研究目的，研究内容包括临床药理学研究、探索性临床试验、确证性临床试验和上市后研究。

> **知识链接**
>
> **中国新药注册临床试验现状报告首发**
>
> 11月10日，国家药监局药品审评中心（以下简称药审中心）发布《中国新药注册临床试验现状年度报告（2020年）》（以下简称《报告》），这是药审中心首次对中国新药注册临床试验现状进行全面汇总分析。《报告》显示，2020年，药物临床试验登记与信息公示平台登记临床试验中，国内申办者占比超过70%，适应证主要集中在抗肿瘤和抗感染等领域。
>
> 《报告》显示，2020年，药物临床试验登记与信息公示平台登记的临床试验共2602项，较2019年总体增长9.1%，国内申办者占比超过70%。在药物品种方面，总体仍以化学药临床试验为主，占比达到73.6%，其次为生物制品，为23.8%，中药最少，仅为2.6%。其中新疗法在生物制品中的占比达到4.3%；化药、治疗用生物制品、预防用生物制品和中药的注册分类中占比最高的均为1类，分别为71%、65.4%、46%和61%；靶点同质化较为明显，主要为PD-1、VEGFR、PD-L1等，细胞治疗仍以CD19靶点为主。
>
> 抗肿瘤和抗感染等领域较为集中；受试者人群中，特定人群开展的临床试验相对较少，2020年在老年人群和儿童人群开展的临床试验分别为3项和33项，仅占全年试验登记总量的1.4%。化学药临床试验前10位品种基本为抗肿瘤药物，其中甲磺酸阿帕替尼片开展试验最多，为15项。生物制品开展临床试验的前10位品种主要为治疗用生物制品，其中重组人源化抗PD-1单克隆抗体注射液开展试验数量最多，为17项。
>
> 中国新药临床试验的数量和药物品种的数量相较以往都大幅增加，同时1类新药占比较高，但药物靶点和适应证领域分布较为集中，显示我国药物临床试验迅速发展的同时，存在临床试验同质化的问题。临床试验效率等分析结果显示，我国临床试验存在获批后的实施效率不高、儿科药物临床试验占比较低、临床试验地域分布不均匀等挑战。（新京报，2021-11-12）

（一）药物临床试验的基本要求

1. Ⅰ期临床试验

Ⅰ期临床试验是初步的临床药理学及人体安全性评价试验，Ⅰ期临床试验要求健康志愿者作为受试者进行试验，是药品第一次用于人体的探索性研究。目的在于观测人体对新药的耐受程度和药代动力学，为制定给药方案提供依据。Ⅰ期临床试验病例数为20～30例。

2. Ⅱ期临床试验

Ⅱ期临床试验是对治疗作用的初步评价阶段。Ⅱ期临床试验一般通过随机盲法对照试验（根据具体目的也可以采取其他设计形式），对新药的有效性和安全性作出初步评价，并为设计Ⅲ期临床试验和确定给药剂量方案提供依据，Ⅱ期临床试验病例数要求不少于100例。

3. Ⅲ期临床试验

Ⅲ期临床试验是治疗作用的确证阶段，也是为药品注册申请获得批准提供依据的关键阶段。在之前Ⅰ、Ⅱ期临床试验的基础上，进行扩大的多中心临床试验，进一步收集该药治疗作用及安全性方面的数据。其目的在于进一步评价药物对目标适应证患者的治疗作用和安全性，评价利益与风险关系，为制定药品使用说明提供充分数据。试验一般为具有足够样本量的随机盲法对照试验。Ⅲ期临床试验病例数要求不少于300例。

4. Ⅳ期临床试验

Ⅳ期临床试验是新药上市后的应用研究阶段。其目的是考察在广泛的使用条件下的药物的疗效和不良反应；评价在普通或者特殊人群中使用的利益与风险关系，改进给药剂量等。采用开放试验，Ⅳ期临床试验病例数要求大于2000例。

5. 生物等效性试验

生物等效性试验是指用生物利用度研究的方法，以药代动力学参数为指标比较同一种药物的相同或者不同剂型的制剂，在相同的试验条件下，其活性成分吸收程度和速度有无统计学差异的人体试验。罕见病、特殊病种等情况，要求减少临床试验病例数或者免做临床试验的，应当在申请临床试验时提出，并经国家药品监督管理局审查批准。

> **职业证书真题即练**
>
> 【配伍题】药物临床试验是指任何在人体进行的药物系统性研究，以证实或揭示试验药物的作用，临床试验分为四期：
> A．Ⅰ期临床试验　　　　B．Ⅱ期临床试验
> C．Ⅲ期临床试验　　　　D．Ⅳ期临床试验
> 1．初步的临床药理学及人体安全性评价试验属于（　　）。
> 2．新药上市后的应用研究阶段属于（　　）。
> 3．药物治疗作用初步评价阶段属于（　　）。

（二）《药物临床试验质量管理规范》

国家药品监督管理局、国家卫生健康委员会联合组织修订并发布了《药物临床试验质量管理规范》（GCP），并于2020年7月1日起正式实施。GCP适用于为申请药品注册而进行的药物临床试验。GCP是进行临床试验、人体生物利用度或生物等效性试验的实施依据，是临床试验全过程的标准规定，包括临床试验前的准备与必要条件、受试者的权益保障、方案设计、组织实施、监查、稽查、记录、分析总结和报告等内容。药物临床试验应当有充分的科学依据。临床试验应当权衡受试者和社会的预期风险和获益，只有当预期的获益大于风险时，方可实施或者继续临床试验。药物临床试验的相关活动都应当遵守本规范，以保证药物临床试验过程规范，数据和结果的科学、真实、可靠，保护受试者的权益和安全。

药物临床试验场所：药物临床试验机构的设施与条件应满足安全有效地进行临床试验的需要。疫苗临床试验应当由符合国家药品监督管理局和国家卫生健康委员会规定条件的三级医疗机构或者省级以上疾病预防控制机构实施或者组织实施。在我国，临床试验机构需要依法进行资格认定。申请人在获得药物临床试验批准后，应从具有药物临床试验资格的机构中选择承担药物临床试验的机构。

> **知识链接**
>
> **仿制药一致性评价**
>
> 仿制药是指与被仿制药具有相同的活性成分、剂型、给药途径和治疗作用的药品。原研药品是指境内外首个获准上市，且具有完整和充分的安全性、有效性数据作为上市依据的药品。目前，仿制药的用量在临床使用上占了多数，但其价格远低于原研药。
>
> 国家药监局指出，仿制药可替代原研药品发挥相同的临床作用，能够降低医疗支出，提高药品可及性，提升医疗服务水平。仿制药一致性评价是指对已经批准上市的仿制药，按与原研药质量和疗效一致的原则，分期分批进行质量一致性评价。
>
> 国家药监局表示，按照国务院相关文件要求，在药品医疗器械审评审批制度改革中，国家将提高仿制药质量列为重要改革目标之一，对已批准上市的仿制药，按与原研药质量和疗效一致的原则，分期分批进行一致性评价。几年来，药监部门通过建立工作机制、完善审评体系、严格评估标准、强化服务指导、优化工作流程，保障了仿制药一致性评价工作顺利开展。
>
> 根据2021年12月30日发布的《"十四五"国家药品安全及促进高质量发展规划》，"十三五"时期，我国扎实推进仿制药质量和疗效一致性评价工作，公布参比制剂目录3963个品规，通过一致性评价申请964件278个品种。"十四五"时期，将继续推进仿制药质量和疗效一致性评价。持续推进化学药品仿制药口服固体制剂一致性评价，稳步推进化学药品仿制药注射剂一致性评价。健全一致性评价政策和技术标准，更新完善参比制剂目录，推动仿制药质量提升，持续跟踪监督通过一致性评价后的仿制药质量。（光明网，2022-05-09）

药物临床试验应当符合《世界医学大会赫尔辛基宣言》原则及相关伦理要求，受试者的权益和安全是考虑的首要因素，优先于对科学和社会的获益。伦理审查与知情同意是保障受试者权益的重要措施。

研究者，是指实施临床试验并对临床试验质量及受试者权益和安全负责的试验现场的负责人。

申办者，是指负责临床试验的发起、管理和提供临床试验经费的个人、组织或者机构。

知情同意，是指受试者被告知可影响其做出参加临床试验决定的各方面情况后，确认同意自愿参加临床试验的过程。该过程应当以书面的、签署姓名和日期的知情同意书作为文件证明。

研究者手册，是指与开展临床试验相关的试验用药品的临床和非临床研究资料汇编。

临床试验用药管理：药物临床试验用药品的管理应当符合药物临床试验质量管理规范的有关要求。临床试验所用药物应当严格按照GMP要求制备，经检验合格后才能用于临床试验。疫苗类制品、血液制品、国家药品监督管理局规定的其他生物制品应当由国家药品监督管理局指定的药品检验机构进行检验。临床试验药物使用由临床试验者负责，必须保证按照研究方案使用于受试者，不得把药物交给任何非临床试验者。临床试验用药物不得销售。

临床试验风险管理：临床试验必须有科学依据。在进行人体试验前，必须周密考虑该试验的目的及要解决的问题，应当权衡对受试者和公众健康预期的受益与风险，预期的受益应超过可能出现的损害。临床试验方案必须符合科学性和伦理的合理性要求。临床试验机构和临床试验者有义务采取必要措施，最大程度保障受试者权益。保障受试者权益的主要措施有伦理委员会和知情同意书。研究者未经申请人和/或伦理委员会同意，不应偏离或改变试验方案，对任何临床试验偏离方案的行为都应当记录存档并给予合理解释，并告知申请人。伦理委员会在临床试验危及受试者权益时应进行紧急审查，保护受试者的安全和权益。

> **职业证书真题即练**
>
> 【配伍题】
> A. 药品再评价　　B. Ⅳ期临床试验　　C. Ⅰ期临床试验　　D. 药理毒理研究
> 1. 属于临床前研究工作，应遵循GLP规范的是（　　）。
> 2. 属于上市后研究工作，应遵循GCP规范的是（　　）。

四、现行主要相关法规

①《药品注册管理办法》（国家市场监督管理总局于2020年1月22日发布）。

②《化学药品注册分类及申报资料要求》（国家药品监督管理局于2020年6月30日发布的2020年第44号通告）。

③《药物临床试验质量管理规范》（国家药监局、国家卫生健康委2020年4月23日发布的2020年第57号公告）。

④《药物非临床研究质量管理规范》（国家食品药品监督管理总局2017年7月27日发布的2017年第34号公告）。

⑤《药物非临床研究质量管理规范认证管理办法》（国家药监局2023年1月19日发布的2023年第15号公告）。

第三节　药品上市注册

学习目标

- **知识目标**

  掌握：新药上市许可申请与审批流程。

  熟悉：药物临床试验申请与审批流程；药品上市后变更及再注册要求。

  了解：药品加快上市注册程序；中国上市药品目录集。

- **能力目标**

  能够综合运用药品注册相关法律法规，填写《药品注册申请表》并进行药品注册申报材料的准备工作。

- **素质目标**

  具有遵纪守法的意识，树立依法从业的观念；具有药品质量就是生命的意识，树立保障人民群众用药安全的理念。

岗位情境

某药品生产企业药品注册专员新接手一个化学药4类新药，已完成药学部分CTD资料，该注册人员还需要准备哪些申报资料？大致有哪些申报流程呢？

> **知识链接**
>
> **药品上市许可持有人制度推动新药研发**
>
> 自20世纪80年代，我国药品实行上市许可与生产许可合一的管理模式，即药品上市许可（药品批准文号）只颁发给具有《药品生产许可证》的生产企业，药品研发机构、科研人员不具备独立获取药品上市许可的资质。随着我国市场经济体制逐步完善，医药产业创新研发能力不断发展，人们对安全、有效和可及药品的需求不断增长，药品上市许可与生产许可"捆绑"弊端日益凸显。集中表现为：一是不利于鼓励创新；二是造成低水平重复生产；三是相关主体权责不清；四是政府行政资源浪费。"捆绑"监管虽然起到了严格监管的作用，但监管部门把大量资源浪费在低水平重复申报的审评审批上。
>
> 2016年5月26日，国务院办公厅印发《药品上市许可持有人制度试点方案》，在上海等10个省（市）开展药品上市许可持有人制度试点。药品研发机构、生产企业积极申报参与试点。截至2017年12月31日，上海市已有33家申请单位、29家受托生产企业共92件（51个品种）提交了试点申报资料，创新研发单位作为持有人重点突出（占比75%），有25个品种用于治疗肿瘤、代谢等重大疑难疾病，是具有自主知识产权、尚未在国内外上市的"全球新"1类新药。参与试点的研发机构和生产企业均认为实施药品上市许可持有人制度将很好地保护创新者权益，优化资源整合，减少低水平重复建设，加快新药上市。据百济神州（上海）生物科技有限公司介绍，以其申请的某生物制品为例，实施上市许可持有人制度试点将为其节省约5亿元人民币建厂成本，预计产品上市时间可缩短3~4年。

一、药物临床试验申请、审批以及相关制度规定

M4-2 药品上市许可持有人制度

药品注册申报审批分为申请临床试验和生产上市两次申报审批。第一次申报审批是新药完成实验室研究阶段，必须申请临床试验的许可，批准后获得《药物临床试验批件》才能进入临床试验阶段；第二次申报审批是完成临床试验之后，需要生产上市销售前，必须申请准予生产上市，批准后获得"药品批准文号"，才能以药品的合法身份正式生产上市。

（一）药物临床试验申请与审批流程

申请人完成支持药物临床试验的药学、药理毒理学等研究后，提出药物临床试验申请的，应当按照申报资料要求如实提交研制方法、质量指标、药理及毒理试验结果等有关数据研究资料。经形式审查，申报资料符合要求的，予以受理。药品审评中心应当组织药学、医学和其他技术人员对已受理的药物临床试验申请进行审评。药品审评中心应当自受理之日起60日内决定是否同意其开展药物临床试验，并通过药品审评中心网站通知申请人审批结果；逾期未通知的，视为同意。申请人可以按照提交的方案开展药物临床试验。申请人获准开展药物临床试验的为药物临床试验申办者（以下简称申办者）。药物临床试验应当在批准后3年内实施。药物临床试验申请自获准之日起3年内未有受试者签署知情同意书的，该药物临床试验许可自行失效。仍需实施药物临床试验的，应当重新申请。

申请人拟开展生物等效性试验的，应当按照要求在药品审评中心网站完成生物等效性试验备案后，按照备案的方案开展相关研究工作。

获准开展药物临床试验的药物拟增加适应证（或者功能主治）以及增加与其他药物联合用药的，申请人应当提出新的药物临床试验申请，经批准后方可开展新的药物临床试验。获准上市的药品增加适应证（或者功能主治）需要开展药物临床试验的，应当提出新的药物临床试验申请。

获准开展药物临床试验的，申办者在开展后续分期药物临床试验前，应当制定相应的药物临床试验方案，经伦理委员会审查同意后开展，并在药品审评中心网站提交相应的药物临床试验方案和支持性资料。

(二) 新药临床试验注册申请相关制度

临床阶段对新药上市至关重要，这个阶段极具风险。药物进入临床试验后，其安全性、有效性无法通过质量和工艺改变，即药物分子的内在属性无法改变。因此，新药经过临床试验后成功率非常低，通常只有不到10%的药物能成功上市。所以，新药研发的属性是高投资、高风险、低成功率的。为了保证公众用药的安全性、有效性，从2015年开始国家对新药临床试验注册申请制度进行了大力度改革，主要包括以下几个方面。

1. 安全性更新报告

申办者应当定期在药品审评中心网站提交研发期间安全性更新报告。研发期间安全性更新报告应当每年提交一次，于药物临床试验获准后每满一年后的两个月内提交。药品审评中心可以根据审查情况，要求申办者调整报告周期。对于药物临床试验期间出现的可疑且非预期严重不良反应和其他潜在的严重安全性风险信息，申办者应当按照相关要求及时向药品审评中心报告。根据安全性风险严重程度，相关部门可以要求申办者采取调整药物临床试验方案、知情同意书、研究者手册等加强风险控制的措施，必要时可以要求申办者暂停或者终止药物临床试验。有下列情形之一的，可以要求申办者调整药物临床试验方案、暂停或者终止药物临床试验：

① 伦理委员会未履行职责的；
② 不能有效保证受试者安全的；
③ 申办者未按照要求提交研发期间安全性更新报告的；
④ 申办者未及时处置并报告可疑且非预期严重不良反应的；
⑤ 有证据证明研究药物无效的；
⑥ 临床试验用药品出现质量问题的；
⑦ 药物临床试验过程中弄虚作假的；
⑧ 其他违反药物临床试验质量管理规范的情形。

药物临床试验中出现大范围、非预期的严重不良反应，或者有证据证明临床试验用药品存在严重质量问题时，申办者和药物临床试验机构应当立即停止药物临床试验。药品监督管理部门依职责可以责令调整临床试验方案、暂停或者终止药物临床试验。

2. 临床试验默示许可政策

申办者评估认为不影响受试者安全的，可以直接实施并在研发期间安全性更新报告中报告。可能增加受试者安全性风险的，应当提出补充申请。对补充申请应当自受理之日起六十日内决定是否同意，并通过药品审评中心网站通知申请人审批结果；逾期未通知的，视为同意。

3. 临床试验机构资质

药物临床试验被责令暂停后，申办者拟继续开展药物临床试验的，应当在完成整改后提出恢复药物临床试验的补充申请，经审查同意后方可继续开展药物临床试验。药物临床试验暂停时间满三年且未申请并获准恢复药物临床试验的，该药物临床试验许可自行失效。药物临床试验终止后，拟继续开展药物临床试验的，应当重新提出药物临床试验申请。

4. 信息公示

申办者应当在开展药物临床试验前在药物临床试验登记与信息公示平台登记药物临床试验方案等信息。药物临床试验期间，申办者应当持续更新登记信息，并在药物临床试验结束后登记药物临床试验结果等信息。登记信息在平台进行公示，申办者对药物临床试验登记信息的真实性负责。

二、药品上市许可申请与审批

（一）药品上市许可申请与审批流程

1. 申请

根据《药品注册管理办法》，药品上市许可申请人应具备承担相应法律责任的能力。申请人在完成支持药品上市注册的药学、药理毒理学和药物临床试验等研究，确定质量标准，完成商业规模生产工艺验证，且接受药品注册核查检验的条件完备后，向国务院药品监督管理部门提出药品上市许可申请，按照申报资料要求提交相关资料。

仿制药、按照药品管理的体外诊断试剂以及其他符合条件的情形，经申请人评估，认为无须或者不能开展药物临床试验，符合豁免药物临床试验条件的，申请人可以直接提出药品上市许可申请。

符合以下情形之一的非处方药，可以直接提出上市许可申请：①境内已有相同活性成分、适应证（或者功能主治）、剂型、规格的非处方药上市的药品；②经国家药品监督管理局确定的非处方药改变剂型或者规格，但不改变适应证（或功能主治）、给药剂量以及给药途径的药品；③使用国家药品监督管理局确定的非处方药的活性成分组成的新的复方制剂；④其他直接申报非处方药上市许可的情形。

申请人在完成支持药品上市注册的药学、药理毒理学和药物临床试验等研究，确定质量标准，完成商业规模生产工艺验证，并做好接受药品注册核查检验的准备后，提出药品上市许可申请，按照申报资料要求提交相关研究资料。

2. 受理

药品审批中心在规定期限内对申报资料进行形式审查，符合要求的，予以受理。

3. 技术审评

药品审评中心组织药学、医学和其他技术人员，按要求对已受理的药品上市许可申请进行审评。审评过程中基于风险启动药品注册核查、检验，相关技术机构应当在规定时限内完成核查、检验工作。

4. 综合审批与批准上市

药品审评中心根据药品注册申报资料、核查结果、检验结果等，对药品的安全性、有效性和质量可控性等进行综合审评，非处方药还应当转药品评价中心进行非处方药适宜性审查。综合审评结论通过的，批准药品上市，发给药品注册证书。综合审评结论不通过的，作出不予批准决定。药品注册证书载明药品批准文号、持有人、生产企业等信息。非处方药的药品注册证书还应当注明非处方药类别。药品注册证书的附件包括经核准的药品生产工艺、质量标准、说明书和标签等，必要时还应当附药品上市后研究要求。上述信息纳入药品品种档案，并根据上市后变更情况及时更新。

> **知识链接**
>
> **药品批准文号格式**
>
> 境内生产药品批准文号格式为：国药准字H（Z、S）＋四位年号＋四位顺序号。中国香港、澳门和台湾地区生产药品批准文号格式为：国药准字H（Z、S）C＋四位年号＋四位顺序号。
>
> 境外生产药品批准文号格式为：国药准字H（Z、S）J＋四位年号＋四位顺序号。
>
> 其中，H代表化学药，Z代表中药，S代表生物制品。
>
> 药品批准文号，不因上市后的注册事项的变更而改变。中药另有规定的从其规定。

（二）药品上市审批的其他相关规定

1. 关联审评审批

药品审评中心在审评药品制剂注册申请时，对药品制剂选用的化学原料药、辅料及直接接触药品的包装材料和容器进行关联审评。化学原料药、辅料及直接接触药品的包装材料和容器生产企业应当按照关联审评审批制度要求,在化学原料药、辅料及直接接触药品的包装材料和容器登记平台登记产品信息和研究资料。药品审评中心向社会公示登记号、产品名称、企业名称、生产地址等基本信息,供药品制剂注册申请人选择。未通过关联审评审批的,化学原料药、辅料及直接接触药品的包装材料和容器产品的登记状态维持不变,相关药品制剂申请不予批准。另外,国家药品监督管理局药品审评中心 2020 年 4 月 30 日发布的《化学原料药、药用辅料及药包材与药品制剂关联审评审批管理规定(征求意见稿)》中规定:仿制境内已上市药品所用的化学原料药可申请单独审批。

2. 药品注册核查

为核实申报资料的真实性、一致性以及药品上市商业化生产条件,检查药品研制的合规性、数据可靠性等,对研制现场和生产现场开展的核查活动,以及必要时对药品注册申请所涉及的化学原料药、辅料及直接接触药品的包装材料和容器生产企业、供应商或者其他受托机构开展的延伸检查活动。

药品审评中心根据药物创新程度、药物研究机构既往接受核查情况等,基于风险决定是否开展药品注册研制现场核查。药品审评中心决定启动药品注册研制现场核查的,通知药品核查中心在审评期间组织实施核查,同时告知申请人。药品核查中心应当在规定时限内完成现场核查,并将核查情况、核查结论等相关材料反馈给药品审评中心进行综合审评。

3. 药品注册检验

药品注册检验,包括标准复核和样品检验。标准复核,是指对申请人申报药品标准中设定项目的科学性、检验方法的可行性、质控指标的合理性等进行的实验室评估。样品检验,是指按照申请人申报或者药品审评中心核定的药品质量标准对样品进行的实验室检验。中检院或者经国家药品监督管理局指定的药品检验机构承担以下药品注册检验。

① 创新药。
② 改良型新药(中药除外)。
③ 生物制品、放射性药品和按照药品管理的体外诊断试剂。
④ 国家药品监督管理局规定的其他药品。

境外生产药品的药品注册检验由中检院组织口岸药品检验机构实施。其他药品的注册检验,由申请人或者生产企业所在地省级药品检验机构承担。

申请人完成支持药品上市的药学相关研究,确定质量标准,并完成商业规模生产工艺验证后,可以在药品注册申请受理前向中检院或者省、自治区、直辖市药品监督管理部门提出药品注册检验;申请人未在药品注册申请受理前提出药品注册检验的,在药品注册申请受理后四十日内由药品审评中心启动药品注册检验。原则上申请人在药品注册申请受理前只能提出一次药品注册检验,不得同时向多个药品检验机构提出药品注册检验。

(三)药品加快上市注册程序

《药品注册管理办法》明确规定,建立药品加快上市注册制度,支持以临床价值为导向的药物创新。对符合条件的药品注册申请,申请人可以申请适用突破性治疗药物、附条件批准、优先审评审批及特别审批程序。

1. 突破性治疗药物程序

药物临床试验期间,用于防治严重危及生命或者严重影响生存质量的疾病,且尚无有效

手段或者与现有治疗手段相比有足够证据表明具有明显临床优势的创新药或者改良型新药等,申请人可以申请适用突破性治疗药物程序。对纳入突破性治疗药物程序的药物临床试验,给予政策支持。

① 申请人可以在药物临床试验的关键阶段向药品审评中心提出沟通交流申请,药品审评中心安排审评人员进行沟通交流。

② 申请人可以将阶段性研究资料提交药品审评中心,药品审评中心基于已有研究资料,对下一步研

究方案提出意见或者建议，并反馈给申请人。

2. 附条件批准程序

药物临床试验期间，符合以下情形的药品，可以申请附条件批准。

① 治疗严重危及生命且尚无有效治疗手段的疾病的药品，药物临床试验已有数据证实疗效并能预测其临床价值。

② 公共卫生方面急需的药品，药物临床试验已有数据显示疗效并能预测其临床价值的。

③ 应对重大突发公共卫生事件急需的疫苗或者国家卫生健康委员会认定急需的其他疫苗，经评估获益大于风险的。

 知识链接

"快速通道"助力药品研发上市

据国家药监局官网消息，《2021年度药品审评报告》显示，突破性治疗药物程序、附条件批准程序、优先审评审批程序、特别审批程序，四条"快速通道"助力药品研发和上市加速。另外，2021年创新药注册审评取得历史性突破。

《2021年度药品审评报告》显示，53件（41个品种）注册申请纳入突破性治疗药物程序，覆盖了新型冠状病毒感染引起的疾病、非小细胞肺癌、卵巢癌等适应证。115件注册申请（69个品种）纳入优先审评审批程序，其中，符合附条件批准的药品41件，符合儿童生理特征的儿童用药品新品种、剂型和规格34件。此外，全年审结81件纳入特别审批程序的注册申请，均为新冠病毒疫苗和治疗药物。

2021年审评通过47个创新药，创历史新高。《2021年度药品审评报告》显示，全年受理创新药注册申请1886件（998个品种），同比增长76.10%；审结创新药注册申请1744件（943个品种），同比增长67.85%，创新药注册受理量、审结量创近五年新高。

国家药监局将持续深化药品审评审批制度改革，支持鼓励企业在现代医药新技术、新靶点、新机制方面开展创新，助推解决产业创新发展的"卡脖子"问题；坚持鼓励以临床价值为导向的新药好药、罕见病用药、重大传染病用药、公共卫生方面的临床急需药品研发创新；细化优化突破性治疗药物、附条件批准、优先审评审批程序，促进药品高质量发展；支持满足临床需求的儿童用药研发创新，提高儿童用药的安全性和可及性。（人民网，2022-07-05）

3. 优先审评审批程序

药品上市许可申请时，以下具有明显临床价值的药品，可以申请适用优先审评审批程序。

① 临床急需的短缺药品、防治重大传染病和罕见病等疾病的创新药和改良型新药。

② 符合儿童生理特征的儿童用药品新品种、剂型和规格。

③ 疾病预防、控制急需的疫苗和创新疫苗。

④ 纳入突破性治疗药物程序的药品。

⑤ 符合附条件批准的药品。

⑥ 国家药品监督管理局规定其他优先审评审批的情形。

对纳入优先审评审批程序的药品上市许可申请，给予以下政策支持：药品上市许可申请的审评时限为一百三十日；临床急需的境外已上市境内未上市的罕见病药品，审评时限为七十日；需要核查、检验和核准药品通用名称的，予以优先安排；经沟通交流确认后，可以补充提交技术资料。

4. 特别审批程序

在发生突发公共卫生事件的威胁时以及突发公共卫生事件发生后，国家药品监督管理局可以依法决定对突发公共卫生事件应急所需防治药品实行特别审批。按照统一指挥、早期介入、快速高效、科学审批的原则，组织加快并同步开展药品注册受理、审评、核查、检验工作。特别审批的情形、程序、时限、要求等按照药品特别审批程序规定执行。

三、药品上市后变更及再注册

（一）药品上市后变更

药品上市持有人应当主动开展药品上市后研究，对药品的安全性、有效性和质量可控性进行确证，按照变更程序提出补充申请、备案或者报告。药品上市后的变更，按照其对药品安全性、有效性和质量可控性的风险和产生影响的程度，实行变分类管理，分为补充申请、备案或报告。

1. 补充申请

以下变更，持有人应当以补充申请方式申报，经批准后实施：①药品生产过程中的重大变更；②药品说明书中涉及有效性内容以及增加安全性风险的其他内容的变更；③持有人转让药品上市许可；④国家药品监督管理局规定需要审批的其他变更。

2. 备案

以下变更，持有人应当在变更实施前，报所在地省、自治区、直辖市药品监督管理部门备案：①药品生产过程中的中等变更；②药品包装标签内容的变更；③药品分包装；④国家药品监督管理局规定需要备案的其他变更。境外生产药品发生上述变更的，应当在变更实施前报药品审评中心备案。药品分包装备案的程序和要求，由药品审评中心制定发布。

3. 报告

以下变更，持有人应当在年度报告中报告：①药品生产过程中的微小变更；②国家药品监督管理局规定需要报告的其他变更。

（二）再注册申请

药品注册证书有效期为五年，药品注册证书有效期内持有人应当持续保证上市药品的安全性、有效性和质量可控性，并在有效期届满前六个月申请药品再注册。境内生产药品再注册申请由持有人向其所在地省、自治区、直辖市药品监督管理部门提出；境外生产药品再注册申请由持有人向药品审评中心提出。

药品再注册申请受理后，省、自治区、直辖市药品监督管理部门或者药品审评中心对持有人开展药品上市后评价和不良反应监测情况，按照药品批准证明文件和药品监督管理部门要求开展相关工作情况，以及药品批准证明文件载明信息变化等进行审查，符合规定的，予以再注册，发给药品再注册批准通知书。不符合规定的，不予再注册，并报请国家药品监督管理局注销药品注册证书。

不予再注册情形如下：①有效期届满未提出再注册申请的；②药品注册证书有效期内持有人不能履行持续考察药品质量、疗效和不良反应责任的；③未在规定时限内完成药品批准证明文件和药品监督管理部门要求的研究工作且无合理理由的。

> **知识链接**
>
> **人用药物注册申请通用技术文档的组织**
>
> 药品注册必须按照受理审查指南完成相关的资料申报。以化学药品注册受理审查指南（第一部分注册分类1、2、5.1类）为例，进行说明。
>
> 1. 适用范围：化学药品注册分类1、2、5.1类药物临床试验申请/药品上市许可申请。
> 2. 受理部门：国家药品监督管理局药品审评中心。
> 3. 资料基本要求：按照《药品注册管理办法》及《化学药品注册分类及申报资料要求》的规定，提供符合要求的申报资料。申报资料应根据现行版《M4：人用药物注册申请通用技术文档（CTD）》（以下简称CTD）格式整理，目录及项目编号不能改变，对应项目无相关信息或研究资料，项目编号和名称也应保留，可在项下注明"不适用"并说明理由。人用药品注册通用技术文档的组织结构如下：

模块1：行政管理信息

1.1　模块1所提交文件的目录

1.1.1　说明函（详见附：说明函）

1.1.2　目录

1.1.3　申请表

1.1.4　产品信息相关材料

1.1.5　申请状态（如适用）

1.1.6　加快审评审批通道申请（如适用）

1.1.7　沟通交流会议（如适用）

1.1.8　临床试验过程管理信息（如适用）

1.1.9　风险管理（如适用）

1.1.10　上市后研究（如适用）

1.1.11　上市后变更（如适用）

1.1.12　申请人/上市许可持有人证明性文件

1.1.13　小微企业证明文件（如适用）

1.1.14　申报资料真实性声明

1.2　各地区的相关文件（如申请表、处方信息）

模块2：通用技术文档总结

2.1　通用技术文档目录（模块2—5）

2.2　CTD前言

2.3　质量综述

引言

2.3.S　原料药（名称，生产商）

2.3.S.1　基本信息（名称，生产商）

2.3.S.2　生产（名称，生产商）

2.3.S.3　特性鉴定（名称，生产商）

2.3.S.4　原料药的质量控制（名称，生产商）

2.3.S.5　对照品/标准品（名称，生产商）

2.3.S.6　包装系统（名称，生产商）

2.3.S.7　稳定性（名称，生产商）

2.3.P　制剂（名称，剂型）

2.3.P.1　剂型及产品组成（名称，剂型）

2.3.P.2　产品开发（名称，剂型）

2.3.P.3　生产（名称，剂型）

2.3.P.4　辅料的控制（名称，剂型）

2.3.P.5　制剂的质量控制（名称，剂型）

2.3.P.6　对照品/标准品（名称，剂型）

2.3.P.7　包装系统（名称，剂型）

2.3.P.8　稳定性（名称，剂型）

2.4　非临床综述

2.5　临床综述

2.6 非临床文字总结和列表总结
   药理学
   药代动力学
   毒理学
2.7 临床总结
   生物药剂学研究及相关分析方法
   临床药理学研究
   临床有效性
   临床安全性
   参考文献
   单项研究摘要

模块3：质量

3.1 模块3的目录

3.2 主体数据

3.2.S 原料药（名称，生产商）

3.2.S.1 基本信息（名称，生产商）

3.2.S.2 生产（名称，生产商）

3.2.S.3 特性鉴定（名称、生产商）

3.2.S.4 原料药的质量控制（名称，生产商）

3.2.S.5 对照品/标准品（名称，生产商）

3.2.S.6 包装系统（名称，生产商）

3.2.S.7 稳定性（名称，生产商）

3.2.P 制剂（名称，剂型）

3.2.P.1 剂型及产品组成（名称，剂型）

3.2.P.2 产品开发（名称，剂型）

3.2.P.3 生产（名称，剂型）

3.2.P.4 辅料的控制（名称，剂型）

3.2.P.5 制剂的质量控制（名称，剂型）

3.2.P.6 对照品/标准品（名称，剂型）

3.2.P.7 包装系统（名称，剂型）

3.2.P.8 稳定性（名称，剂型）

3.3 参考文献

模块4：非临床试验报告

4.1 模块4的目录

4.2 试验报告

4.3 参考文献

模块5：临床研究报告

5.1 模块5的目录

5.2 所有临床研究列表

5.3 临床研究报告

5.4 参考文献

四、中国上市药品目录集

2017年，国家食品药品监督管理总局发布公告，发布《中国上市药品目录集》，收录具有安全性、有效性和质量可控性的药品，并确定参比制剂和标准制剂。这是我国首次发布上市药品目录集，第一批被收录进入目录集的药品有131个品种，203个品规。《中国上市药品目录集》收录药品的范围包括：基于完整规范的安全性和有效性的研究数据获得批准的创新药、改良型新药及进口原研药品；按化学药品新注册分类批准的仿制药；通过质量和疗效一致性评价的药品；经总局评估确定具有安全性有效性的其他药品。

《中国上市药品目录集》包括前言、使用指南、药品目录、附录和索引五个部分。药品目录具体列出纳入目录集的品种及其他信息，包括药品的活性成分（中英文）、药品名称（中英文）、商品名（中英文）、剂型、给药途径、规格、参比制剂、标准制剂、治疗等效性评价代码、解剖学治疗学及化学分类系统代码（ATC代码）、药品批准文号/药品注册证号、上市许可持有人、生产厂商、批准日期、上市销售状态、收录类别等。

为加强目录集制定工作与品种档案建立，以及审评、核查、检验信息公开工作的衔接，最大限度地节约社会资源，方便使用者查询，《中国上市药品目录集》以网络版（含专利信息数据库、数据保护信息库、市场独占期数据库和审评审批/核查/检验报告数据库）形式发布并实时更新，每年年末发布年度电子版以便公众下载查询。

五、现行主要相关法规

①《药品上市许可优先审评审批工作程序（试行）》（国家药品监督管理局于2020年7月8日发布的2020年第82号通告）。

②《突破性治疗药物审评工作程序（试行）》（国家药品监督管理局于2020年7月8日发布的2020年第82号通告）。

③《药品附条件批准上市申请审评审批工作程序（试行）》（国家药品监督管理局于2020年7月8日发布的2020年第82号通告）。

④《药品上市后变更管理办法（试行）》国家药监局〔2021〕8号。

本章小结

药品注册管理
- 药品注册管理概述
  - 药品注册相关概念
  - 药品注册事项
  - 药品注册管理机构
  - 药品注册分类
  - 现行主要相关法规
- 药品研发管理
  - 药品研制
  - 药物临床前研究
  - 药物临床试验
  - 现行主要相关法规
- 药品上市注册
  - 药物临床试验申请、审批以及相关制度规定
  - 药品上市许可申请与审批
  - 药品上市后变更及再注册
  - 中国上市药品目录集
  - 现行主要相关法规

目标检测

一、A型题（最佳选择题）

1. 《药品注册管理办法》不适用于（　　）。
   A. 药物临床试验的申请　　B. 药品生产的申请　　C. 药品进口的申请
   D. 药品抽查性检验　　E. 药品注册监督管理

2. 根据《药品注册管理办法》，应当按照规定进行补充申请的是（　　）。
   A. 药品改变剂型　　B. 药品改变剂量　　C. 改变给药途径
   D. 药品增加新适应证　　E. 药品改变原批准事项或者内容

3. 申请药品注册的临床试验均须按照《药物临床试验质量管理规范》执行的是（　　）。
   A. Ⅰ期临床试验　　B. Ⅱ期临床试验　　C. Ⅲ期临床试验
   D. Ⅳ期临床试验　　E. 各期临床试验

4. 根据《药品注册管理办法》，初步评价药物对目标适应证患者的治疗作用和安全性的临床试验属于（　　）。
   A. Ⅰ期临床试验　　B. Ⅱ期临床试验　　C. Ⅲ期临床试验
   D. Ⅳ期临床试验　　E. 生物等效性试验

5. 根据《药品注册管理办法》，初步的临床药理学以及人体安全性评价试验属于（　　）。
   A. Ⅰ期临床试验　　B. Ⅱ期临床试验　　C. Ⅲ期临床试验
   D. Ⅳ期临床试验　　E. 生物等效性试验

6. 根据《药品注册管理办法》，在药物临床试验中，所采用的具有足够样本量随机盲法对照试验属于（　　）。
   A. Ⅰ期临床试验　　B. Ⅱ期临床试验　　C. Ⅲ期临床试验
   D. Ⅳ期临床试验　　E. 生物等效性试验

二、B型题（配伍选择题）

[1～4]
   A. 新药申请　　B. 仿制药申请　　C. 进口药品申请
   D. 补充申请　　E. 再注册申请

根据《药品注册管理办法》，
1. 对已批准上市的药品改变原注册事项的申请是（　　）。
2. 申请注册已有国家标准的生物制品，其申请程序按（　　）。
3. 未曾在中国境内外上市销售的药品的注册申请为（　　）。
4. 境外生产的药品在中国境内上市销售的注册申请为（　　）。

[5～8]
   A. Ⅰ期临床试验　　B. Ⅱ期临床试验　　C. Ⅲ期临床试验
   D. Ⅳ期临床试验　　E. 生物等效性试验

依照《药品注册管理办法》，
5. 药物治疗作用初步评价阶段是（　　）。
6. 药物治疗作用确证阶段是（　　）。
7. 初步的临床药理学及人体安全性评价试验是（　　）。
8. 新药上市后应用研究阶段是（　　）。

[9～12]
   A. Ⅰ期临床试验　　B. Ⅱ期临床试验　　C. Ⅲ期临床试验

D. Ⅳ期临床试验　　　　　　　　E. 生物等效性试验

9. 进一步验证药物对目标适应证患者的治疗作用和安全性，评价利益与风险关系的是（　　）。

10. 观察人体对于新药的耐受程度和药代动力学，为制定给药方案提供依据的是（　　）。

11. 考察在广泛使用条件下的药物的疗效和不良反应，评价在普通或者特殊人群中使用的利益与风险关系以及改进给药剂量等的是（　　）。

12. 初步评价药物对目标适应证患者的治疗作用和安全性的是（　　）。

三、X型题（多项选择题）

1. 《药品注册管理办法》适用于（　　）。

A. 药品生产的申请　　　　B. 药品出口的申请　　　　C. 药品进口的申请

D. 药物非临床研究的申请　　E. 药物临床试验的申请

2. 《药品注册管理办法》规定，应按照新药申请程序申报的是（　　）。

A. 未曾在中国境内上市销售的药品的注册

B. 生产国家药品监督管理局已批准上市的已有国家标准的生物制品注册

C. 已上市药品改变剂型的注册

D. 已上市药品改变给药途径的注册

E. 增加新适应证的药品注册

四、简答题

1. 概述新药、仿制药品、药品注册管理的定义。

2. 我国药品注册，中药、天然药和化学药品如何分类？

M4-3　参考答案

第五章　药品生产阶段的管理

章节导航

药品质量是企业的唯一生命线

据日本福井新闻报道，小林化工制药公司生产的治疗脚气的口服药伊曲康唑片混入了催眠诱导剂成分；而且催眠诱导剂的添加量，达到了日本最高限量的2.5倍。截至当年2月上旬，已有239名患者在服药后失去意识或者失忆，其中有2人不幸死亡。

日本相关监管部门调查发现，药物之所以被混入了催眠成分，是因为他们人手不足，本来取药程序应该由两个人完成、相互监督，结果最终只有一人独自操作，之后又漏掉了质检程序，导致这些药物流入市场。更不可思议的是，从1970年代末开始，小林化工的装运前质检程序往往都是形同虚设，很多质检报告都是直接伪造。从2005年开始，小林化工使用的生产程序指导手册竟然从未得到政府批准，公司高层都知道，但都放任不管。平时的员工培训，也都仅仅是"口头培训"。如果遇到现场检查，就直接伪造生产数据。该企业已被当地政府勒令按照《医药品医疗器械法》要求，停业整顿，并宣布召回全部药品。（资料来源：日本福井新闻，《小林化工业务停止命令：试验结果捏造40年》，2021-02-10）

目前，该企业官网显示，自2022年3月31日起，公司已开展资产转让，并于2023年4月1日注销药品生产和经营许可证。

药品质量关乎患者生命，严守药品质量关就是对生命线的守护，药品质量是企业的唯一生命线。企业应当建立药品质量管理体系，严格执行药品相关法律规范，坚持诚实守信，禁止任何虚假、欺骗行为。将药品注册的有关安全、有效和质量可控的所有要求，系统地贯彻到药品生产、控制及产品放行、贮存、发运的全过程中，确保所生产的药品符合预定用途和注册要求。因此，本模块主要讨论药品生产、药品生产监督管理保障制度、药品生产质量管理规范、药品标签和说明书管理等内容。

思政与素质目标

☆ 树立诚信制药、依法执业的观念。
☆ 树立药品质量和药品标准意识，提升质量管理能力。
☆ 具有药品安全意识，能够敬畏生命，将公众用药安全放在首位。

第一节 药品生产概述

学习目标

- **知识目标**

  掌握：药品生产的定义及阶段划分。

  熟悉：医药行业背景及医药制造的发展情况。

  了解：全球及国内的医药市场规模的发展趋势。

- **能力目标**

  能理解并说出药品生产的主要内容，初步具备医药行业信息及部分专业数据的调研能力。

- **素质目标**

  具备认真细致、善于分析的基本素质；具有科学严谨、一丝不苟的工作态度。

岗位情境

药品监督管理局依据线索对某公司进行监督检查，假如作为该药企的一名药品生产或检验人员，对企业的造假等违法行为均有知情，你该如何做？

以案说法

在厨房生产的药物？

案例：2017 年，美国食品药品监督管理局（FDA）在其官网曝光了美国制药公司 Ridge Properties，LLC 的惊人违规行为：产品从未进行检验、投诉未调查、批记录不完整等，而最惊人的则是该公司药品在厨房中生产，使用家用厨房用具和一些锅碗瓢盆，并且厨房有一个开放式的窗户用于通风，并不能很好地防止药品污染和混淆。（资料来源：美国 FDA 官网，《WARNING LETTER-Ridge Properties，LLC，MARCS-CMS 525794》，2017-10-13）

思考：药品可以在厨房生产吗？药品生产企业应该具备哪些条件？

一、药品生产

药品生产的过程，是药品研究开发、生产、流通、使用等全部过程中的重要环节。药品生产管理是药事管理的主要内容之一，它依据《药品生产质量管理规范》由宏观管理和微观管理两个项目组成。宏观管理是各级药品监督管理部门对药品生产企业实施的监督管理，充分体现该项管理的严格性与强制性；微观管理是药品生产企业对自身和药品生产质量实施的内部管理，充分体现该项管理的科学性与自律性。

知识链接

如何查询药品及药品生产企业的权威信息？

在百度或其他搜索引擎中，检索"国家药品监督管理局"，打开标有"官方"字样的国家药品监督管理局官方网站，选择"政务公开"下设的"数据查询"项，在弹出的信息分类页面，按照需求，点击"药品"项下的"国产药品"或"进口药品""药品生产企业"等，输入想要查询的内容，点击查询即可。

官网上还有很多的医药专业信息，你也来动手试试吧。

药品生产（produce drugs）是指通过加工将原料制成能供医疗应用的药品的过程。药品生产的全过程分为原料药生产阶段和将原料药制成一定剂型（供给临床使用的制剂）的制剂生产阶段。

（一）原料药生产

原料药包括植物、动物或其他生物产品、无机元素、无机化合物和有机化合物。通常根据原料药性质不同、加工制造方法不同，大体可分为生药的加工制造、药用无机元素和无机化合物的加工制造、药用有机化合物的加工制造。

（二）药物制剂的生产

由各种不同来源和采用各种不同方法制得的原料药，往往需要进一步制成适合于医疗或预防用的形式，即药物制剂，才能用于患者。各种不同的剂型有不同的加工制造方法。

二、药品生产企业

近年来，随着世界经济发展、人口总量增长、人口老龄化程度提高以及人们保健意识增强，全球医疗保障体制不断完善，全球医药市场呈稳步发展趋势。全球医药市场的规模由2016年的11530亿美元增长至2021年的14012亿美元，2020年受新冠疫情等因素的影响，全球医药市场的规模下降至12988亿美元（见图5-1）。

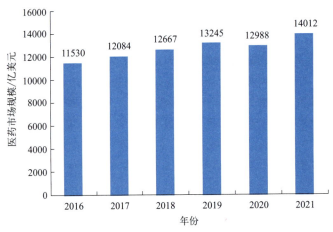

图5-1　2016～2021年全球医药市场规模统计

在中国经济高速发展和医疗需求的共同影响下，中国医药市场保持着较高的增速，2017～2021年市场规模年复合增长率为2.7%，2021年达到1.59万亿元。随着国家推进药品附条件上市和优先审评审批等制度，以及不断扩大的医保支持力度，预计到2025年中国医药市场规模将达到2.1万亿元，2021～2025年复合增长率6.7%（见图5-2）。

我国医药行业发展水平和国民经济的发展速度息息相关，随着我国国民经济的快速持续增长，我国人民的生活水平也随之得到提升，我国医药行业也得到不断快速发展。2021年，中国共有8337个医药制造业企业，较2020年增加了167个，同比增长2.04%（见图5-3）。

国家统计局数据显示，2021年中国医药制造业营业收入为29288.5亿元，同比增长17.83%；2020年中国医药制造业营业收入为24857.3亿元，同比增长4%。随着营业收入的增加，盈利能力也不断提升，2021年中国医药制造业利润总额增幅明显，2021年中国医药制造业利润总额达6271.4亿元，较2020年增加了2764.70亿元，同比增长78.84%（见图5-4）。

近年来，随着各国经济的发展，人民生活水平不断提高。作为人口大国，中国对医药行业的质量要求

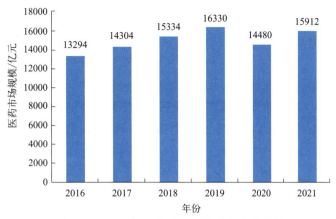

图 5-2 2016～2021 年中国医药市场规模统计

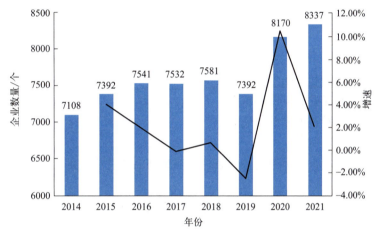

图 5-3 2014～2021 年中国医药制造业企业数量及增速

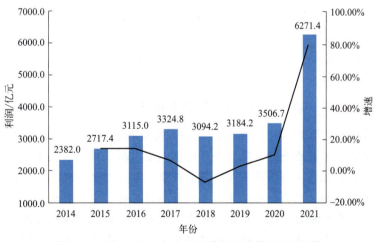

图 5-4 2014～2021 年中国医药制造业利润总额统计

和数量需求也越来越多，医药行业规模不断扩大。

三、现行主要相关法律法规

除《中华人民共和国药品管理法》（2019 年 8 月 26 日第十三届全国人民代表大会常务委员会第十二

次会议第二次修订)、《中华人民共和国药品管理法实施条例》(2002年8月4日颁布,根据2019年3月2日《国务院关于修改部分行政法规的决定》第二次修订)外,现行主要相关法规如下:

①《药品生产质量管理规范(2010年修订)》(中华人民共和国卫生部令第79号,自2011年3月1日起施行)。

②《药品生产监督管理办法》(国家市场监督管理总局令第28号,自2020年7月1日起施行)。

③《药品注册管理办法》(国家市场监督管理总局令第27号,自2020年7月1日起施行)。

④《中华人民共和国疫苗管理法》(第十三届全国人民代表大会常务委员会第十一次会议通过,自2019年12月1日起施行)。

第二节　药品生产监督管理

学习目标

- **知识目标**

  掌握:药品生产许可证和委托生产的管理要求。

  熟悉:药品生产企业开办的申请和审批。

  了解:药品生产监督检查内容及相关规定。

- **能力目标**

  能够说出开办药品生产企业必须具备的条件。明晰药品委托生产的管理及质量控制措施。

- **素质目标**

  培养认真、善于分析的基本素质;培养扎实、严谨的工作态度;培养有计划性、前瞻性的工作习惯,培养有全局观、沟通合作意识。

岗位情境

某公司因工作安排疏忽,导致其药品生产许可证超过有效期限,为保住市场份额,该公司组织药品生产许可证申请的同时,私自组织车间人员继续生产药品并进行销售。

假如你是药品监管部门人员,接到线索后,你该如何处理?

以案说法

GMP是药品生产和质量管理的基本准则

案例:2015年5月21日至22日,国家食品药品监督管理总局组织陕西省食品药品监管局对某生物药业有限责任公司进行了飞行检查,发现该企业存在以下问题:该企业原冻干粉针剂生产车间未通过2010年版药品GMP认证,但该车间仍存在生产药品迹象,车间内无送风,但有刺激性气味;车间内有八台冻干机,超滤、配制、隧道烘箱、灌装等工序设备连接完好,设备表面光洁、无积尘,罐体及连接管内有无色透明液体,配制间地面有水迹;车间原有人流通道已封闭,但可通过安全楼梯或货运电梯进入。经进一步追查,该企业相关负责人承认,由于产能不足,该企业2014年以来在上述未通过2010年版药品GMP认证的车间内生产了注射用胸腺肽。该企业上述行为已严重违反《药品管理法》及药品GMP相关规定,国家食品药品监管总局要求陕西省食品药品监管局收回该企业药品GMP证书,责令企业停止生产,召回相关产品,并对发现的违法行为依法立案查处。(资料来源:国家药品监督管理局官网,索引号ZTZL-2015-10206,2015-06-29)

思考:药品是特殊的商品,生产过程非常严格,那么GMP对药品生产质量管理做出了哪些规定呢?

一、药品生产许可

在我国，新开办的药品生产企业必须符合《药品管理法》《药品管理法实施条例》《药品生产监督管理办法》等规定的开办条件，同时符合国家发布的药品行业发展规划和产业政策，方可有资格申办。

（一）开办药品生产企业必须具备的条件

根据《药品管理法》第四十二条规定，从事药品生产活动应当具备以下条件：
① 有依法经过资格认定的药学技术人员、工程技术人员及相应的技术工人。
② 有与药品生产相适应的厂房、设施和卫生环境。
③ 有能对所生产药品进行质量管理和质量检验的机构、人员及必要的仪器设备。
④ 有保证药品质量的规章制度，并符合国务院药品监督管理部门依据本法制定的药品生产质量管理规范要求。

省级药品监督管理部门在审核批准开办药品生产企业时，除必须严格按照上述四条执行外，还应注意掌握要符合国家制定的药品行业发展规划和产业政策的原则，以防止重复建设。

（二）开办药品生产企业的法定程序

申办人首先向当地省级药品监督管理部门提出筹建申请，按要求填写申报资料。资料包括申办人的基本情况（申办人的姓名或名称、资金来源、现从事行业等）和拟办企业的基本情况（拟办企业名称、经济性质、投资规模、拟建地址、周边环境、基础设施等条件，拟生产品种、剂型、设备、生产能力及工艺、质量标准和建设进度计划；拟办企业主要负责人及技术人员情况等）。

省级药品监督管理部门自收到完整申办资料之日起 30 个工作日内，按照《药品管理法》及其《实施条例》及《药品生产监督管理办法》的规定进行审查，做出是否同意筹建的决定。

申办人取得同意筹建批准文件后，应当在批准筹建期内完成。当地药品监督管理局对获准开办的药品生产企业筹建过程实施跟踪检查。

申办人完成拟办企业筹建后，应向省级的药品监督管理局申请验收，并提交必需资料。省级药品监督管理局自收到完整验收资料之日起 30 个工作日内，按照《药品管理法》及《药品生产质量管理规范》中有关机构与人员、厂房与设施、设备卫生等要求组织验收，验收合格的，发给《药品生产许可证》，不符合规定的，做出不予批准的书面决定，并说明理由，同时告知申请人享有依法申请行政复议或者提起行政诉讼的权利。申办人取得《药品生产许可证》后，持证到工商行政管理部门办理登记注册，取得营业执照。

新开办的药品生产企业、新建药品生产车间或者新增生产剂型，应当自取得药品生产证明文件或者经批准正式生产 30 日内，按照国家药品监督管理局的规定向相应的药品监督管理部门申请药品生产质量管理规范符合性检查（简称"药品 GMP 符合性检查"）。新开办的药品生产企业应取得《药品生产许可证》，并通过药品 GMP 符合性检查，方可组织生产药品。

（三）《药品生产许可证》的管理

《药品生产许可证》分正本和副本，正本、副本具有同等法律效力，有效期为 5 年，由国家药品监督管理部门统一印刷。由药品监督管理部门核准的许可项目为企业负责人、生产范围、生产地址、企业名称、法定代表人、注册地址、企业类型等项目，应当与工商行政管理部门核发的营业执照中载明的相关内容一致。《药品生产许可证》应当载明许可证编号、企业名称、法定代表人、企业负责人、企业类型、注册地址、生产范围、发证机关、发证日期、有效期限等项目。

1. 《药品生产许可证》变更

《药品生产许可证》变更分为许可事项变更和登记事项变更。

① 许可事项变更是指企业负责人、生产范围、生产地址的变更,发生变更30日前向发证机关提出《药品生产许可证》变更申请。

② 登记事项变更是许可事项变更以外所列事项的变更,在工商行政管理部门核准变更后,向原发证机关提出《药品生产许可证》变更申请。原发证机关应当自收到企业变更申请之日起15个工作日内做出是否批准变更决定。未经批准,不得擅自变更许可事项。药品生产企业凭变更后的《药品生产许可证》及时到工商行政管理部门依法办理企业注册登记的变更登记手续。

2. 《药品生产许可证》年检制度

由省、自治区、直辖市药品监督管理局负责组织本行政区域内《药品生产许可证》的年检工作。首先,持有《药品生产许可证》的药品生产企业应按规定报送必要的年检资料;其次,负责年检的药品监督管理部门应自收到完整年检资料20个工作日内完成对年检资料的审查工作,必要时可进行现场检查;最后,年检情况在《药品生产许可证》副本上载明,并作为届时换发《药品生产许可证》的依据。

3. 《药品生产许可证》的换发与撤销

① 换发。《药品生产许可证》有效期满,需要继续生产药品的,药品生产企业应当在期满前6个月,向原发证机关申请换发《药品生产许可证》。《药品生产许可证》遗失的,药品生产企业应立即向原发证机关申请补发,并在原发证机关指定的媒体上登载遗失声明。原发证机关在企业遗失声明之日起1个月后,按照原核准事项在10个工作日内补发《药品生产许可证》。

② 撤销。药品生产企业终止生产药品或者关闭的,由原发证机关撤销《药品生产许可证》,并通知工商行政管理部门。省、自治区、直辖市药品监督管理部门应当将《药品生产许可证》核发、换发、变更、补发、吊销、撤销、缴销、注销等办理情况,在办理工作完成后20个工作日内报国家药品监督管理局备案。对依法收回、作废的《药品生产许可证》,发证机关应当建档保存5年。

4. 违反《药品生产许可证》有关管理规定

未取得药品生产许可证、药品经营许可证或者医疗机构制剂许可证生产、销售药品的,责令关闭,没收违法生产、销售的药品和违法所得,并处违法生产、销售的药品(包括已售出和未售出的药品,下同)货值金额十五倍以上三十倍以下的罚款;货值金额不足十万元的,按十万元计算。

伪造、变造、出租、出借、非法买卖许可证或者药品批准证明文件的,没收违法所得,并处违法所得一倍以上五倍以下的罚款;情节严重的,并处违法所得五倍以上十五倍以下的罚款,吊销药品生产许可证、药品经营许可证、医疗机构制剂许可证或者药品批准证明文件,对法定代表人、主要负责人、直接负责的主管人员和其他责任人员,处二万元以上二十万元以下的罚款,十年内禁止从事药品生产经营活动,并可以由公安机关处五日以上十五日以下的拘留;违法所得不足十万元的,按十万元计算。

提供虚假的证明、数据、资料、样品或者采取其他手段骗取临床试验许可、药品生产许可、药品经营许可、医疗机构制剂许可或者药品注册等许可的,撤销相关许可,十年内不受理其相应申请,并处五十万元以上五百万元以下的罚款;情节严重的,对法定代表人、主要负责人、直接负责的主管人员和其他责任人员,处二万元以上二十万元以下的罚款,十内禁止从事药品生产经营活动,并可以由公安机关处五日以上十五日以下的拘留。

药品上市许可持有人和药品生产企业变更生产地址、生产范围应当经批准而未经批准的,以及药品生产许可证超过有效期限仍进行生产的,则按照《药品管理法》第一百一十五条给予处罚。

二、药品委托生产的管理

随着我国药品行业不断发展、不断进步,药品的研发不仅仅只局限于生产企业,具有一定科研能力的机构也参与到药品研发中来。2017年我国加入ICH(国际人用药品注册技术协调会),药品上市许可持有人（以下简称MAH）的概念被越来越多的制药人所知晓，2019年版《药品管理法》中对该制度进行了详尽规定。

药品上市许可持有人（MAH）制度是指拥有药品技术的药品研发机构、药品生产企业等主体通过提出药品上市许可申请并获得药品上市许可批件，并对药品质量在其整个生命周期内承担主要责任的制度。根据自身状况，上市许可持有人可以自行生产，也可以委托其他生产企业进行生产。

（一）委托生产的发展

委托生产是指一家厂商根据另一家厂商的要求为其生产产品，并由对方贴上自己的品牌商标的交易形态。所谓药品委托生产是指已取得《药品注册证书》的MAH技术改造和能力或产能不足暂无法保障市场供应，将产品通过协议交由具备药品生产条件的企业进行生产的行为。

药品委托生产源于欧美，一些投资者掌握新药研发的实验室信息但又不想将资金投入前期投资巨大的生产工厂，因此委托生产的理念被人们逐渐接受。对于委托方可以无须配备任何生产设备设施，将资金转移至新药的进一步开发。对于受托方而言，可以充分利用现有资源，增加就业率，同时又可以促进自身生产、质量管理水平的提升。

2010年版GMP正式确定了委托生产在我国的法律地位，我国新药研发和药品委托生产进入了新的快速发展时期。一些基础雄厚的药品生产企业还积极参与到跨国药品的委托生产方面，大大提升了我国药品行业的国际影响力。

（二）委托生产的管理

委托生产活动中持有药品注册批件的一方称为委托方，而接受产品委托生产的一方为受托方。

考虑涉及两个组织或团队工作开展的复杂性，更重要的是要保障产品的质量，保证公众的用药安全，1999年，国家药品监督管理局印发了《关于药品异地生产和委托加工有关规定的通知》（以下简称规定），对药品委托加工做出了十六条暂行规定，其中"药品委托加工"即今天的药品委托生产。2014年8月，CFDA出台了《药品委托生产监督管理规定》，在2010年版GMP基础上细化了药品委托生产的管理要求。

2020年10月，为细化新药品管理法中关于委托生产的内容，由国家药品监督管理局制定的《药品委托生产质量协议指南（2020年版）》重磅出炉，进一步规范了药品委托生产过程中的双方职责，通过法规手段约束委托方和受托方在药品生产、加工、销售等环节的行为，避免存在监管的真空区域，以保证患者用药安全，保障公众生命健康。

指南规定，委托方和受托方应当建立有效的沟通机制，在质量协议中确定技术质量直接联系人，及时就质量协议执行过程中遇到的问题进行沟通。当变更控制、偏差、检验结果超标/检验结果超趋势、质量投诉等方面工作出现争议时，双方应当及时开展沟通协调，确保在合法依规、风险可控的范围内妥善解决，沟通结果应当以书面的形式进行记录，并经双方签字确认后保存。

1. 委托方管理要求

委托方依法对药品研制、生产、经营、使用全过程中药品的安全性、有效性、质量可控性负责，不得通过质量协议将法定只能由持有人履行的义务和责任委托给受托方承担。委托生产期间，持有人应当对受托生产的全过程进行指导和监督，督促受托方持续稳定地生产出符合预定用途和注册要求的药品，定期对受托方的质量管理体系进行审核。除此之外，委托方还应进行如下管理：

① 委托方应当对受托方进行评估，对受托方的条件、技术水平、质量管理情况进行现场考核，确认受托方是否具备完成相关生产的能力和基础配置，是否能持续保证符合GMP要求，并对发现的问题进行风险评估。

② 委托方应当向受托方提供所有的必要资料，以保证受托方能够按照药品注册法规、GMP及其他法律法规对委托生产的相关规定进行合规生产，保证药品顺利上市。委托方应当使受托方充分了解产品特

性、操作相关的问题，包括产品或操作可能对受托方环境、厂房、人员、设备设施或其他方面造成的危害。

③ 委托方应当对受托方生产或检验的全过程进行监督，可以委派人员长期驻厂或采用其他手段以保证委托方对受托方生产检验的全程参与。

④ 委托方应当确保物料和产品符合相应的质量标准。MAH制度里面详细说明了委托方对药品安全起主体责任。因此，虽然物料是受托方使用，但采购、检验、放行等工作依然应当由委托方负责。

⑤ 委托方负责委托生产药品的质量和销售。委托方在药品生产、检验结束后，应与驻厂人员或通过其他手段对该批次的生产和检验情况进行确认，保证各环节无异常，保证过程中发生的变更可控、保证偏差已关闭、保证相应的纠正预防措施是合理有效的，然后交由委托方质量受权人进行产品放行销售。

2. 受托方管理要求

作为在委托生产活动中直接参与生产和管理的一方，受托方的相关要求也应该进行控制；国家制定的法规再完善、委托方的技术转移再细致，如果受托方未遵照规定执行，那将给双方都带来损失。我国GMP第十一章第三节单独对受托方的资质要求和管理进行了细述：

① 受托方必须具备足够的厂房、设备、知识和经验以及人员，满足委托方的生产或检验工作的要求。

② 应当确保所收到的委托方提供的物料、中间产品和待包装产品适用于预定用途。

③ 受托方不得从事对委托生产或检验的产品质量有不利影响的活动。受托方不得将委托的产品转交其他企业生产。

除此外，受托方应当严格执行质量协议，确保委托生产药品遵守GMP，按照国家药品标准和经药品监督管理部门核准的注册标准和生产工艺进行生产，负责委托生产药品的出厂放行。其药品名称、剂型、规格、生产工艺、原辅料来源、直接接触药品的包装材料和容器、包装规格、标签、说明书、批准文号等应当与持有人持有的药品批准证明文件载明内容和注册核准内容相同。受托方应当积极配合持有人接受审核，并按照所有审核发现的缺陷，采取纠正和预防措施落实整改。

以案说法

委托生产，再委托？

案例：某一类新药研发机构A取得了药品注册批件后，与B生产企业达成了委托生产的协议；在双方沟通中，A机构因着急药品上市销售，对B企业的资质要求进行了粗略审核，然后签订了相关协议。B企业因最近药监部门检查过程中发现的问题，被暂停生产，未对A机构通报；为不影响药品生产，随即与其集团下的C企业联系，将产品交由C药企暂时生产一段时间。

思考：整个委托生产过程中，存在哪些违反GMP条款或其他法律法规的情况？A机构应如何对B企业进行生产能力和质量管理方面的确认？

（三）质量协议

质量协议是指对产品的质量方面进行约束，以达到双方满意的结果所签订的协议，可以是技术问题、检测内容、供货等内容。

药品委托生产活动中的质量协议主要用于约束委托方和受托方，在药品生产、检验和管理过程中，通过签订药品委托生产质量协议（以下简称质量协议）落实药品管理法律法规及药品生产质量管理规范规定的各项质量责任，以保证药品生产全过程持续符合法定要求。质量协议应当详细规定委托方和受托方的各项质量责任，并规定委托方依法对药品生产全过程中药品的安全性、有效性、质量可控性负责。

质量协议的起草应当由委托方和受托方的质量管理部门及相关部门共同参与，其技术性条款应当由具有制药技术、检验专业知识和熟悉 GMP 的主管人员拟订。

质量协议应当在双方协商一致的前提下，由双方的法定代表人或者企业负责人（企业负责人可以委托质量负责人）签署后生效。

（四）合同管理

合同又叫契约，1999 年 3 月 15 日第九届全国人民代表大会第二次会议通过的《中华人民共和国合同法》第一章第二条指出"合同是平等主体的自然人、法人、其他组织之间设立、变更、终止民事权利义务关系的协议"。合同的存在意味着双方共同履行责任和义务，受到约束，并在一段时间内阐明双方需要进行的工作，并告知一旦发生违约事件，如何去处理，处理的依据是什么，走什么样的法律程序。具体条款可参照如下：

① 合同中应详细写明所需委托生产药品的名称、规格、商品名、执行标准等信息。

② 药品委托生产的双方之间签订的合同应当详细规定两方需要遵守的规定、需要履行的义务等内容。委托方应在合同中明确其对产品的最终质量负责。

③ 明确产品的验收标准，如产品质量标准、处方、生产工艺、外包装等信息应与批准的内容一致。生产过程严格按照委托方提供的工艺生产，产生的偏差和变更及时通知委托方并制定关闭措施和行动。

④ 生产计划的执行和销售。委托方根据市场需求向乙方下达生产计划，计划中需求的数量不得少于受托方生产的每批的最少批量。受托方应当在规定时间内完成生产并交付产品，并凭委托方出具的最终放行凭证发货。

⑤ 结算和付款。受托方按批与委托方进行费用结算，生产过程中产生的检验费、人工费等与甲方协商决定。委托方验收产品合格后及时向受托方付清委托生产的全部费用。其他关于费用的协议应在合同中详尽说明。

⑥ 交货地点及方式也应该在合同中说明。

⑦ 违约及责任。合同本身的意义就是契约精神，如果有一方违反了合同的条款，应规定其应承担的后果。

⑧ 其他不可抗力的因素。包括自然因素、国家政策调整或其他无法预知的因素导致的委托生产活动无法进行的，应该也在合同中标注。

其他未尽的事项，双方可以另行协商约定并对合同进行补充，补充的协议条款与原合同具有同等法律效力。

三、药品生产监督检查

药品生产监督管理是指药品监督管理部门依法对药品生产条件和生产过程进行审查、许可、监督检查等管理活动。为进一步规范药品生产各环节的行为，2004 年国家食品药品监督管理部门颁发了《药品生产监督管理办法》（现已废止，最新版为 2020 年版），明确了药品生产监督检查部门的职责、药品生产监督检查的内容及要求。

（一）药品生产监督检查部门及其职责

国家药品监督管理局主管全国药品生产监督管理工作；可以直接对药品生产企业进行监督检查，并对省级药品监督管理部门的监督检查工作及其通过 GMP 认证的企业的实施情况进行监督和抽查。

省级药品监督管理部门负责本行政区域内的药品生产监督管理工作，并建立实施监督检查的运行机制和管理制度，明确设区的市级药品监督管理机构和县级药品监督管理机构的监督检查职责。

县级以上地方药品监督管理部门应当在法律、法规、规章赋予的权限内，建立本行政区域内药品生产企业的监管档案。监管档案包括药品生产许可、生产监督检查、产品质量监督抽查、不良行为记录和投诉举报等内容。

个人和组织发现药品生产企业进行违法生产活动，有权向药品监督管理部门举报，药品监督管理部门应当及时核实、处理。

（二）药品生产监督检查内容及相关规定

1. 监督检查的主要内容

监督检查的主要内容为药品生产企业执行有关法律、法规及实施《药品生产质量管理规范》的情况；监督检查包括《药品生产许可证》换发或年检实施的现场检查，药品GMP跟踪检查、日常监督检查等。

2. 监督检查要求

各级药品监督管理部门组织监督检查时，应当制定检查方案，明确检查标准，如实记录现场检查情况，检查结果应当以书面形式告知被检查单位，需要整改的应当提出整改内容及整改期限，并实施跟踪检查。在进行监督检查时，应当指派两名以上检查人员实施监督检查，检查人员应当向被检查单位出示执法证明文件。在实施监督检查时，不得妨碍药品生产企业的正常生产活动，不得索取或者收受药品生产企业的财物，不得谋取其他利益。

3. 重大药品质量事故报告制度

药品生产企业发生重大药品质量事故的，必须立即报告所在地省级药品监督管理部门和有关部门，省级药品监督管理部门应当在24小时内报告国家药品监督管理局。

4. 生产情况变更备案规定

药品生产企业的关键生产设施等条件与现状发生变化的，应当自发生变化30日内报所在地省级药品监督管理部门备案，省级药品监督管理部门根据需要进行检查。药品生产企业质量负责人、生产负责人发生变更的，应当在变更后15日内将变更人员简历及学历证明等有关情况报所在地省级药品监督管理部门备案。

5. 不符合要求的处理规定

经监督检查（包括跟踪检查、监督检查），发现药品生产企业不符合药品GMP要求的，由原发证机关根据检查评定结果做出限期整改或撤销药品GMP认证证书的处理决定。经监督检查（包括跟踪检查、监督检查），认定药品生产企业达不到《药品生产质量管理规范》评定标准的，原认证机关应当根据结果做出收回GMP认证证书的处理决定。

《药品生产许可证》是药品生产企业生产药品必备的条件之一。《药品管理法》第四十一条规定："从事药品生产活动，应当经所在地省、自治区、直辖市人民政府药品监督管理部门批准，取得药品生产许可证。无药品生产许可证的，不得生产药品。"加强《药品生产许可证》管理是药品生产管理的重要内容。

四、现行主要相关法律法规

除《中华人民共和国药品管理法》（2019年8月26日第十三届全国人民代表大会常务委员会第十二次会议第二次修订）、《中华人民共和国药品管理法实施条例》（2002年8月4日颁布，根据2019年3月2日《国务院关于修改部分行政法规的决定》第二次修订）外，现行主要相关法规如下：

①《药品生产质量管理规范（2010年修订）》（中华人民共和国卫生部令第79号，自2011年3月1日起施行）。

②《药品生产监督管理办法》（国家市场监督管理总局令第28号，自2020年7月1日起施行）。

③《药品注册管理办法》（国家市场监督管理总局令第27号，自2020年7月1日起施行）。

④《中华人民共和国疫苗管理法》（第十三届全国人民代表大会常务委员会第十一次会议通过，自2019年12月1日起施行）。

⑤《药品委托生产监督管理规定》（国家食品药品监督管理总局公告2014年第36号，自2014年10月1日起施行）。

⑥《药品委托生产质量协议指南（2020年版）》（国家药品监督管理局公告2020年第107号，自

2020年10月9日起施行）。

⑦《药品医疗器械飞行检查办法》（国家食品药品监督管理总局令第14号，自2015年9月1日起施行）。

⑧《药物警戒检查指导原则》（国药监药管〔2022〕17号，自2022年4月15日起施行）。

⑨《药品召回管理办法》（国家药监局2022年第92号，自2022年11月1日起施行）。

第三节　《药品生产质量管理规范》（GMP）

 学习目标

- 知识目标

  掌握：《药品生产质量管理规范》的基本知识；GMP的主要内容。

  熟悉：药品GMP符合性检查的基本程序。

  了解：GMP的分类及飞行检查的实施流程及要求。

- 能力目标

  能够根据国家现行的药品生产质量管理规范要求，简述GMP检查的流程及要求。

- 素质目标

  具有精益求精、一丝不苟的工作态度；树立依法制药、诚信经营的理念。

岗位情境

某企业新购了一批原料药，由于临时停电，原料药因高温出现部分降解，检验结果显示含量不合格，个别有关物质有超限的情况。公司领导考虑成本及市场需求，决定修改检验结果，开具合格检验报告。如果你是该药企的一名药品检验人员，该如何做？

 以案说法

"长春长生疫苗事件"

案例：根据长春长生生物公司员工实名举报该企业冻干人用狂犬病疫苗有记录造假的情况线索，2018年7月6日—8日，国家药品监督管理局会同吉林省食品药品监督管理局对长春长生生物科技有限责任公司进行飞行检查。7月15日，国家药监局发布通告称，长春长生生物公司编造生产记录和产品检验记录，随意变更工艺参数和设备。上述行为严重违反《中华人民共和国药品管理法》《药品生产质量管理规范》（药品GMP）有关规定。国家药监局已责令企业停止生产，收回药品GMP证书，召回尚未使用的狂犬疫苗，并会同吉林省局对企业立案调查，涉嫌犯罪的移送公安机关追究刑事责任。

2018年10月16日，国家药监局和吉林省食药监局对长春长生公司作出多项行政处罚，撤销其狂犬病疫苗（国药准字S20120016）药品批准证明文件；撤销涉案产品生物制品批签发合格证，吊销其《药品生产许可证》；没收违法生产的疫苗、违法所得18.9亿元，处违法生产、销售货值金额三倍罚款72.1亿元，罚没款共计91亿元；对涉案的高俊芳等14名直接负责的主管人员和其他直接责任人员作出依法不得从事药品生产经营活动的行政处罚；涉嫌犯罪的，由司法机关依法追究刑事责任。（资料来源：国家药品监督管理局官网，药监部门依法从严对长春长生公司违法违规生产狂犬病疫苗作出行政处罚，索引号XZXK-2020-1154，2018-10-16）

思考：请结合本章内容，分析此案中飞行检查的触发原因是什么？其特点包括哪些？你从案例中得到什么启示？

《药品生产质量管理规范》英文名为"Good Practice in the Manufacturing and Quality Control of Drugs",简称"Good Manufacturing Practice(GMP)"。GMP是对药品生产全过程实施质量管理,确保生产出优质药品的一整套系统、科学的管理规范,是对药品生产和质量管理的基本准则。GMP是国际贸易药品质量签证体制不可分割的部分,是世界药品市场的"准入证"。

一、GMP 的概述

(一)GMP 制度的由来

GMP是世界医药实践经验、教训的总结和人类聪明、智慧的结晶。20世纪60年代初期,几次重大药物不良反应事件,尤其是"反应停"事件造成了上万例畸胎,震惊了整个世界。1963年,美国国会颁布GMP法令,要求国内所有制药企业遵照执行。自此,世界上第一部具有法律效力的GMP问世。随后,1969年,世界卫生组织(WHO)建议各成员国的药品生产采用GMP制度,并在《关于实施国际贸易中药品质量保证制度的指导原则》中规定:出口药品必须按照GMP的要求进行,定期监督检查出具符合GMP要求的证明。1974年日本政府颁布GMP,进行指导推行。1975年WHO正式颁布GMP,并于1977年第28届世界卫生大会上确定为WHO的法规。GMP制度是药品生产全面质量管理的一个主要组成部分,是保证药品质量,并把发生差错事故、混药等各种污染的可能性降到最低点所规定的必要条件和可靠办法。目前全世界已有100多个国家和地区实行GMP管理制度。实践证明,GMP是行之有效的科学化、系统化的管理制度。

(二)GMP 的分类

1. 按照 GMP 适用范围分为三类

① 国际组织制定和推荐的GMP:如WHO的GMP,欧洲自由贸易联盟的GMP,东南亚国家联盟的GMP等。

② 各国政府颁布的GMP:如美国、日本、中国等许多国家制定和颁布的GMP。

③ 制药组织制定的GMP:如美国制药工业联合会、中国医药工业公司、瑞典工业协会等制定的GMP。

2. 按照 GMP 制度性质分为两类

① 作为法律规定、具有法律效力的GMP:如美国、日本、中国等国家立法机关颁发的GMP管理制度。

② 作为建议性的规定、不具有法律效力的GMP:如我国医药工业公司于1982年制定的GMP、联合国WHO的GMP。

(三)国内外的 GMP 简介

1. 世界卫生组织的 GMP

世界卫生组织(WHO)是联合国下属的一个专门机构,总部设置在瑞士日内瓦,是国际上最大的政府间卫生组织。因此,WHO GMP属于国际性的GMP。WHO GMP在总论中指出,药品GMP是组成WHO关于国际贸易中药品质量签证体制的要素之一,是用于评价生产许可申请并作为检查生产设施的依据,也作为政府药品监督员和药品生产管理人员的培训材料。药品GMP适用于药品制剂的大规模生产,包括医院中的大量加工生产、临床试验用药的制备。

2. 欧洲自由贸易联盟的 GMP

欧盟的GMP属于地区性的GMP。为解决欧洲自由贸易联盟国家之间药品贸易中的关税壁垒,促进会员国之间的药品贸易,于1970年签订了"互相承认质量检查的协定(简称PIC)"。1972年,欧盟颁布了该组织的第一部 GMP，用于指导欧盟成员国的药品生产。通过互相培训药品质量监督员，互相检查药厂，取得相互信任，从而消除壁垒，促进贸易。PIC 为了统一标准，制定并公布了多份 GMP 文件。PIC 各国的药品质量监督员每年召开学术会议，给 GMP 研究提供了大量参考资料。

3. 美国的 GMP

美国于 1963 年首先颁布了 GMP，在实施过程中，经过数次修订，是至今较为完善、内容较为详细的 GMP。美国要求，凡是向美国出口药品的制药企业以及在美国境内生产药品的制药企业，都要符合美国 GMP 要求。美国的 GMP 又称为 cGMP（current GMP），具有以下特点：强调实施动态的 GMP，即强调药品生产与质量管理的现场管理；强调验证工作的重要性，美国 FDA 认为达到 cGMP 的途径有很多，只要药品生产企业用规范的验证方法能够证明目标的确定性即可。因此，cGMP 也具有一定的灵活性，在 cGMP 实施过程中，美国 FDA 鼓励企业进行创新；强调工作记录的重要性，因为只有有了真实的、及时的、规范的记录，才能对生产与质量管理活动的效果进行有效的追溯，才能为今后持续改进提供支持。

4. 日本的 GMP

1974 年，日本制药工业协会（JPMA）在日本推广使用 GMP 指南。1979 年，GMP 在日本被强制执行。其间，日本 GMP 经过多次修订和补充，目前，其最新版本为 2004 年修订的 GMP。日本 GMP 分为"软件管理"和"硬件管理"两部分。"软件管理"部分主要划分为生产控制、质量控制以及与生产控制、质量控制相关的其他职责，将管理标准与人员要求紧密结合，使得各类人员能非常明了地认清自己的工作职责，并能认清自己在整个体系中的位置，便于更好地执行 GMP 规范。"硬件管理"主要规范厂房、设施等硬件要求，分为生产商、进口商两大部分，每个部分再按不同品种逐项列出，使得整个 GMP 的硬件要求非常明确。

5. 我国的 GMP

我国于 1982 年制定了第一部行业性的《药品生产质量管理规范》，在部分药品生产企业试行；1984 年，国家医药管理局制定了我国第一部由政府部门颁布的《药品生产质量管理规范》；1988 年，卫生部颁布了我国第一部法定的《药品生产质量管理规范》，并于 1992 年对其进行了第一次修订；1998 年，国家药品监督管理局再次修订了《药品生产质量管理规范》，并于 1999 年 8 月 1 日颁布施行；2005 年，国家药品监督管理局第三次修订了《药品生产质量管理规范》。

为了进一步强化药品生产企业的质量意识，建立药品质量管理体系，2011 年 1 月 17 日，由卫生部以第 79 号令发布了《药品生产质量管理规范（2010 年修订）》（以下简称现行 GMP），并自 2011 年 3 月 1 日起施行，截至 2022 年 5 月 27 日，国家药品监督管理局陆续发布了《药品生产质量管理规范（2010 年修订）》无菌药品、原料药、生物制品、血液制品、中药制剂、放射性药品、中药饮片、医用氧、取样、计算机化系统、确认与验证、生化药品、临床试验用药品等 13 个附录的公告。

二、GMP 的主要内容

我国现行的 GMP 包括总则、质量管理、机构与人员、厂房与设施、设备、物料与产品、确认与验证、文件管理、生产管理、质量控制与质量保证、委托生产与委托检验、产品发运与召回、自检、附则，共计 14 章 313 条。其对药品生产过程所涉及的各个方面都做出了明确的规定，现概要介绍如下：

（一）机构与人员的要求

机构是药品生产和质量的组织保证，人员则是药品生产和质量管理的执行主体，因此机构和人员是实施《药品生产质量管理规范》的基础。

1. 组织机构

企业应当建立与药品生产相适应的管理机构，并有组织机构图。企业应当设立独立的质量管理部门，履行质量保证和质量控制的职责。质量管理部门可以分别设立质量保证部和质量控制部门。

2. 关键人员

关键人员应当为企业的全职人员，至少应当包括企业负责人、生产管理负责人、质量管理负责人和质量受权人。

① 企业负责人：是药品质量的主要责任人，主要负责企业日常管理。为确保企业实现质量目标并按照本规范要求生产药品，企业负责人应当负责提供必要的资源，合理计划、组织和协调，保证质量管理部门独立履行其职责。

② 生产管理负责人：应当至少具有药学或相关专业本科学历（或中级专业技术职称，或执业药师资格），具有至少三年从事药品生产和质量管理的实践经验，其中至少有一年的药品生产管理经验，接受过与所生产产品相关的专业知识培训。

③ 质量管理负责人：应当至少具有药学或相关专业本科学历（或中级专业技术职称，或执业药师资格），具有至少五年从事药品生产和质量管理的实践经验，其中至少有一年的药品质量管理经验，接受过与所生产产品相关的专业知识培训。

④ 质量受权人：应当至少具有药学或相关专业本科学历（或中级专业技术职称，或执业药师资格），具有至少五年从事药品生产和质量管理的实践经验，从事过药品生产过程控制和质量检验工作。

质量管理负责人和生产管理负责人不得互相兼任，质量管理负责人和质量授权人可以兼任。

（二）厂房和设施

1. 厂房基本要求

厂房与设施的选址、设计、布局、建造、改造和维护必须符合药品生产要求，应能最大限度地避免产生污染、交叉污染，出现混淆和差错，便于清洁、操作和维护，设计和建造应考虑适当维护、清洁、消毒，厂房设施设计和建造都必须由具备相当资质和经验的单位进行，以保证设计和建造质量，除满足药品生产的要求外，还应满足安全、消防、环保方面的法规要求。

生产厂房的设置应能满足产品工艺和生产管理需要，企业应根据所生产药品的特性和预定用途，确定厂房、生产设施和设备。生产操作间压差、废气排放、进排风口的设置应考虑降低污染和交叉污染。

药品厂房设施要求应按生产工艺流程及相应洁净度级别要求合理布局，洁净区的设计必须符合相应的洁净度要求，包括达到"静态"和"动态"的标准。生产厂房应具备一定的辅助设施，满足正常生产的需要。为降低污染和交叉污染的风险，厂房、生产设施和设备应当根据所生产药品的特性、工艺流程及相应洁净度级别要求合理设计、布局和使用，并符合下列要求：应当综合考虑药品的特性、工艺和预定用途等要素，确定厂房、生产设施和设备多产品共用的可行性，并有相应评估报告。其中，特殊药品厂房设施要求见表5-1。

表5-1 特殊药品厂房设施要求

药品种类	要求内容
高致敏性药品（青霉素）	必须采用专用和独立的厂房、生产设施和设备；青霉素类药品产尘量大的操作区域应当保持相对负压，排至室外的废气应当经过净化处理并符合要求，排风口应当远离其他空气净化系统的进风口
生物制品（卡介苗或其他用活性微生物制备而成的药品等）	必须采用专用和独立的厂房、生产设施和设备，其排风口应当经过净化处理
β-内酰胺结构类药品、性激素类避孕药品	必须使用专用设施（如独立的空气净化系统）和设备，并与其他药品生产区严格分开，其排风应当经过净化处理
激素类、细胞毒性类、高活性化学药品	应当使用专用设施（如独立的空气净化系统）和设备，其排风应当经过净化处理

2. 洁净区要求

洁净区与非洁净区之间、不同级别洁净区之间的压差应不低于10Pa。必要时，相同洁净度级别的不同功能区域（操作间）之间也应保持适当的压差梯度。

药品生产分为以下4个级别。

A级：高风险操作区，如灌装区、放置胶塞桶和与无菌制剂直接接触的敞口包装容器的区域，以及无菌装配或连接操作的区域，应当用单向流操作台（罩）维持该区的环境状态。单向流系统在其工作区域必须均匀送风，风速为0.36~0.54m/s（指导值），应当有数据证明单向流的状态并经过验证。在密闭的隔离操作器或手套箱内，可使用较低的风速。

B级：指无菌配制和灌装等高风险操作A级洁净区所处的背景区域。

C级和D级：指无菌药品生产过程中重要程度较低的洁净区域。

洁净区空气悬浮粒子的标准和微生物规定见表5-2、表5-3。

表5-2　各级空气悬浮粒子的标准规定

洁净度级别	悬浮粒子最大允许数/m³			
	静态		动态	
	≥0.5μm	≥5μm	≥0.5μm	≥5μm
A级	3520	20	3520	20
B级	3520	29	352000	2900
C级	352000	2900	3520000	29000
D级	3520000	29000	不作规定	不作规定

表5-3　洁净区微生物监测的动态标准

洁净度级别	浮游菌cfu/m³	沉降菌(φ90mm) cfu/4小时	表面微生物	
			接触(φ55mm) cfu/碟	五指手套 cfu/手套
A级	<1	<1	<1	<1
B级	10	5	5	5
C级	100	50	25	—
D级	200	100	50	—

3. 仓储区要求

应根据物料或产品贮存条件、物料特性及管理类型设立相应的库、区，其面积和空间与生产规模相适应。仓储区应能满足物料或产品的贮存条件（如温度、湿度、光照），条件应经过确认和验证，并进行检查和监控。应当采用连续监控措施。

4. 质量控制区

实验室设施是开展质量控制检测的必要条件。实验室的设计应确保其适用于预定的用途，应有足够的空间以避免混淆和交叉污染，同时应有足够的区域用于样品处置、留样和稳定性考察样品的存放及记录保存。质量控制实验室通常应与生产区分开。生物检定、微生物和放射性同位素的实验室还应当彼此分开。

5. 辅助区要求

辅助区域的设置有利于工艺操作的实施和满足员工的个人需求，必须提供相适应辅助空间。药品生产常见的辅助区域有：产品和物料的检测设备空间、维修空间、缓冲间、员工休息室等。更衣室和盥洗室应当方便人员进出，并与使用人数相适用，盥洗室不得与生产区和仓储区直接相通。维修间应当尽可能远离生产区，存放在洁净区内的维修用备件和工具应当放置在专门的房间或工具柜中。

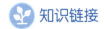

> **知识链接**
>
> 各洁净区着装要求
>
> A/B级洁净区：应当用头罩将所有头发及胡须等相关部位全部遮盖，头罩当塞进衣领内；戴口罩以防散发飞沫，必要时戴防护目镜；戴经灭菌且无颗粒物（如滑石粉）散发的橡胶或塑料手套，穿经灭菌或消毒的脚套，袖口应当塞进手套内，裤腿应当塞进脚套内；工作服应为灭菌的连体工作服，不脱落纤维或微粒，并能滞留身体散发的微粒。C级洁净区：应当将头发、胡须等相关部位遮盖，戴口罩；穿手腕处可收紧的连体服或衣裤分开的工作服，并穿适当的鞋子或鞋套；工作服应当不脱落纤维或微粒。D级洁净区：应当将头发、胡须等相关部位遮盖；应当穿合适的工作服和鞋子或鞋套；应当采取适当措施，以避免带入洁净区外的污染物。

（三）设备管理

设备是药品生产的重要资源之一，需要根据药品生产不同产品剂型的要求和规模，选择和使用合理的生产设备，配备必要的工艺控制及设备的清洗、消毒、灭菌等功能，满足其生产工艺控制需要，降低污染和交叉污染的发生，并保证药品生产的质量、成本和生产效率的管理需要。

1. 设计与安装

与药品直接接触的生产设备表面应当平整、光洁、易清洗或消毒耐腐蚀，不得与药品发生化学反应、吸附药品或向药品中释放物质。

2. 维护与维修

设备的维护与维修不得影响产品质量。

3. 使用和清洁

生产设备清洁的操作规程应当具体完整，包括清洁方法、工具、清洁剂。如需对设备消毒或灭菌，应当规定消毒或灭菌的具体方法、消毒剂的名称和配制方法、要求规定设备生产结束至清洁前所使用的最长间隔时限。

4. 标识

生产设备应当有明显的状态标识，标明设备编号和内容物（如名称、规格、批号）；没有内容物的，应当标明清洁状态。主要固定管道应当标明内容物名称和流向。

5. 校准

应当按照操作规程和校准计划定期对生产和检验用衡器、量具、仪表进行校准，并保存相关记录。

6. 制药用水

制药用水至少应当采用饮用水、纯化水、注射用水，储罐和输送管道所用材料应当无毒、耐腐蚀；储罐的通气口应当安装不脱落纤维的疏水性除菌滤器；管道的设计和安装应当避免死角、盲管，纯化水、注射用水的制备、储存和分配应当能够防止微生物的滋生，纯化水可采用循环，注射用水可采用70℃以上保温循环。

（四）物料和产品管理

物料是指药品生产所需要的原料、辅料、包装材料及其他辅助材料等。产品是指药品的中间产品、待包装产品和成品，企业应制订物料管理的相关流程，物料管理应做到规范购入、合理储存、控制放行、有效追溯，现场状态应始终保持整齐规范、区位明确、标识清楚、卡物相符，以保证物料的输入到输出的整个过程，应严格防止差错、混淆、污染的发生。

1. 物料管理

企业必须建立规范的物料管理系统，使物料流向清晰，并具有可追溯性。

2. 物料标准

药品生产所用的原辅料、与药品直接接触的包装材料应当符合相应的质量标准。药品上直接印字所用的油墨应当符合食用标准要求。进口原辅料应当符合国家相关的进口管理规定。

3. 物料接收

原辅料、与药品直接接触的包装材料和印刷包装材料的接收应当有操作规程，确保与订单一致，并确认供应商已经质量管理部门批准。每次接收均应当有记录，内容包括：交货单和包装容器上所注物料的名称、企业内部所用物料名称和（或）代码、接收日期、供应商和生产商（如不同）的名称、供应商和生产商（如不同）标识的批号、接收总量和包装容器数量、接收后企业制定的批号或流水号、有关说明（如包装状况）。

4. 产品管理

中间产品和待包装产品应当有明确的标识，标明产品名称和企业内部的产品代码、产品批号、数量或重量（如毛重、净重等）、生产工序（必要时）、产品质量状态（必要时，如待验、合格、不合格、已取样）。

5. 不合格物料、产品管理

不合格物料、中间产品、待包装产品和成品的每个包装容器上，均应当有清晰醒目的标志，并在隔离区妥善保存。不合格的物料、中间产品、待包装产品和成品的处理应当经质量管理负责人批准，并有记录。

6. 制剂产品的返工

制剂产品不得进行重新加工，不合格的制剂中间产品、待包装产品和成品一般不得进行返工。只有不影响产品质量、符合相应质量标准，且根据预定、经批准的操作规程及相关风险充分评估后，才允许返工处理。返工应当有相应记录，对返工、重新加工或回收合并后生产的成品，质量管理部门应当考虑是否需要进行额外相关项目的检验和稳定性考察。

7. 成品退货管理

企业应当建立药品退货的操作规程，并有相应的记录。只有经检查、检验和调查，有根据证明退货质量未受影响，且经质量管理部门根据操作规程评价后，方可考虑将退货重新包装、重新发运销售。不符合贮存和运输要求的退货，应当在质量管理部门监督下予以销毁。

（五）确认与验证

确认与验证是 GMP 的重要组成部分。企业应建立和维护验证计划，明确验证职责，确定技术要求，以保证验证方法的一致性和合理性。

企业的厂房、设施、设备和检验仪器应当经过确认。同时，应当采用经过验证的生产工艺、操作规程和检验方法进行生产、操作和检验，并保持持续的验证状态。当影响产品质量的主要因素，如原辅料、与药品直接接触的包装材料、生产设备、生产环境（或厂房）、生产工艺、检验方法等发生变更时，应当进行确认或验证。必要时，还应当经药品监督管理部门批准。

清洁方法应当经过验证，证实其清洁的效果，以有效防止污染和交叉污染。清洁验证应当综合考虑设备使用情况、所使用的清洁剂和消毒剂、取样方法和位置，以及相应的取样回收率、残留物的性质和限度、残留物检验方法的灵敏度等因素。

（六）文件管理

文件是质量保证系统的基本要素。企业必须有内容正确的书面质量标准、生产处方和工艺规程、操作规程及记录等文件。文件的起草、修订、审核、批准、替换或撤销、复制、保管等，都应当按照规程管理，并有分发撤销记录。每批药品应当有批记录，包括批生产记录、批包装记录、批检验记录和药品放行审核记录等与本批生产有关的记录。批记录应当由质量管理部门负责管理，至少保存至药品有效期后一年。质量标准、工艺规程、操作规程、稳定性考察、确认、验证、变更等其他重要文件应当长期保存。

（七）生产管理

为贯彻药品设计的安全、有效和质量可控，必须严格执行药品注册批准的要求和质量标准。为确保药品质量的持续稳定，并最大限度减少生产过程中污染、交叉污染以及混淆、差错的风险，对药品生产全过程控制，能够实现药品制造过程中有效和适宜的确认、执行和控制。在药品执行和监控过程中，应设定关键的控制参数和可接受的控制范围，实现生产条件受控和状态可重现。主要规定如下。

① 应当建立划分产品生产批次的操作规程。生产批次的划分应当能够确保同一批次产品质量和特性的均一性。

② 应当建立编制药品批号和确定生产日期的操作规程。每批药品均应当编制唯一的批号。除另有法定要求外，生产日期不得迟于产品成型或灌装（封）前经最后混合的操作开始日期，不得以产品包装日期作为生产日期。

③ 每批产品应当检查产量和物料平衡，确保物料平衡符合设定的限度。如有差异，必须查明原因，确认无潜在质量风险后，方可按照正常产品处理。

④ 不得在同一生产操作间同时进行不同品种或规格药品的生产操作，除非没有发生混淆或交叉污染的可能。

⑤ 生产期间使用的所有物料、中间产品或待包装产品的日期及主要设备、必要的操作室应当贴有标签标识，或以其他方式标明生产中的产品或物料名称、规格和批号，如有必要，还应标明生产工序。

⑥ 容器、设备或设施所用标识应当清晰明了，标识的格式应当经企业相关部门批准。除在标识上使用文字说明外，还可采用不同的颜色以区分被标识物的状态（如待合格、不合格或已清洁等）。

（八）质量控制与质量保证要求

企业应配备适当的设施、必要的检验仪器和设备，还要有足够并经培训合格的人员来完成所有质量控制的相关活动。

1. 质量控制实验室的管理

设置质量控制实验室的核心目的在于反映样品乃至样品代表的批产品（物料）质量的真实客观的检验数据，为质量评估提供依据。质量控制实验室的检验人员至少应当具有相关专业中专或高中以上学历，并经过与所从事的检验操作相关的实践培训且通过考核。

2. 物料和产品放行管理

物料的放行应当符合相应的质量标准要求，其质量评价应当有明确的结论，如批准放行、不合格或其他决定；物料应当由指定人员签名批准放行。在批准放行前，应当对每批药品进行质量评价，保证药品及其生产应当符合注册和本规范要求，并确认以下各项内容：主要生产工艺和检验方法经过验证；已完成所有必需的检查、检验，并综合考虑实际生产条件和生产记录；相关主管人员签名；变更已按照相关规程处理完毕，部门批准变更材料；对变更或偏差已完成所有必要的取样、检查、检验或审核；所有与该批产品有关的偏差均已有明确的解释或说明，或已经过彻底调查和适当处理；如偏差还涉及其他批次产品，应当一并处理。

3. 变更控制

应当建立操作规程，规定原辅料、包装材料、质量标准、检验方法、操作规程、厂房、设施、仪器、生产工艺和计算机软件变更的申请、评估、审核、批准和实施。质量管理部门应当指定专人负责变更控制。

4. 偏差处理

任何偏差都应当评估其对产品质量的潜在影响。企业可以根据偏差的性质、范围及对产品质量潜在影响的程度将偏差分类（如重大偏差、次要偏差）。任何偏离生产工艺、物料平衡限度、质量标准、检验方法、操作规程等的情况均应当有记录并立即报告主管人员及质量管理部门，应当有清楚的说明。重大偏差应当由质量管理部门会同其他部门进行彻底调查，并有调查报告。偏差调查报告应当由质量管理部门的指定人审核并签字。企业还应当采取预防措施有效防止类似偏差的再次发生。

5. 纠正措施与预防措施

企业应当建立纠正措施与预防措施系统，对投诉、召回、偏差、自检或外部检查结果、工艺性能和质量监测趋势等进行调查并采取纠正和预防措施。调查的深度和形式应当与风险的级别相适应。纠正措施和预防措施应当能够增进对产品和工艺的理解，改进产品和工艺。

6. 供应商的评估与批准

质量管理部门应当对所有生产用物料的供应商进行质量评估，会同有关部门对主要物料供应商（尤其是生产商）的质量体系进行现场质量审计，并对质量评估不符合要求的供应商行使否决权。企业法定代表人、企业负责人及其他部门的人员不得干扰或妨碍质量管理部门对物料供应商独立做出质量评估。

7. 产品质量回顾分析

应当按照操作规程，每年对所有生产的药品按品种进行产品质量回顾分析，以确认工艺稳定可靠，以及原辅料、成品现行质量标准的适用性，及时发现不良趋势，确定产品及工艺改进的方向。

8. 投诉与不良反应报告

应当建立药品不良反应报告和监测管理制度，设立专门机构并配备专职人员负责管理。

（九）委托生产与委托检验

强调委托生产的范围和所有活动，均应符合 GMP 和相关药品安全监管和注册的要求；规范委托生产、委托检验的管理，从技术管理角度提出委托生产、委托检验的基本控制原则；规范委托生产、委托检验的双方责任、技术事项。

（十）药品批的概念及批次划分原则

1. 批的概念

批即是经一个或若干加工过程生产的、具有预期均一质量和特性的一定数量的原辅料、包装材料或成品。为完成某些生产操作步骤，可能有必要将一批产品分成若干亚批，最终合并为一个均一的批。

2. 批次的划分原则（表5-4）

表5-4 各常规类别药品批次的划分

类别	剂型	具体要求
化学药品	固体或外用的固体、半固体制剂	在成型或分装前使用同一台混合设备一次混合所生产的均质产品为一批。如采用分次混合，经验证，在规定限度内所生产的一定数量的均质产品为一批
	口服或外用的液体制剂	以灌装（封）前经同一台混合设备最后一次混合的药液所生产的均质产品为一批
	大、小容量注射剂	以同一配液罐最终一次配制的药液所生产的均质产品为一批。同一批产品如用不同的灭菌设备或同一灭菌设备分次灭菌的，应当可追溯
	粉针剂	以同一批无菌原料药在同一连续生产周期内生产的均质产品为一批
	冻干产品	以同一批配制的药液使用同一台冻干设备在同一生产周期内生产的均质产品为一批
原料	连续生产的原料药	在一定时间间隔内生产的，在规定限度内的均质产品为一批
	间歇生产的原料药	可由一定数量的产品经最后混合所得的，在规定限度内的均质产品为一批。混合前的产品必须按同一工艺生产并符合质量标准

三、药品 GMP 检查

药品 GMP 检查是指药品监管机构依据法律法规要求对药品生产企业实施检查，确认企业 GMP 执行实施情况。2019 年 11 月 29 日，国家药品监督管理局发布关于贯彻实施《中华人民共和国药品管理法》有关事项的公告（2019 年第 103 号），明确提出自 2019 年 12 月 1 日起，取消药品 GMP、GSP 认证，不再受理 GMP、GSP 认证申请，不再发放药品 GMP、GSP 证书，即不再进行定期的 GMP 认证，采取多层次、多种方式的 GMP 检查对药品生产企业进行监管。

国家药品监督管理局食品药品审核查验中心负责承担疫苗、血液制品生产企业的巡查，省级药品监督管理部门负责组织对本行政区域内药品生产企业的 GMP 检查。药品 GMP 检查根据检查方式可分为飞行检查、GMP 符合性检查、监督检查。

药品飞行检查　是指药品监督管理部门针对药品研制、生产、经营、使用等环节开展的不预先告知的监督检查，具有突击性、独立性、高效性等特点。

GMP 符合性检查　是指药品监督管理机构根据企业的申请，对申请企业实施的检查，具有针对性、范围性，一般与企业申请检查的品种范围一致。

监督检查　是指药品监督管理机构根据法律法规要求，定期对辖区内的药品生产企业进行的检查，具有计划性、周期性、系统性。

> **职业证书真题即练**
>
> 【单选题】关于药品监督检查的说法错误的是（　　）。
> A. 药品经营监督检查分为许可检查、跟踪检查和有因检查，实施检查时可以采取飞行检查、延伸检查等方式
> B. 任何单位和个人都不得拒绝、逃避药品监督管理部门进行的监管检查
> C. 省级药品监督管理部门应当依职责对辖区内药品上市许可持有人实施药品生产、经营质量管理规范的情况开展监督检查
> D. 对于委托销售、储存、运输跨区域实施的，委托方、受托方所在地药品监督管理部门应当加强信息沟通，及时通报监督检查情况

（一）药品飞行检查

国家药品监督管理局负责组织实施全国范围内的药品飞行检查。地方各级药品监督管理部门负责组织实施本行政区域的药品飞行检查。药品飞行检查是药品监督管理机构对药品生产企业实施的有因检查，具有严重性、保密性、突然性、强制性、及时性、独立性的特点。

1. 触发条件

依据《药品医疗器械飞行检查办法》规定，药品生产企业有下列情形之一的，药品监督管理部门可以开展药品医疗器械飞行检查：

① 投诉举报或者其他来源的线索表明可能存在质量安全风险的；
② 检验发现存在质量安全风险的；
③ 药品不良反应或者医疗器械不良事件监测提示可能存在质量安全风险的；
④ 对申报资料真实性有疑问的；
⑤ 涉嫌严重违反质量管理规范要求的；
⑥ 企业有严重不守信记录的；

⑦ 其他需要开展飞行检查的情形。

2. 实施流程及要求

药品飞行检查的实施流程包括：飞行检查准备、实施现场检查、检查结果处理。

（1）飞行检查准备

药品监督管理部门依据各种渠道收集反馈的信息，对于存在《药品医疗器械飞行检查办法》中规定飞行检查的 7 种情形的企业列入重点监管企业名单，启动飞行检查。

药品监督管理部门根据飞行检查缘由制定飞行检查方案，检查方案明确检查事项、时间、人员构成和方式等；需要采用不公开身份的方式进行调查的，检查方案中应当予以明确；必要时，药品监督管理部门可以联合公安机关等有关部门共同开展飞行检查，并在方案中予以明确。

药品监督管理部门派出的检查组应当由 2 名以上检查人员组成，检查组实行组长负责制。检查人员应当是食品药品行政执法人员、依法取得检查员资格的人员或者取得本次检查授权的其他人员；根据检查工作需要，药品监督管理部门可以请相关领域专家参加检查工作。

（2）实施现场检查

检查组成员不得事先告知被检查单位检查行程和检查内容，指定地点集中后，第一时间直接进入检查现场；直接针对可能存在的问题开展检查；不得透露检查过程中的进展情况、发现的违法线索等相关信息。

检查组到达检查现场后，检查人员应当出示相关证件和受药品监督管理部门委派开展监督检查的执法证明文件，通报检查要求及被检查单位的权利和义务。

检查组应当详细记录检查时间、地点、现场状况等；对发现的问题应当进行书面记录，并根据实际情况收集或者复印相关文件资料、拍摄相关设施设备及物料等实物和现场情况、采集实物以及询问有关人员等。询问记录应当包括询问对象姓名、工作岗位和谈话内容等，并经询问对象逐页签字或者按指纹。

药品监督管理部门有权在任何时间进入被检查单位研制、生产、经营、使用等场所进行检查，被检查单位不得拒绝、逃避。

现场检查过程中，发现企业违法违规行为，应中止检查并将其移交企业所在地药品监督管理部门处理。

检查结束时，检查组应当向被检查单位通报检查相关情况。被检查单位有异议的，可以陈述和申辩，检查组应当如实记录。

检查结束后，检查组应当撰写检查报告。检查报告的内容包括：检查过程、发现问题、相关证据、检查结论和处理建议等。

检查组一般应当在检查结束后 5 个工作日内，将检查报告、检查记录、相关证据材料等报组织实施飞行检查的药品监督管理部门。必要时，可以抄送被检查单位所在地药品监督管理部门。

（3）检查结果处理

根据飞行检查结果，药品监督管理部门可以依法采取限期整改、发告诫信、约谈被检查单位、监督召回产品、收回或者撤销相关资格认证认定证书，以及暂停研制、生产、销售、使用等风险控制措施，并在相关网站上予以公告。

飞行检查发现的违法行为涉嫌犯罪的，由负责立案查处的药品监督管理部门移送公安机关，并抄送同级检察机关。药品监督管理部门及有关工作人员有下列情形之一的，应当公开通报；对有关工作人员按照干部管理权限给予行政处分和纪律处分，或者提出处理建议；涉嫌犯罪的，依法移交司法机关处理。

① 泄露飞行检查信息的；

② 泄露举报人信息或者被检查单位商业秘密的；

③ 出具虚假检查报告或者检验报告的；

④ 干扰、拖延检查或者拒绝立案查处的；

⑤ 违反廉政纪律的；
⑥ 有其他滥用职权或者失职渎职行为的。

(二) 药品 GMP 符合性检查

药品 GMP 符合性检查是指药品监管部门依据药品监管法律法规及有关规定，对药品上市许可持有人、药品生产企业（车间、生产线）和药品品种实施药品生产质量管理规范情况开展的监督检查活动。

药品 GMP 符合性检查适用范围包括：原料药上市前、新建药品生产企业、已通过 GMP 检查的企业新增生产线或新增生产地址。

1. 检查申请

药品上市许可持有人向所在地省、自治区、直辖市药品监督管理部门提交《药品生产质量管理规范符合性检查申请表》及《药品生产质量管理规范符合性检查申请材料》。

《药品生产质量管理规范符合性检查申请表》内容包括企业资质信息、人员信息、厂房设施信息、产品信息、经营信息及申请认证的范围等。

《药品生产质量管理规范符合性检查申请材料》的内容应包括：

① 药品生产质量管理规范符合性检查申请表；
②《药品生产许可证》和《营业执照》（申请人不需要提交，监管部门自行查询）；
③ 药品生产管理和质量管理自查情况（包括企业概况及历史沿革情况，生产和质量管理情况，上次 GMP 符合性检查后关键人员、品种、软件、硬件条件的变化情况，上次 GMP 符合性检查后不合格项目的整改情况）；
④ 药品生产企业组织机构图（注明各部门名称、相互关系、部门负责人等）；
⑤ 药品生产企业法定代表人、企业负责人、生产负责人、质量负责人、质量授权人及部门负责人简历；依法经过资格认定的药学及相关专业技术人员、工程技术人员、技术工人登记表，并标明所在部门及岗位；高、中、初级技术人员占全体员工的比例情况表；
⑥ 药品生产企业生产范围全部剂型和品种表；申请检查范围剂型和品种表（注明"近三年批次数、产量"），包括依据标准、药品注册证书等有关文件资料的复印件；中药饮片生产企业需提供加工炮制的全部中药饮片品种表，包括依据标准及质量标准，注明"炮制方法、毒性中药饮片"；生物制品生产企业应提交批准的制造检定规程；
⑦ 药品生产场地周围环境图、总平面布置图、仓储平面布置图、质量检验场所平面布置图；
⑧ 车间概况（包括所在建筑物每层用途和车间的平面布局、建筑面积、洁净区、空气净化系统等情况；其中对高活性、高致敏、高毒性药品等的生产区域、空气净化系统及设备情况进行重点描述），设备安装平面布置图（包括更衣室、盥洗间、人流和物流通道、气闸等，并标明人、物流向和空气洁净度等级）；空气净化系统的送风、回风、排风平面布置图（无净化要求的除外）；生产检验设备确认及验证情况，人员培训情况；
⑨ 申请检查范围的剂型或品种的工艺流程图，并注明主要过程控制点及控制项目；提供关键工序、主要设备清单，包括设备型号，规格；
⑩ 主要生产及检验设备、制水系统及空气净化系统的确认及验证情况；与药品生产质量相关的关键计算机化管理系统的验证情况；申请检查范围的剂型或品种的三批工艺验证情况，清洁验证情况；
⑪ 关键检验仪器、仪表、量具、衡器校验情况；
⑫ 药品生产管理、质量管理文件目录；
⑬ 申请材料全部内容真实性承诺书；
⑭ 凡申请企业申报材料时，申请人不是法定代表人或负责人本人，企业应当提交《授权委托书》。

2. 检查准备

省级药品监督管理部门接收到申请人的申报资料，需在 15 个工作日内完成技术审评，技术审查符合 GMP 规范检查要求的，需在 20 个工作日内拟定检查方案，选派检查人员实施现场检查。

检查组成员至少由 2 人组成，根据申请检查的范围及品种可适当增加人员，根据需要可安排专业技术人员参与检查，检查组长负责组织协调完成检查、编写检查报告。

经省级药品监督管理部门委派的检查组依据检查方案要求对申请单位实施现场检查，现场检查的内容一般包括：

（1）整改情况

前次检查发现缺陷项目的整改情况。

（2）质量管理

质量目标及质量管理体系的要素；质量保证系统、质量控制系统的有效性；质量风险管理规定和质量风险管理活动的范围和重点，以及在质量风险管理体系下进行风险识别、评价、控制、沟通和审核的过程。

（3）机构与人员

组织机构及关键人员的变更、资质和按照本规范要求履职的情况；培训方案或计划的制定与执行；

关键人员和关键生产、检验工作岗位人员培训内容、档案管理、培训效果的评估；

人员卫生管理和进入洁净区人员卫生管理情况。

（4）厂房与设施

厂房、公用设施、固定管道的竣工图纸；生产区、仓储区、质量控制区、辅助区的设置情况；厂房、设施维护保养状态；洁净区的洁净级别与布局，特别是关键工序的区域设置情况；洁净区的温、湿度监控和关键工序的压差监控；产尘操作间防止粉尘扩散、避免交叉污染的措施；洁净区的清洁及消毒；物料取样区的设置情况；空气净化系统的设置、使用、维护保养情况。

（5）设备

生产设备的材质；仪器、仪表、量具、衡器的精密度以及校验情况；生产设备的模具管理；设备的预防性维护计划、维护操作规程和相关维护记录；设备的清洁、消毒操作和使用日志；纯化水系统的工作原理、材质、分配管路设计以及控制、处理微生物的措施；纯化水系统的监测记录、清洗消毒操作；压缩空气及氮气制备、使用、检测等情况。

（6）物料与产品

仓储区布局和环境控制；物料与产品的接收、贮存、放行、使用情况及其相关记录情况；原辅料接收时确保正确无误的措施；原辅料取样过程中防止污染或交叉污染的措施；原辅料的有效期或复验期规定以及贮存期内的管理情况；原辅料配料的称量、复核和相关记录。

中间产品、待包装产品、包装材料的管理情况；产品回收、返工和重新加工的操作规程、执行情况；不合格品、退货产品的操作规程及相关记录。

（7）确认与验证

关键洁净区洁净度的确认情况；工艺验证情况，如批次、批量、结果等；检验方法确认情况；关键设备确认情况；清洁验证情况；纯化水、空气净化系统验证情况；公用系统验证情况（厂房设施、压缩空气系统）。

（8）文件管理

文件的起草、修订、审核、批准、替换或撤销、复制、保管和销毁的管理情况；文件制定的合理性和可操作性；物料、中间产品、待包装产品、成品的质量标准制定、执行情况；工艺规程与注册批准工艺的一致性；批生产、批包装记录与现行工艺规程的符合性。

（9）生产管理

生产操作与操作规程的符合性；产品批次划分的规定和实际执行情况；物料平衡规定及相关异常情况

的处理；关键岗位人员的行为规范情况；生产设备及器具的清洁、灭菌、存放；洁净区内功能间、生产设备及器具的状态标识；洁净区内关键区域的环境监测情况；所有生产操作的记录情况。

品种共线生产的情况以及防止差错、交叉污染的措施。

（10）质量控制与质量保证

物料、中间产品、待包装产品及产品的审核、放行情况；检验取样、存放、分样等环节的管理情况；物料及产品的检验操作规程、记录及报告情况；试剂、试液、培养基和检定菌的管理情况；标准品或对照品的管理情况；留样与持续稳定性考察情况；检验结果超标调查（OOS）、偏差管理、变更管理情况；产品质量回顾分析相关规定；纯化水的水质监测及趋势分析；主要物料供应商的审计情况。

（11）产品发运与召回

发运记录的内容完整性；召回操作规程及召回系统有效性的评估情况。

（12）自检

自检管理规定；自检计划、自检记录与报告；纠正和预防措施。

（13）计算机化系统验证和日常管理情况

与生产、检验相关的计算机化系统验证和日常管理情况，如用户名及权限的分配、方法创建及调用、数据修改及备份、审计追踪功能等确认情况，能否确保数据可靠性。

（14）其他情况

其他需重点核查的内容及认证产品的安全生产情况。

省级药品监督管理部门在现场检查实施前3个工作日内向申请企业发送《现场检查通知书》，现场检查通知书内容包括检查时间、人员、企业名称、检查范围等。

3. 现场检查

现场检查开始时，检查组应当召开首次会议，确认检查范围，告知检查纪律、廉政纪律、注意事项以及被检查单位享有陈述申辩的权利和应履行的义务。采取不预先告知检查方式的除外。

检查组应当严格按照检查方案实施检查，被检查单位在检查过程中应当及时提供检查所需的相关资料，检查员应当如实做好检查记录。检查方案如需变更的，应当报经派出检查单位同意。检查期间发现被检查单位存在检查任务以外问题的，应当结合该问题对药品整体质量安全风险情况进行综合评估。

现场检查结束后，检查组应当对现场检查情况进行分析汇总，客观、公平、公正地对检查中发现的缺陷进行分级，并召开末次会议，向被检查单位通报现场检查情况。

对药品生产企业的检查，依据《药品生产现场检查风险评定指导原则》确定缺陷的风险等级。药品生产企业重复出现前次检查发现缺陷的，风险等级可以升级。缺陷分为严重缺陷、主要缺陷和一般缺陷，其风险等级依次降低。

检查组根据检查过程完成检查报告并出具《药品GMP符合性现场检查缺陷项目表》。

4. 缺陷整改

申请企业应在2个月内完成缺陷整改并上报省级药品监督管理部门。

缺陷条款整改内容需包括缺陷描述、原因分析、风险评估、纠正与预防措施、采取措施的有效性评价、完成情况。

省级药品监督管理部门对申请单位递交的整改资料进行最终审核，符合要求后，在省级药品监督管理部门网站上对检查结果进行公告。

（三）日常监督检查

日常监督检查由省、自治区、直辖市药品监督管理部门对辖区内的药品生产企业实施监督检查。药品监督管理部门依据风险原则制定药品检查计划，确定被检查单位名单、检查内容、检查重点、检查方式、检查要求等，实施风险分级管理，年度检查计划中应当确定对一定比例的被检查单位开展质量管理规范符合性检查。

1. 监督检查内容

① 药品上市许可持有人、药品生产企业执行有关法律、法规及实施药品生产；
② 质量管理规范、药物警戒质量管理规范以及有关技术规范等情况；
③ 药品生产活动是否与药品品种档案载明的相关内容一致；
④ 疫苗储存、运输管理规范执行情况；
⑤ 药品委托生产质量协议及委托协议；
⑥ 风险管理计划实施情况；
⑦ 变更管理情况。

2. 检查频次

省、自治区、直辖市药品监督管理部门根据药品品种、剂型、管制类别等特点，结合国家药品安全总体情况、药品安全风险警示信息、重大药品安全事件及其调查处理信息等，以及既往检查、检验、不良反应监测、投诉举报等情况，确定检查频次。

① 对麻醉药品、第一类精神药品、药品类易制毒化学品生产企业每季度检查不少于一次；
② 对疫苗、血液制品、放射性药品、医疗用毒性药品、无菌药品等高风险药品生产企业，每年不少于一次；
③ 对上述产品之外的药品生产企业，每年抽取一定比例开展监督检查，但应当在三年内对本行政区域内企业全部进行检查；
④ 对原料药、辅料、直接接触药品的包装材料和容器等供应商、生产企业每年抽取一定比例开展监督检查，五年内对本行政区域内企业全部进行检查。

省、自治区、直辖市药品监督管理部门可以结合本行政区域内药品生产监管工作实际情况，调整检查频次。

四、现行主要相关法律法规

除《中华人民共和国药品管理法》（2019年8月26日第十三届全国人民代表大会常务委员会第十二次会议第二次修订）、《中华人民共和国药品管理法实施条例》（2002年8月4日颁布，根据2019年3月2日《国务院关于修改部分行政法规的决定》第二次修订）外，现行主要相关法规如下：

①《药品生产质量管理规范（2010年修订）》（中华人民共和国卫生部令第79号，自2011年3月1日起施行）。
②《药品生产监督管理办法》（国家市场监督管理总局令第28号，自2020年7月1日起施行）。
③《药品注册管理办法》（国家市场监督管理总局令第27号，自2020年7月1日起施行）。
④《中华人民共和国疫苗管理法》（第十三届全国人民代表大会常务委员会第十一次会议通过，自2019年12月1日起施行）。
⑤《药品委托生产监督管理规定》（国家食品药品监督管理总局公告2014年第36号，自2014年10月1日起施行）。
⑥《药品委托生产质量协议指南（2020年版）》（国家药品监督管理局公告2020年第107号，自2020年10月9日起施行）。
⑦《药品医疗器械飞行检查办法》（国家食品药品监督管理总局令第14号，自2015年9月1日起施行）。
⑧《药物警戒检查指导原则》（国药监药管〔2022〕17号，自2022年4月15日起施行）。
⑨《药品召回管理办法》（国家药监局2022年第92号，自2022年11月1日起施行）。

第四节 药品标签和说明书管理

学习目标

- **知识目标**
  掌握：药品标签的内容和书写印制规定；药品说明书的内容和格式。
  熟悉：药品追溯制度的具体内容。
  了解：药品追溯制度的构成及内在要求。
- **能力目标**
  能够进行药品包装标签的合规性审查工作和药品说明书合规性辨析工作。
  能够进行药品信息的追溯查询，确定药品的来源及真伪等信息。
- **素质目标**
  初步养成学法知法懂法守法合规意识；树立诚信制药理念。

岗位情境

一名患者自述其长期服用卡马西平（该药与对乙酰氨基酚合用，进一步加重肝脏中毒，且对乙酰氨基酚药效降低）预防治疗癫痫三叉神经痛和舌咽神经痛发作，因为感冒发热比较严重，来店想购买复方感冒药。如果你是一名在岗药师，你该如何给这位患者提供服务呢？

以案说法

非法标签？贴错标签？

案例1：某制药有限公司生产的四磨汤口服液包装盒上有商标、通用名、规格、厂家等，与普通的药品包装近乎一样，但若到药品监管部门查询，便会发现该包装上面的标签根本没有经过审批、备案，属于非法标签。

案例2：2017年，美国FDA公告了一起药品贴错标签的"乌龙"事故，费森尤斯卡比公司药品奥坦西隆注射液上的标签却是咪达唑仑注射液，公告显示这起事件可能导致病人术前镇静作用失效/焦虑及严重的心律失常，甚至引起血清素综合征，后果将是致命的。（资料来源：美国FDA官网，Recalls，Market Withdrawals，& Safety Alerts，2017-12-29）

思考：药品标签和说明书的重要性？你从案例中得到什么启示？按我国法律要求，非法标签以及贴错标签的药品该怎样论处？

药品标签和说明书是药品外在质量的主要体现，是药品信息最基本、最重要的来源，是介绍药品特性，指导合理用药和普及医药知识，告知正确储存、保管和运输药品的重要媒介。药品的正确使用离不开药品标签和说明书内容的完整和规范，因此，药品说明书和标签管理是药品监督管理的主要内容之一。

一、药品标签和说明书管理概述

（一）国家审批制度

药品说明书和标签由国家药品监督管理部门予以核准。药品生产企业印制时，应当按照国家药品监督管理部门规定的格式和要求、根据核准的内容印制说明书和标签,不得擅自增加或删改原批准的内容。

(二) 规范文字和科学表述

药品说明书和标签的文字表述应当科学、规范、准确。非处方药说明书还应当使用容易理解的文字表述,以便患者自行判断、选择和使用。药品说明书和标签应当使用国家语言文字工作委员会公布的规范化汉字,增加其他文字对照的,应当以汉字表述为准。

(三) 明晰标识

药品说明书和标签中的文字应当清晰易辨,标识应当清楚醒目,不得有印字脱落或者粘贴不牢等现象,不得以粘贴、剪切、涂改等方式进行修改或者补充。

麻醉药品、精神药品、医疗用毒性药品、放射性药品、外用药品和非处方药品等国家规定有专用标识的,其说明书和标签必须印有规定的标识。药品标签中的专用标识应当彩色印制,说明书中的专用标识可单色印制。关于甲乙两类非处方药说明书单色印刷时,标识下方必须标示"甲类"或"乙类"字样以示区别(这种情况同样适用于非处方药发运大包装的单色印刷),详见图5-5。

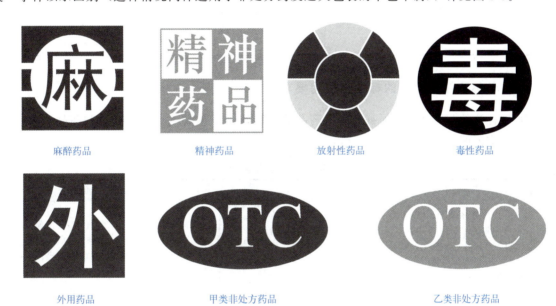

图 5-5 特殊管理药品、外用药品、非处方药的专用标识

(四) 加注警示语

出于保护公众健康和指导正确合理用药的目的,药品生产企业可以主动提出在药品说明书或者标签上加注警示语,国家药品监督管理部门也可以要求药品生产企业在说明书或者标签上加注警示语,这说明警示语不是说明书和标签的必备项目。根据《反兴奋剂条例》,药品中含有兴奋剂目录所列禁用物质的,其说明书或者标签应当注明"运动员慎用"字样。

二、药品标签管理

(一) 药品标签的印制内容要求

药品的标签应当以说明书为依据,其内容不得超出说明书的范围,不得印有暗示疗效、误导使用和不适当宣传产品的文字和标识。药品包装必须按照规定印有或者贴有标签,不得夹带其他任何介绍或者宣传产品、企业的文字、音像及其他资料。因此，药品标签不得印制"××省专销""原装正品""进口原料""驰名商标""专利药品""××监制""××总经销""××总代理"等字样。"印刷企业""印刷批次"等与药品的使用无关的，不得在药品标签中标注。但是，"企业防伪标识""企业识别码""企业形象标志"等文字图案可以印制。

（二）药品标签的分类和标示内容

药品的标签是指药品包装上印有或者贴有的内容，分为内标签和外标签。药品内标签指直接接触药品的包装的标签，外标签指内标签以外的其他包装的标签。药品包装标签分为内标签、外标签、运输和储藏包装标签、原料药标签。各类标签内容的比较，详见表5-5。

表5-5　药品各类标签内容的比较

分类	标示共有内容		标示特有内容
内标签	药品通用名称、产品批号、有效期、生产日期、生产企业	规格、适应证或者功能主治、用法用量	无
外标签			贮藏、批准文号、不良反应、注意事项、成分、形状
运输、储藏包装标签		贮藏、批准文号、包装数量、运输注意事项	规格
原料药标签			执行标准

（三）药品名称和注册商标的标注和使用要求

药品标签中标注的药品名称必须符合国家药品监督管理局公布的药品通用名称和商品名称的命名原则，并与药品批准证明文件的相应内容一致，见表5-6。

表5-6　药品通用名称、商品名称和注册商标印制的比较

类别	字体与颜色	位置与面积
药品通用名称	1. 应当显著、突出,其字体、字号和颜色必须一致； 2. 不得选用草书、篆书等不易识别的字体，不得使用斜体、中空、阴影等形式对字体进行修饰； 3. 字体颜色应当使用黑色或者白色，与相应的浅色或者深色背景形成强烈反差	1. 横版标签在上1/3范围内显著位置标出； 2. 竖版标签在右1/3范围内显著位置标出； 3. 除因包装尺寸的限制无法同行书写的,不得分行书写
药品商品名称	其字体和颜色不得比通用名称更突出和显著	1. 不得与通用名称同行书写； 2. 字体以单字面积不得大于通用名称所用字体的1/2
注册商标	—	1. 印刷在药品标签的边角； 2. 含文字的,其字体以单字面积不得大于通用名称所用字体的1/4

① 药品通用名称：是指国家药品标准中的名称。
② 药品商品名称：是指经国家药品监督管理部门批准的特定企业使用该药品专用的商品名称。
③ 注册商标：是指经国家市场监督管理总局依照程序核准注册的商标。药品说明书和标签中禁止使用未经注册的商标以及其他未经国家药品监督管理部门批准的药品名称。药品标签使用注册商标的，应当印刷在药品标签的边角，含有文字的，其字体以单字面积计算不得大于通用名称所用字体的1/4。

（四）药品有效期的标注规定

药品标签中的有效期应当按照年、月、日的顺序标注，年份用四位数字表示，月日用两位数表示。其具体标注格式为"有效期至××××年××月"或者"有效期至××××年××月××日"；也可以用数

字和其他符号表示为"有效期至××××.××."或者"有效期至××××/××/××"等。

有效期若标注到日,应当为起算日期对应年月日的前一天,若标注到月,应当为起算月份对应年月的前一个月。

预防用生物制品有效期的标注按照国家药品监督管理局批准的注册标准执行,治疗用生物制品有效期的标注自分装日期计算,其他药品有效期的标注自生产日期计算,详见表5-7。

表5-7 根据药品的有效期判断使用期限

效期类型	药品标注效期类型	药品使用期限	药品失效时间
有效期	生产日期2016年12月,有效期2年	2018年11月30日前仍有效	2018年12月1日开始失效
	有效期至2018年11月	2018年11月30日前仍有效	2018年12月1日开始失效
失效期	失效期2018年11月	2018年10月31日前仍有效	2018年11月1日开始失效

说明:表格中,有效期和失效期,实际相差1个月。

知识链接

药品有效期的标注方法 ≠ 药品使用期限的判断方法

药品有效期的标注规定是生产厂家标注有效期的方法,经常被同学们误认为是药品使用期限的判断方法。其实,我们可以根据有效期的标注类型来判断药品的使用期限。

药品效期的标示方法有两种,现在常用的是有效期,而几乎不用失效期。所以判断药品使用期限方法有:

① 有效期标注到日则表示该药品可以使用到该日,到月则表示可以使用到该月月底。

② 失效期标注到日,则使用到该日的前一天。标注到月,则是可以用到上个月底。

(五)同品种药品标签的规定(表5-8)

表5-8 同品种药品标签的规定

项目	情形	具体内容
同一药品生产企业生产的同一药品	药品规格和包装规格均相同的	标签的内容、格式及颜色须一致
	药品规格或者包装规格不同的	标签应明显区别或规格项明显标注
	分别按处方药与非处方药管理的(双跨药品)	两者的包装颜色应当明显区别

三、药品说明书管理

(一)药品说明书的定义

药品说明书是指药品生产企业印制并提供的,包含药理学、毒理学、药效学、医学等药品安全性、有效性重要科学数据和结论的,用以指导临床正确使用药品的技术资料。药品说明书是指导医师、药师和患者选择和使用的主要依据,具有科学上、医学上和法律上的意义。药品说明书由药品生产企业依照国家规定的格式要求,以及批准的内容编写,上市销售药品的最小包装中必须附有药品说明书。药品说明书的具体格式、内容和书写要求由国家药品监督管理部门制定并发布。

(二)药品说明书的编写要求

1. 专用词汇

药品说明书对疾病名称、药学专业名词、药品名称、临床检验名称和结果的表述,应当采用国家统一颁布或规范的专用词汇，度量衡单位应当符合国家标准的规定。

2. 列出内容

药品说明书应当列出全部活性成分或者组方中的全部中药药味。注射剂和非处方药还应当列出所用的全部辅料名称。成分排序应与国家批准的该品种药品标准一致，辅料列于成分之后，对于处方已列入国家秘密技术项目的品种，以及获得中药一级保护的品种，可不列此项。

药品说明书应当充分包含药品不良反应信息，详细注明药品不良反应。药品处方中含有可能引起严重不良反应的成分或者辅料的，应当予以说明。

（三）药品说明书的修改要求

1. 主动修改

药品生产企业应当主动跟踪药品上市后的安全性、有效性情况，需要对药品说明书进行修改的，应当及时提出申请。

2. 责令修改

根据药品不良反应监测、药品再评价结果等信息，国家药品监督管理局也可以要求药品生产企业修改药品说明书。

3. 修改通知

药品说明书获准修改后，药品生产企业应当将修改的内容立即通知相关药品经营企业、使用单位及其他部门，并按要求及时使用修改后的说明书和标签。

4. 承担责任

药品生产企业未根据药品上市后的安全性、有效性情况及时修改说明书或者未将药品不良反应在说明书中充分说明的，由此引起的不良后果由该生产企业承担。

> **职业证书真题即练**
>
> 【多选题】化学药品说明书中不可缺少的项目标题有（　　）。
> A. 药物相互作用　　　　　　　B. 儿童用药
> C. 老年用药　　　　　　　　　D. 孕妇及哺乳期妇女用药
> E. 药物过量

（四）药品说明书格式和各项内容书写要求

根据《药品注册管理办法》（国家市场监督管理总局令第 27 号），2022 年 5 月 20 日，国家药品监督管理局药品审评中心发布了《化学药品及生物制品说明书通用格式和撰写指南》（2022 年第 28 号），对化学药品和生物制品说明书各项内容书写要求作了明确的规定。

2006 年 6 月 22 日，国家食品药品监督管理局以国食药监注（国食药监注〔2006〕283 号）文下发了《关于印发中药、天然药物处方药说明书格式内容书写要求及撰写指导原则的通知》，对中药、天然药物处方药说明书各项内容书写要求做了明确规定。

下面以化学药品和生物制品说明书为例予以介绍。

1. 化学药品和治疗用生物制品处方药说明书的书写要求

（1）"核准和修改日期"

核准日期为国家药品监督管理局首次批准该药品注册的时间，修改日期为此后历次修改的时间。

核准和修改日期应当印制在说明书首页左上角。修改日期位于核准日期下方。

(2)"特殊药品、外用药品标识"

麻醉药品、精神药品、医疗用毒性药品、放射性药品和外用药品等专用标识在说明书首页右上方标注。

(3)"说明书标题"

"×××说明书"中的"×××"是指该药品的通用名称。

(4)"请仔细阅读说明书并在医师或药师指导下使用"

如为附条件批准,该句表述为"本品为附条件批准上市。请仔细阅读说明书并在医师或药师指导下使用"。该内容必须标注,并印制在说明书标题下方。

2. 化学药品和治疗用生物制品处方药说明书格式

```
核准和修改日期                                        特殊药品、外用药品标识位置
                    ×××说明书
              请仔细阅读说明书并在医师或药师指导下使用

                         警示语位置

【药品名称】                          【孕妇及哺乳期妇女用药】
通用名称:                            【儿童用药】
商品名称:                            【老年用药】
英文名称:                            【药物相互作用】
汉语拼音:                            【药物滥用和药物依赖】
【成分】                             【药物过量】
化学名称:                            【临床药理】
化学结构式:                          【临床试验】
分子式:                              【药理毒理】
分子量:                              【贮藏】
【性状】                             【包装】
【适应证】                           【有效期】
【规格】                             【执行标准】
【用法用量】                         【批准文号】
【不良反应】                         【上市许可持有人】
【禁忌】                             【生产企业】
【注意事项】                         【境内联系人】
```

(1)"警示语"

警示语是指药品严重不良反应(可导致死亡或严重伤害)及其严重安全性问题警告的摘要,可涉及【禁忌】和【注意事项】等项目的内容。

警示语置于说明书标题下,全文用黑体字。应设标题和正文两部分。标题应直指问题实质而不用中性语言。各项警告前置黑体圆点并设小标题。各项末用括号注明对应的详细资料的说明书项目。

无该方面内容的,不列该项。

(2)【药品名称】

按下列顺序列出:

通用名称:应当符合药品通用名称命名原则。《中国药典》收载的品种应当与药典一致;《中国药典》未收载的品种,属于首次在我国批准上市的(包括新药、5.1类、3类等),应当经国家药典委员会核准名称后,通用名称以核准名称为准;《中国药典》未收载的生物制品,经国家药典委员会核准名称后,通用名称以核准名称为准。

商品名称:商品名称的命名应符合原国家食品药品监督管理局《关于进一步规范药品名称管理的通知》(国食药监注〔2006〕99号)要求。未批准使用商品名称的药品不列该项。

英文名称:无英文名称的药品不列该项。

汉语拼音：

（3）【成分】

① 活性成分，逐项列出其化学名称、化学结构式、分子式、分子量，并按下列方式书写：

化学名称：

化学结构式：

分子式：

分子量：

② 复方制剂可以不列出每个活性成分化学名称、化学结构式、分子式、分子量内容。本项可以表达为"本品为复方制剂，其组分为："。组分按一个制剂单位（如每片、粒、支、瓶等）分别列出所含的全部活性成分及其量。

③ 多组分或者化学结构尚不明确的化学药品或者治疗用生物制品，应当列出主要成分名称，简述活性成分来源。

④ 应当列出所有辅料的名称。

（4）【性状】

包括药品的外观、嗅、味等，与质量标准中【性状】项保持一致。

（5）【适应证】

应当根据该药品的用途，采用准确的表述方式，明确用于预防、治疗、诊断、缓解或者辅助治疗某种疾病（状态）或者症状。

应当描述适用的人群（如，年龄、性别或特殊的基因型）、适用的疾病（如，疾病的亚型）和该药的治疗地位（如，一线药还是二线用药、辅助用药）。

使用限制：根据产品实际情况，如果需要，列出使用限制的内容。

对于附条件批准品种，注明本品为基于替代终点（或中间临床终点或早期临床试验数据）获得附条件批准上市，暂未获得临床终点数据，尚待上市后进一步确证。

（6）【规格】

指每一单位制剂（每支、每片等）中含有主药的标示量（或效价）、含量（％）或装量。生物制品注射剂应标明每支（瓶）中有效成分的效价（或含量及效价）及装量（或冻干制剂的复溶后体积）。表示方法一般按照现行版《中国药典》要求规范书写，有两种以上规格的应当分别列出。

口服制剂：①口服固体制剂（片剂、胶囊等），每单位制剂中有效成分含量大于100mg，以 g 表示，如 0.1g、0.5g、1.0g 等；如有效成分含量小于100mg，通常以所含药物量的 mg 数量表示，如 50mg、10mg、0.1mg 等；②口服溶液，通常以每单位制剂的体积及有效成分含量表示，如 30ml：30mg。

注射液：通常以每单位制剂中的药液体积及有效成分标示量表示，如 5ml：5mg。

吸入制剂：参照《中国药典》规格项标示。

外用制剂：通常以制剂所含有效成分百分比浓度并结合每单位制剂的标示量（或体积）和有效成分含量比表示，如 0.1％（10g：10mg），0.005％（2.5ml：125μg）。

（7）【用法用量】

应当包括用法和用量两部分。需按疗程用药或者规定用药期限的，必须注明疗程、期限。

应当详细列出该药品的用药方法，准确列出用药频次、用药剂量以及疗程期限，并应当特别注意剂量与规格的关系。

用法上有特殊要求的，应当按实际情况详细说明。

在有研究数据支持的情况下，明确阐述特殊人群的用药方法：如肝功能不全、肾功能不全、老年人、儿童等。

（8）【不良反应】

应当实事求是地详细列出该药品的不良反应，并按不良反应的严重程度、发生的频率或症状的系统性列出。按照临床试验期间和上市后不良反应分别列出。

在说明书其他章节详细阐述的不良反应、最常见的不良反应、导致停药或其他临床干预的不良反应应该在本项开始部分阐述。

详细列出特定的不良反应可能有助于临床实践中不良反应发生的预防、评估和管理。

尽量避免使用含糊的词语，如耐受良好的、稀有、频繁等。

（9）【禁忌】

应当列出禁止应用该药品的人群或者疾病情况。

必要时，阐述禁忌情况下使用药物的预期后果。

（10）【注意事项】

该项目应包括需要特别警惕的严重的或有其他临床价值的不良反应的警告和注意事项。应描述各项不良反应的临床表现和后果以及流行病学特点（如，发生率、死亡率和风险因素等）、识别、预防和处理。这些信息会影响是否决定处方给药、为确保安全使用药物对患者进行监测的建议，以及可采取的预防或减轻损害的措施。

应列出使用时必须注意的问题，包括需要慎用的情况（如肝、肾功能的问题）、影响药物疗效的因素（如食物、烟、酒）、用药过程中需观察的情况（如过敏反应，定期检查血象、肝功、肾功），以及药物对临床实验室检测的干扰、评价安全性需要的监测、严重的或有临床意义的药物相互作用等。

应根据其重要性，按警告、注意事项的顺序分别列出。每个小项应设有显示其内容特点的粗体字小标题并赋予编号，以重要性排序。

（11）【孕妇及哺乳期妇女用药】

根据药物的具体情况，着重说明该药品对妊娠、哺乳期母婴的影响，并写明可否应用本品及用药注意事项。

未进行该项实验且无可靠参考文献的，应当在该项下予以说明。

（12）【儿童用药】

主要包括儿童由于生长发育的关系而对于该药品在药理、毒理或药代动力学方面与成人的差异，并写明可否应用本品及用药注意事项。若有幼龄动物毒性研究资料，且已批准药品用于儿科人群，应阐明有关动物毒性研究内容。

未进行该项实验且无可靠参考文献的，应当在该项下予以说明。

（13）【老年用药】

主要包括老年人由于机体各种功能衰退的关系而对于该药品在药理、毒理或药代动力学方面与成人的差异，并写明可否应用本品及用药注意事项。

未进行该项实验且无可靠参考文献的，应当在该项下予以说明。

（14）【药物相互作用】

列出与该药物产生相互作用的药物或者药物类别，并说明相互作用的结果及合并用药的注意事项。

未进行该项实验且无可靠参考文献的，应当在该项下予以说明。

（15）【药物滥用和药物依赖】

镇痛、麻醉、精神药物等有可能导致药物滥用或依赖，需阐明与之有关的内容，合理控制，避免药物滥用，避免/减少药物依赖。

对于不存在滥用、依赖问题的药物，可不保留该项内容。

（16）【药物过量】

详细列出过量应用该药品可能发生的毒性反应、剂量及处理方法。

未进行该项实验且无可靠参考文献的，应当在该项下予以说明。

（17）【临床药理】

1）作用机制

重点阐述药物与临床适应证相关已明确的药理作用，包括药物类别、作用机制；复方制剂的药理作用可以为每一组成成分的药理作用。如果作用机制尚不明确，需明确说明。

对于抗微生物药物，应阐明药物的微生物学特征，包括抗病毒/抗菌活性/药物敏感性、耐药性等。

2）药效学

应描述与临床效应或不良事件相关的药物或活性代谢产物的生物化学或生理学效应。该部分应包括关于药物及其活性代谢产物对 PD 生物标志物或其他临床相关参数影响的描述。

如果无相关 PD 数据或 PD 效应未知，须说明缺乏该部分信息。

药物对 QT 间期的影响也应包括在药效动力学部分。

3）药代动力学

应包括药物在体内吸收、分布、代谢和排泄的全过程及其主要的药代动力学参数或特征，以及特殊人群的药代动力学参数或特征。说明药物是否通过乳汁分泌、是否通过胎盘屏障及血脑屏障等。应以人体临床试验结果为主，如缺乏人体临床试验结果，可列出非临床试验的结果，并加以说明。未进行药代动力学研究且无可靠参考文献的，应当在该部分予以说明。

4）遗传药理学

应包括影响药物体内过程以及治疗相关的基因变异相关数据或信息。未进行该项实验且无可靠参考文献的，应当在该项下予以说明。

（18）【临床试验】

该项为临床试验概述，应当准确、客观地进行描述。具体内容应包括试验方案设计（如随机、盲法、对照）、研究对象、给药方法、有效性终点以及主要试验结果等。可适当使用图表，清晰表述试验设计、疗效和安全性数据等。

对于附条件批准品种，注明本品为基于替代终点（或中间临床终点或早期临床试验数据）获得附条件批准上市，暂未获得临床终点数据，尚待上市后进一步确证。

（19）【药理毒理】

包括药理作用和毒理研究两部分内容。

药理作用为临床药理中药物对人体作用的有关信息。也可列出与临床适应证有关或有助于阐述临床药理作用的体外试验和（或）动物实验的结果。复方制剂的药理作用可以为每一组成成分的药理作用。

毒理研究为与临床应用有关、有助于判断药物临床安全性的非临床毒理研究结果，一般包括遗传毒性、生殖毒性、致癌性等特殊毒理学试验信息，必要时包括一般毒理学试验中或其他毒理学试验中提示的需重点关注的信息。应当描述动物种属类型，给药方法（剂量、给药周期、给药途径）和主要毒性表现等重要信息。复方制剂的毒理研究内容应当尽量包括复方给药的毒理研究结果，若无该信息，应当写入单药的相关毒理内容。

（20）【贮藏】

具体条件的表示方法按《中国药典》要求书写，并注明具体温度。如：阴凉处（不超过20℃）保存。生物制品应当同时注明制品保存和运输的环境条件，特别应明确具体温度。

（21）【包装】

包括直接接触药品的包装材料和容器及包装规格，并按该顺序表述。

（22）【有效期】

以月为单位表述。

（23）【执行标准】

列出执行标准的名称、版本，如《中国药典》2020 年版二部。或者药品标准编号，如 YBH00012021。

（24）【批准文号】

指该药品的药品批准文号。

对于附条件批准品种，应注明附条件批准上市字样。

(25)【上市许可持有人】
名称：
注册地址：
邮政编码：
电话和传真号码：须标明区号。
网址：
持有人名称与注册地址按持有人生产许可证有关项目填写。

(26)【生产企业】
企业名称：
生产地址：
邮政编码：
电话和传真号码：须标明区号。
网址：
生产企业名称与生产地址按生产企业生产许可证有关项目填写。
如另有包装厂者，应按下列方式列出包装厂的信息：
名称：
包装地址：
邮政编码：
电话和传真号码：须标明区号。
网址：

(27)【境内联系人】
对于境外生产药品，应该列出境外上市许可持有人指定的在中国境内的联系人信息，并按下列方式列出：
名称：
注册地址：
邮政编码：
电话和传真号码：须标明区号。
网址：

药品说明书易混淆项目——药品的慎用、忌用与禁用

药品说明书中"慎用""忌用""禁用"是三个完全不同的概念，涉及药品的危险性：禁用＞忌用≥慎用。其旨在提醒用药者对此种药品不能任意服用。要正确理解这三种用法，才能做到安全用药。慎用指使用时要小心，必要服用时随时观察；忌用指最好不用，因为很可能带来不良后果；禁用指绝对禁止使用，因必会带来不良后果。

四、药品追溯制度

药品追溯制度是用信息化手段保障药品生产、经营全流程的质量安全，防止假药、劣药进入合法渠道，从而精确实现药品召回。《药品管理法》中规定，药品上市许可持有人、药品生产企业、药品经营企业和医疗机构应当建立并实施药品追溯制度，按照规定提供追溯信息，保证药品可追溯。

药品从生产到使用，链条长、环节多，一旦出现问题很难进行责任判定，是原材料供应商、医药生产企业、批发代理企业、销售平台、运输方、医疗机构、消费者哪个环节出了问题。而统一的药品追溯标准规范有助于打通各环节、企业独立系统之间的壁垒，有利于构建药品追溯数据链条，有利于实现全品种、全过程药品追溯。

岗位情境

一名消费者来药店反映其在店购买的药品为假药。如果你是一名在岗药师，该如何来解决？

（一）药品追溯制度的内在要求

为落实《国务院办公厅关于加快推进重要产品追溯体系建设的意见》（国办发〔2015〕95号），加之2018年长生疫苗事件的发酵，使得药品追溯成为保障药品安全流通中至关重要的环节，从生产到销售终端全流程的药品追溯体系的建立迫在眉睫。为此，国家药品监督管理局2018年11月1日发布了《国家药监局关于药品信息化追溯体系建设的指导意见》（国药监药管〔2018〕35号），明确了：

① 疫苗、麻醉药品、精神药品、药品类易制毒化学品、血液制品等重点产品应率先建立药品信息化追溯体系；

② 基本药物、医保报销药物等消费者普遍关注的产品尽快建立药品信息化追溯体系；

③ 其他药品逐步纳入药品信息化追溯体系。

并提出两大工作目标：

一是药品上市许可持有人、生产企业、经营企业、使用单位通过信息化手段建立药品追溯系统；

二是药品生产、流通和使用等环节共同建成覆盖全过程的药品追溯系统，实现药品信息化追溯数据社会公众可自主查验，提升全社会对药品信息化追溯的认知度。

> **职业证书真题即练**
>
> 【单选题】关于药品信息化追溯的说法错误的是（　　）。
>
> A. 药品信息化追溯体系基本构成包括药品追溯系统、药品追溯协同服务平台和药品追溯监管系统。由药品信息化追溯体系参与方分别负责、共同建设
>
> B. 国家卫生健康委员会负责制定统一的疫苗追溯标准，省级疾病预防控制机构负责建立疫苗电子追溯协同平台
>
> C. 信息技术企业、行业组织等可以作为第三方按照有关法规和标准提供药品追溯专业服务
>
> D. 药品上市许可持有人在销售药品时应当向下游企业或者医疗机构提供相关追溯信息以便下游企业或者医疗机构验证反馈

（二）药品追溯制度的构成

国家药品监督管理局分别于2019年4月19日、8月28日和2020年3月11日发布了药品信息化追溯的相关规定，初步的标准体系如表5-9所示。

表5-9　药品信息化追溯标准

标准规范的类别	具体内容
药品（含疫苗）追溯基础通用标准	《药品信息化追溯体系建设导则》 《药品追溯码编码要求》 《药品追溯系统基本技术要求》
疫苗追溯数据及交换标准	《疫苗追溯基本数据集》 《疫苗追溯数据交换基本技术要求》

续表

标准规范的类别	具体内容
药品(不含疫苗)追溯数据及交换标准	《药品上市许可持有人和生产企业追溯基本数据集》 《药品经营企业追溯基本数据集》 《药品使用单位追溯基本数据集》 《药品追溯消费者查询基本数据集》 《药品追溯数据交换基本技术要求》

《药品信息化追溯体系建设导则》规定了药品信息化追溯体系建设基本要求和药品信息化追溯体系各参与方基本要求。适用于追溯体系参与方协同建设药品信息化追溯体系。

药品信息化追溯体系是指药品上市许可持有人、生产企业、经营企业、使用单位、监管部门和社会参与方等，通过信息化手段，对药品生产、流通、使用等各环节的信息进行追踪、溯源的有机整体。药品信息化追溯体系基本构成包含药品追溯系统、药品追溯协同服务平台和药品追溯监管系统（见图5-6），由药品信息化追溯体系参与方分别负责，共同建设。

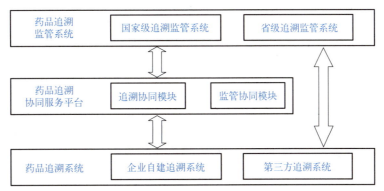

图 5-6　药品信息化追溯体系基本构成

《药品追溯码编码要求》规定了药品追溯码的术语和定义、编码原则、编码对象、基本要求、构成要求、载体基本要求、发码机构基本要求以及药品上市许可持有人、生产企业基本要求。适用于追溯体系参与方，针对在中国境内销售和使用的药品选择或使用符合本标准的药品追溯码。

知识链接

药品追溯码、药品标识码、生产标识码的区别？

药品追溯码：即药品的电子身份证号码，是解锁药品对应追溯数据的钥匙，是实现"一物一码，物码同追"的必要前提和重要基础。药品追溯码是由一系列数字、字母和（或）符号组成的代码，包含药品标识代码段和生产标识代码段，用于唯一标识药品销售包装单元，通过一定的载体（如一维码、二维码、电子标签等）附着在药品产品上，应可被扫码设备和人眼识别。

药品标识码：用于识别药品上市许可持有人、生产企业、药品名称、剂型、制剂规格、包装规格和（或）包装级别的唯一代码。

生产标识码：由药品生产过程相关信息的代码组成，应至少包含药品单品序列号，根据监管和实际应用需求，还可包含药品生产批次号、生产日期、有效期等。

综上，以上三个"码"不同，其中药品追溯码与药品标识码其唯一性所指向的内容有所不同，并且药品标识码是药品追溯码的一部分——药品追溯码的前7位为药品标识码，而生产标识码也是药品追溯码的一部分。

《药品追溯系统基本技术要求》规定了药品追溯系统的通用要求、功能要求、储存要求、安全要求和运维要求等内容。适用于追溯体系参与方建设和使用药品追溯系统。

《疫苗追溯基本数据集》规定了与疫苗信息化追溯体系建设相关的疫苗追溯基本数据集分类、数据集与疫苗追溯数据产生方关系及数据集内容。适用于规范追溯数据产生方采集和存储满足相关要求的追溯数据。

《疫苗追溯数据交换基本技术要求》规定了疫苗信息化追溯体系中疫苗追溯数据交换的方式、数据格式、数据内容和安全要求。适用于规范相关数据交换方之间进行疫苗追溯数据的交换。

《药品上市许可持有人和生产企业追溯基本数据集》规定了药品上市许可持有人和生产企业应采集、储存及向药品追溯系统提供的基本数据集分类和内容。适用于规范药品追溯系统中药品上市许可持有人和生产企业相关的药品（不含疫苗）追溯数据。

《药品经营企业追溯基本数据集》规定了药品经营企业应采集、储存及向药品追溯系统提供的基本数据集分类和内容。适用于规范药品追溯系统中药品经营企业的药品（不含疫苗）追溯数据。

《药品使用单位追溯基本数据集》规定了药品使用单位应采集、储存及向药品追溯系统提供的基本数据集的分类和内容。适用于规范药品追溯系统中药品使用单位相关的药品（不含疫苗）追溯数据。

《药品追溯消费者查询基本数据集》规定了消费者通过药品追溯系统可查询到的药品追溯基本信息。适用于规范药品追溯系统应提供给消费者的药品（不含疫苗）追溯信息。

《药品追溯数据交换基本技术要求》规定了药品信息化追溯体系中药品追溯数据的交换方式、数据格式、数据内容和安全要求。适用于规范相关数据交换方之间进行药品（不含疫苗）追溯数据的交换。

药品信息化追溯体系建设的 8 个标准已全部发布实施，据此，药品追溯体系的建立进入新阶段，接下来将是一场以建设药品追溯体系为战场的攻坚战。截至目前，我国已基本实现国家药品集中采购中选品种、麻醉药品、精神药品、血液制品等重点品种可追溯。

为进一步贯彻落实《中华人民共和国药品管理法》规定，推动药品信息化追溯体系建设，国家药监局于 2022 年 6 月 23 日发布了《药品追溯码标识规范》《药品追溯消费者查询结果显示规范》2 项信息化标准（2022 年第 50 号）。其中《药品追溯码标识规范》自 2023 年 6 月 23 日起实施，《药品追溯消费者查询结果显示规范》自发布之日起实施。

如图 5-7 和图 5-8 为药品追溯码标识示意图和药品追溯消费者查询结果示意图。

图 5-7　药品追溯码标识示意图

药品追溯信息	
本追溯信息由XXXX授权本追溯系统提供	
药品追溯码	XXXXXXXXXXXXXXXXXXX
药品通用名称	XXXXXXXX
药品生产日期	XXXXXXXX
药品有效期截止日期	XXXXXXXX
药品有效期	XX
药品生产批号	XXXXXX
剂型	XXXX
包装规格	XXXX
药品批准文号	XXXXXXXXXXXX
药品批准文号有效期	XXXXXXXX
境内药品上市许可持有人名称	XXXXXXXX
统一社会信用代码 (境内药品上市许可持有人)	XXXXXXXXXXXXXXXXXX
境内药品生产企业名称	XXXXXXX
统一社会信用代码 (境内药品生产企业)	XXXXXXXXXXXXXXXXXX
……	……

图 5-8　药品追溯消费者查询结果显示示意图

> **拓展阅读**
>
> **大医精诚，精益求精**
>
> 　　早在《黄帝内经》中，便有"上工治未病"的记载。对于"工"的要求，唐代孙思邈提出，治病是"至精至微之事"，既要"博极医源，精勤不倦"，又要"见彼苦恼，若己有之"。这说明，为"工"者，非但要有一手精妙的技艺，更需怀一颗为他人的诚心，才能成为一名"上工"。从这种要求看来，中国古代所谓的"医"——"治病工也"，正是当今工匠的雏形。
>
> 　　"炮制虽繁必不敢省人工，品味虽贵必不敢减物力。"这是北京同仁堂门口的一副对联。北京同仁堂是中药行业的老字号，同仁堂创建于清康熙八年（1669），历代同仁堂人都恪守这个古训，坚持树立"修合无人见，存心有天知"的自律意识，造就了制药过程中兢兢业业、精益求精的严细精神。医者仁心，贵在慎独，即使没有别人监督，即使人力、物力成本很高，也要一丝不苟地抓好制药的每一道工序。这或许也是同仁堂历经数百年依然辉煌的最根本原因。

五、现行主要相关法律法规

　　除《中华人民共和国药品管理法》（2019 年 8 月 26 日第十三届全国人民代表大会常务委员会第十二次会议第二次修订）、《中华人民共和国药品管理法实施条例》（2002 年 8 月 4 日颁布，根据 2019 年 3 月 2 日《国务院关于修改部分行政法规的决定》第二次修订）外，现行主要相关法规如下：

　　①《药品生产质量管理规范（2010 年修订）》（中华人民共和国卫生部令第 79 号，自 2011 年 3 月 1 日起施行）。

　　②《药品生产监督管理办法》（国家市场监督管理总局令第 28 号，自 2020 年 7 月 1 日起施行）。

③《药品注册管理办法》(国家市场监督管理总局令第 27 号,自 2020 年 7 月 1 日起施行)。

④《中华人民共和国疫苗管理法》(第十三届全国人民代表大会常务委员会第十一次会议通过,自 2019 年 12 月 1 日起施行)。

⑤《药品说明书和标签管理规定》(国家食品药品监督管理局令第 24 号,自 2006 年 6 月 1 日起施行)。

⑥《药物警戒检查指导原则》(国药监药管〔2022〕17 号,自 2022 年 4 月 15 日起施行)。

⑦《药品召回管理办法》(国家药监局 2022 年第 92 号,自 2022 年 11 月 1 日起施行)。

⑧《药品网络销售监督管理办法》(国家市场监督管理总局令第 58 号,自 2022 年 12 月 1 日起施行)。

本章小结

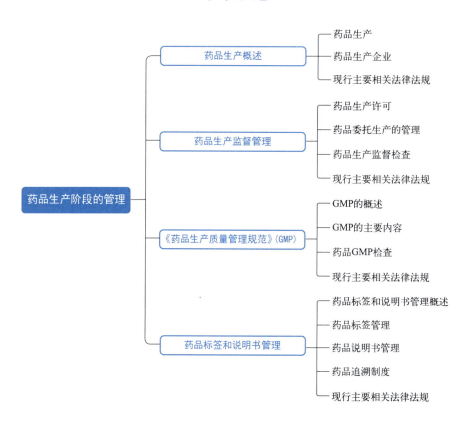

目标检测

一、A 型题（最佳选择题）

1. 药品生产企业变更《药品生产许可证》许可事项的,应当在原许可事项发生变更（　　）前,向原发证机关提出《药品生产许可证》变更申请。

A. 15 日　　　B. 30 日　　　C. 60 日　　　D. 90 日　　　E. 120 日

2. 《药品生产许可证》的有效期为（　　）。

A. 1 年　　　B. 3 年　　　C. 5 年　　　D. 10 年　　　E. 长期

3. 药品生产企业的下列行为不符合规定的是（　　）。

A. 生产药品所需的原料药、辅料凭供应商合格检验报告,可不经过检验,直接用于生产

B. 不符合国家药品标准的药品不得出厂

C. 必须从具有药品生产、经营资格的企业购进药品

D. 不得直接向医疗机构销售药品

E. 药品生产企业必须要具有生产许可证

4. 持有《药品生产许可证》的企业应当在许可证有效期届满前几个月，按照国务院药品监督管理部门的规定申请换发（　　）。

　　A. 1个月　　　　B. 3个月　　　　C. 6个月　　　　D. 9个月　　　　E. 12个月

5. 药品生产质量管理规范（GMP）符合性检查是国家对药品生产企业进行监督检查的一种手段，下列不属于GMP符合性检查的程序是（　　）。

　　A. 检查申请　　　B. 现场检查　　　C. 飞行检查　　　D. 资料审查　　　E. 审批与发证

6. 《药品委托生产批件》的有效期不得超过（　　）。

　　A. 1年　　　　　B. 2年　　　　　C. 3年　　　　　D. 4年　　　　　E. 5年

7. 有效期为2018年10月31日的药品有效期可标注为（　　）。

　　A. 失效期至2018年10月30日　　　　B. 有效期至2018年11月

　　C. 有效期至2018年10月30日　　　　D. 有效期至2018年11月1日

　　E. 有效期至2018年10月

8. 根据《药品说明书和标签管理规定》，药品标签分为内标签和外标签。关于药品标签管理的说法，错误的是（　　）。

　　A. 药品内标签是直接接触药品的包装的标签

　　B. 药品外标签是指内标签以外的其他包装标签

　　C. 中药饮片的包装标签一般应当注明产品属性、品名、规格、产地、生产企业、产品批号、生产日期等内容

　　D. 用于运输、储存包装的标签可只注明药品通用名称、批准文号、生产企业

　　E. 药品说明书属于标签的一种

9. GMP规范规定无菌药品生产所需的洁净区可分为以下4个级别（　　）。

　　A. 1级、2级、3级、4级　　　　　B. 百级、千级、万级、十万级

　　C. A级、B级、C级、D级　　　　　D. ISO3、ISO5、ISO7、ISO9

　　E. 以上都不对

10. 《药品管理法》中下列哪项不是特殊药品的归类（　　）。

　　A. 生物制品　　　B. 精神药品　　　C. 毒性药品

　　D. 麻醉药品　　　E. 放射性药品

11. 下列关于委托生产条件和要求的叙述，错误的是（　　）。

　　A. 在委托生产的药品包装、标签和说明书上，应当标明委托方企业名称和注册地址、受托方企业名称和生产地址

　　B. 委托方负责委托生产药品的质量

　　C. 申请药品委托生产，由受托方向所在地省级药品监督管理部门提出申请

　　D. 《药品委托生产批件》有效期不得超过3年

　　E. 受托方不得将接受委托生产的药品再次委托第三方生产

12. 药品生产厂房洁净室（区）空气洁净度级别控制参数（　　）。

　　A. 尘埃粒子（静态、动态）、浮游菌、沉降菌、表面微生物

　　B. 尘埃粒子、浮游菌、沉降菌、表面微生物

　　C. 尘埃粒子（静态、动态）、风速、浮游菌、沉降菌、表面微生物

　　D. 尘埃粒子（静态、动态）、照度、浮游菌、沉降菌、表面微生物

　　E. 温度、湿度、照度、浮游菌、沉降菌、表面微生物

二、B型题（配伍选择题）

[1～2]

　　A. 卡介苗　　　B. β-内酰胺类　　　C. 降血糖药　　　D. 降血压药　　　E. 降血脂药

1. 根据《药品生产质量管理规范》,必须使用专用设施(如独立的空气净化系统)和设备,并与其他药品生产区严格分开的药品是( )。
2. 根据《药品生产质量管理规范》,必须采用专用和独立的厂房、生产设施和设备的药品是( )。
[3~4]
A. 大容量注射剂　　B. 粉针剂　　　　C. 固体制剂　　　D. 液体制剂　　　E. 原料
3. 在成型或分装前使用同一台混合设备一次混合所生产的均质产品为一批的属于( )。
4. 以混装前经最后混合的药液所生产的均质产品为一批的属于( )。

三、X 型题（多项选择题）

1. 某企业在产能不足暂不能保障市场供应的情况下,拟委托其他药品生产企业生产某药品,受委托方必须持有与其受托生产的药品相适应的( )。
A. 通过药品 GMP 符合性检查　　　　B.《药品生产卫生许可证》
C. 药品批准文号　　　　　　　　　　D.《药品生产许可证》
E. 药品 GMP 证书
2. 药品说明书和标签中不得印制的内容有( )。
A. "专利药品" 字样　　　　　　　　B. "原装进口" 字样
C. "企业形象标识" 图案　　　　　　D. "XXX 省专销" 字样
E. "企业防伪标识" 图案
3. 药品的内标签应当包含药品通用名称、适应证或者功能主治、规格、用法用量、生产日期、产品批号、有效期、生产企业等内容,包装尺寸过小无法全部标明上述内容的,至少应当标注药品通用名称、规格和( )内容。
A. 产品批号　　B. 生产企业　　C. 用量用法　　D. 有效期　　E. 药物相互作用
4. 根据《药品说明书和标签管理规定》,下列叙述正确的是( )。
A. 药品包装必须按照规定印有或者贴有标签
B. 药品生产企业生产供上市销售的最小包装必须附有说明书
C. 药品包装不得夹带其他任何介绍或者宣传产品、企业的文字、音像及其他资料
D. 非处方药说明书应当使用容易理解的文字表述,以便患者自行判断、选择和使用
E. 药品说明书和标签由省级人民政府药品监督管理部门核准
5. 企业建立的药品质量管理体系涵盖( ),包括确保药品质量符合预定用途的有组织、有计划的全部活动。
A. 人员　　　　B. 厂房　　　　C. 验证　　　　D. 自检　　　　E. 物料

四、简答题

1. 开办药品生产企业的条件和审批程序。
2. 药品进行委托生产的条件有哪些?
3. 简述实施 GMP 的意义。
4. 药品 GMP 检查的类别及主要内容。

M5-3　参考答案

实训项目三　药品生产企业 GMP 实施情况调查

一、实训目的

1. 通过查找资料、分析资料、现场参观学习、撰写总结和现场陈述,锻炼学生分析、总结及表达能力,进而提高学生的专业素养,为今后工作奠定专业基础。

2. 通过实地参观药品生产企业，加深学生对《药品生产质量管理规范》内容的理解。

二、实训条件

1. 实训场地

校企合作企业（已通过 GMP 检查的药品生产企业）、多媒体教室。

2. 实训资源

（1）网络资源：中央人民政府、国家药品监督管理局、国家卫生健康委员会等网站。

（2）专业刊物：《中国药事》《中国医药报》《药品 GMP 验证指南》等专业期刊。

（3）硬件设备：计算机、打印机等。

三、实训内容

1. 全班学生分为两大组，推选组长，并进行分工。
2. 分别走访药品原料药生产企业、药品制剂生产企业。
3. 要求每组学生写一份关于药品生产企业《药品生产质量管理规范》的具体实施情况的实训报告，字数要求在 1000~2000 字。
4. 召开调查分享、分析交流会：参会同学自由提问，小组团队协作解答，增加案例理解深入程度。
5. 老师点评：教师结合授课知识进行点评，加深学生对《药品生产质量管理规范》的具体实施情况、关键控制点等内容的掌握。

四、实训评价

实训结束，根据表 5-10 药品生产企业 GMP 实施情况调查实训考核表进行考核打分。

表 5-10　药品生产企业 GMP 实施情况调查实训考核表

班级：　　　　组别：　　　　姓名：　　　　学号：　　　　得分：

项目	分值	考核指标	得分
实训报告内容	10	内容具有代表性	
	10	条理清晰，逻辑严谨	
	10	药品生产企业 GMP 实施情况简介	
	10	准确把握关键控制点	
	10	评论与思考	
	10	理论与实践相结合	
现场报告学生评价教师评价	10	语言表达清晰、准确	
	10	参会同学自由提问，小组团队成员能正确解答问题	
	10	组间互评：各小组对其他小组的展示及答辩情况进行评价	
	10	教师评价：教师对各组同学的表现进行评价	
总分			

实训项目四　药品标签和说明书合规性分析

一、实训目的

通过对药品标签、说明书实例的分析讨论，熟悉标签、说明书和包装上规定印有的内容、格式和要求,掌握药品标识管理的法规规定,并能应用相关法规判断其是否规范。

二、实训条件

1. 实训场地

多媒体教室。

2. 实训资源

(1) 网络资源:中央人民政府、国家药品监督管理局、国家卫生健康委员会等网站。

(2) 硬件设备:计算机、打印机等。

三、实训内容

1. 自由组合分组,每组5人,分别收集10种常用药品,包括中成药(含处方药和非处方药)和化学药品(含处方药和非处方药)的包装和说明书。

2. 依据相关法律法规规定,对说明书和包装上的标签(内容、格式和要求)进行比较、分析。

3. 写出比较、分析情况的讨论结果。印制是否规范,内容是否合规,找出存在的问题。

4. 每组选派1名同学做本次实训的总结发言。

5. 教师进行集中点评。

四、实训评价

实训结束,根据表5-11药品标签和说明书合规性分析实训考核表进行考核打分。

表5-11 药品标签和说明书合规性分析实训考核表

班级:　　　　组别:　　　　姓名:　　　　学号:　　　　得分:

项目	分值	考核指标	得分
比较分析结果	10	内容具有代表性	
	10	条理清晰,逻辑严谨,掌握重点	
	10	各常用药品标签、说明书的介绍	
	10	准确结合相关法律规范进行分析	
	10	评论与思考,准确归类	
	10	理论与实践相结合	
现场报告学生评价教师评价	10	语言表达清晰、准确、规范	
	10	参会同学自由提问,小组团队成员能正确解答问题	
	10	组间互评:各小组对其他小组的展示及答辩情况进行评价	
	10	教师评价:教师对各组同学的表现进行评价	
总分			

第六章　药品经营阶段的管理

章节导航

无证经营被严厉处罚

2022年3月，天津市市场监督管理局在日常执法检查时发现，天津市西青区某药品销售有限公司从事药品零售经营活动，但未办理药品经营许可证，未安装使用药品进销管理系统。该公司无证经营的药品来源有两类：一类为天津市西青区某大药房注销后的剩余药品；另一类为该公司从河北省唐山等药品批发公司购进的药品。2021年11月25日至案发时，该公司违法经营药品货值金额61350元，违法所得37914元。该公司行为已经涉嫌构成犯罪，按照《药品管理法》相关规定，责令该公司改正其违法行为，并处罚如下：没收违法销售的药品1139盒（瓶）；没收违法所得37917元；罚款80000元。本案中，市场监管部门聚焦药品领域安全，严肃查处未取得药品经营许可证经营药品的违法行为，依法惩戒非法经营者，起到了强大的震慑作用，达到了规范药品市场秩序、维护广大人民群众生活健康安全的目的。

药品作为治病救人的特殊商品，与患者的生命安全息息相关。作为药品经营者，在药品经营过程中，需要对药品安全性、有效性和质量可控性进行全程管理。因此，本模块主要讨论药品经营的特点、经营企业许可、药品经营中的禁止性规定、《药品经营质量管理规范》、《药品经营和使用质量监督管理办法》、药品广告等内容。

思政与素质目标

☆ 树立诚信售药、依法执业的观念。
☆ 树立药品质量和规范意识，提升质量管理能力。
☆ 具有药品安全意识，能够敬畏生命，将公众用药安全放在首位。

第一节 药品经营管理概述

学习目标

- **知识目标**
  掌握：药品经营管理的含义。
  熟悉：药品经营的特点。
- **能力目标**
  能够理解药品经营管理的含义；能够区分药品经营和一般商品经营的不同之处。
- **素质目标**
  具有药品安全意识，能够敬畏生命，将公众用药安全放在首位；具有爱岗敬业、勇于实践、不断创新的精神，志愿为人民群众的健康服务。

岗位情境

创业者小 A 想要自己开设一家零售药店进行药品销售，从新闻报道、互联网平台上了解到，药品销售和其他商品销售不一样，国家对药品经营进行了严格管理。如果你是一名药品监督管理人员，要如何给创业者小 A 提供建议呢？

一、药品经营管理的含义

药品经营管理是指有关组织和人员依照药事管理的法律法规，以采购、验收、储存、养护、出库、运输、配送及药品广告、价格、销售、售后服务等一系列经营活动进行药品管理的过程。其目的是保证药品的质量，使进入流通领域的药品保持其原有的安全性、有效性和稳定性，满足公众防病治病的需求，保护消费者用药的合法权益。

药品经营企业必须依照国家的法律法规经营药品，违反有关规定的，由药品监督管理部门依法给予相应的处理。

二、药品经营的特点

药品是特殊商品，药品经营除具有一般商品经营的共性外，还有其自身的特点。

（一）经营者的社会责任重大

药品是直接关系到人的生命安危的特殊商品，经营企业担负着治病救人的重任。俗话说"好药治病，劣药致命"，经营企业必须树立质量第一的思想，遵守职业道德，以保证公众用药安全。

（二）质量要求严，管理规范化

药品的真伪和内在质量的优劣，人的眼睛是很难分辨的。只有配备相应的仪器并按规定的检测方法，才能检测出来，并且药品质量易受外部条件变化的影响。为此，国家颁布了《药品经营质量管理规范》，要求药品经营企业必须依法按照《药品经营质量管理规范》经营药品。

（三）药品品种多、数量大，产品更新快

随着医药业的发展，药品种类越来越多，在为人们防病治病提供便利条件的同时，也会在药品集散过

程中出现质量问题。

（四）经营专业性强，人员素质要求高

经营者应有高度的责任心，有一定的药品知识和经营管理能力。坚持问病卖药，为消费者服务。

（五）供应要及时，需求有保障

药品市场随机因素多，用药者购买药品主要从需要的角度考虑，一般不会根据所需药品价格高低决定。经营企业应搞好市场调查和预测，有计划采购和经营。遇到灾情、疫情等突发事件，供应要及时。还需加强计划调节，注意留有一定的储备，急需时要有保障。

> **职业证书真题即练**
>
> 【多选题】药品经营的特点（　　）。
> A. 经营者的社会责任重大   B. 供应要及时，需求有保障
> C. 药品质量要求严，管理规范化   D. 经营专业性强，人员素质要求高

三、现行主要相关法律法规

除《中华人民共和国药品管理法》（2019 年 8 月 26 日第十三届全国人民代表大会常务委员会第十二次会议第二次修订）、《中华人民共和国药品管理法实施条例》（2002 年 8 月 4 日颁布，根据 2019 年 3 月 2 日《国务院关于修改部分行政法规的决定》第二次修订）外，现行主要相关法规如下：

①《药品经营质量管理规范》（国家食品药品监督管理总局令第 28 号，2016 年 7 月 20 日国家食品药品监督管理总局发布）。

②《药品经营和使用质量监督管理办法》（国家市场监督管理总局令第 84 号，自 2024 年 1 月 1 日起施行）。

③《互联网药品信息服务管理办法》（2004 年 7 月 8 日国家食品药品监督管理局令第 9 号公布，根据 2017 年 11 月 7 日国家食品药品监督管理总局局务会议《关于修改部分规章的决定》修正）。

④《关于〈全国零售药店分类分级管理指导意见（征求意见稿）〉公开征求意见的通知》[中华人民共和国商务部司（局）函，2018 年 11 月 23 日发文]。

⑤《全国药品流通行业发展规划（2016 年—2020 年)》（商务部市场秩序司，2016 年 12 月 29 日发文）。

第二节　药品经营企业管理

- **知识目标**

    掌握：药品经营企业的分类；开办药品经营企业的程序；药品经营中的禁止性规定。
    熟悉：药品批发企业、药品零售企业开办的基本条件。
    了解：药品经营许可证的管理；互联网药品信息服务管理的相关规定。

- **能力目标**

    能够进行药品经营企业的开办申请；能够判断药品流通过程中的违法行为；能说出药品网络交易第三方交易平台的要求。

- **素质目标**

  树立依法经营的观念；坚持实事求是、一丝不苟的工作作风，具备"有法必依，坚持原则"的工作理念。

岗位情境

创业者小 A 想要自己开设一家零售药店进行药品销售，且从多渠道了解到国家对药品经营进行严格管理，药店如果要出售药品，首先要取得《药品经营许可证》。如果你是一名药品监督管理工作人员，如何给创业者小 A 提供服务呢？

以案说法

违规售药遭处罚

案例：2020 年 9 月，福建省厦门市市场监督管理局根据群众举报线索，对厦门某贸易有限公司进行有因检查时发现，该公司未取得《药品经营许可证》，通过某电商平台注册网店销售从境外携带入境的、未取得药品批准证明文件的"胰妥讚注射剂"，涉案药品货值金额 3.41 万元。2022 年 2 月，厦门市市场监督管理局依据《药品管理法》等相关法律法规，对该公司处以没收违法经营药品、没收违法所得 2.945 万元、罚款 150 万元的行政处罚。（资料来源：国家药监局公布第二批药品安全专项整治典型案例，2022-07-05）

思考：未取得《药品经营许可证》为什么不可以销售药品？你从案例中得到什么启示？

药品经营企业是指经营药品的专营企业和兼营企业，是从事药品经营活动的独立经济实体，是药品生产企业与药品使用者之间联系的重要纽带，主要分为药品批发企业和药品零售企业。药品批发企业是指将购进的药品销售给药品生产企业、药品经营企业、医疗机构的药品经营企业。药品零售企业是指将购进的药品直接销售给消费者的药品经营企业。截至 2022 年底，全国共有《药品经营许可证》持证企业 64.38 万家。其中，批发企业 1.39 万家，零售连锁企业和门店 36.07 万家，零售药店 26.32 万家。

一、药品经营许可

（一）药品批发活动

从事药品批发活动的，应当具备以下条件：

① 有与其经营范围相适应的质量管理机构和人员；企业法定代表人、主要负责人、质量负责人、质量管理部门负责人等符合规定的条件；

② 有依法经过资格认定的药师或者其他药学技术人员；

③ 有与其经营品种和规模相适应的自营仓库、营业场所和设施设备，仓库具备实现药品入库、传送、分拣、上架、出库等操作的现代物流设施设备；

④ 有保证药品质量的质量管理制度以及覆盖药品经营、质量控制和追溯全过程的信息管理系统，并符合药品经营质量管理规范要求。

（二）药品零售连锁经营活动

① 设立药品零售连锁总部，对零售门店进行统一管理；

② 有与其经营范围相适应的质量管理机构和人员；企业法定代表人、主要负责人、质量负责人、质量管理部门负责人等符合规定的条件；

③ 有依法经过资格认定的药师或者其他药学技术人员；

④ 有保证药品质量的质量管理制度以及覆盖药品经营、质量控制和追溯全过程的信息管理系统，并

符合药品经营质量管理规范要求；

⑤ 具备能够保证药品质量、与其经营品种和规模相适应的仓库、配送场所和设施设备。

（三）药品零售活动

从事药品零售活动的，应当具备以下条件：

① 经营处方药、甲类非处方药的，应当按规定配备与经营范围和品种相适应的依法经过资格认定的药师或者其他药学技术人员；只经营乙类非处方药的，可以配备经设区的市级药品监督管理部门组织考核合格的药品销售业务人员；

② 有与所经营药品相适应的营业场所、设备、陈列、仓储设施以及卫生环境；同时经营其他商品（非药品）的，陈列、仓储设施应当与药品分开设置；在超市等其他场所从事药品零售活动的，应当具有独立的经营区域；

③ 有与所经营药品相适应的质量管理机构或者人员，企业法定代表人、主要负责人、质量负责人等符合规定的条件；

④ 有保证药品质量的质量管理制度、符合质量管理与追溯要求的信息管理系统，符合药品经营质量管理规范要求。

（四）开办药品经营企业的程序

1. 申请

开办药品经营企业，应当在取得营业执照后，向所在地县级以上药品监督管理部门申请药品经营许可证，提交下列材料：

① 药品经营许可证申请表；
② 质量管理机构情况以及主要负责人、质量负责人、质量管理部门负责人学历、工作经历相关材料；
③ 药师或者其他药学技术人员资格证书以及任职文件；
④ 经营药品的方式和范围相关材料；
⑤ 药品质量管理规章制度以及陈列、仓储等关键设施设备清单；
⑥ 营业场所、设备、仓储设施及周边卫生环境等情况，营业场所、仓库平面布置图及房屋产权或者使用权相关材料；
⑦ 法律、法规规定的其他材料。

2. 审查验收

药品监督管理部门应当自受理申请之日起 20 日内作出决定。

药品监督管理部门按照《药品经营质量管理规范》及其现场检查指导原则、检查细则等有关规定，组织开展申报资料技术审查和现场检查。

经技术审查和现场检查，符合条件的，准予许可，并自许可决定作出之日起五日内颁发药品经营许可证；不符合条件的，作出不予许可的书面决定，并说明理由。

仅从事乙类非处方药零售活动的，申请人提交申请材料和承诺书后，符合条件的，准予许可，当日颁发药品经营许可证。自许可决定作出之日起 3 个月内药品监督管理部门组织开展技术审查和现场检查，发现承诺不实的，责令限期整改，整改后仍不符合条件的，撤销药品经营许可证。

3. 许可公示

药品监督管理部门应当及时更新药品经营许可证核发信息，并在完成后 10 日内予以公开。

（五）药品经营许可证的管理

《药品经营许可证》是企业从事药品经营活动的法定凭证，包括正本和副本，正本、副本具有同等法律效力，样式由国家药品监督管理局统一制定。药品经营许可证电子证书与纸质证书具有同等法律效力，任何单位和个人不得伪造、变造、买卖、出租和出借。

1. 药品经营许可证的换发

《药品经营许可证》有效期为5年。有效期届满，需要继续经营药品的，持证企业应在有效期届满前6个月至2个月期间，向发证机关提出重新审查发证申请。

发证机关按照《药品经营和使用质量监督管理办法》关于申请办理药品经营许可证的程序和要求进行审查，必要时开展现场检查。药品经营许可证有效期届满前，应当作出是否许可的决定。

经审查符合规定条件的，准予许可，药品经营许可证编号不变。不符合规定条件的，责令限期整改；整改后仍不符合规定条件的，不予许可，并书面说明理由。逾期未作出决定的，视为准予许可。

在有效期届满前2个月内提出重新审查发证申请的，药品经营许可证有效期届满后不得继续经营；药品监督管理部门准予许可后，方可继续经营。

2. 药品经营许可证的变更

《药品经营许可证》变更分为许可事项变更和登记事项变更。许可事项是指经营地址、经营范围、经营方式、仓库地址。登记事项是指企业名称、统一社会信用代码、法定代表人、主要负责人、质量负责人等。

变更药品经营许可证载明的许可事项的，应当向发证机关提出药品经营许可证变更申请。未经批准，不得擅自变更许可事项。发证机关应当自受理变更申请之日起15日内作出准予变更或者不予变更的决定。药品零售企业被其他药品零售连锁总部收购的，按照变更药品经营许可证程序办理。

药品经营许可证载明的登记事项发生变化的，应当在发生变化起30日内，向发证机关申请办理药品经营许可证变更登记。发证机关应当在10日内完成变更登记。

药品经营许可证载明事项发生变更的，由发证机关在副本上记录变更的内容和时间，并按照变更后的内容重新核发药品经营许可证正本。

3. 药品经营许可证的遗失

药品经营许可证遗失的，应当向原发证机关申请补发。原发证机关应当及时补发《药品经营许可证》，补发的《药品经营许可证》编号和有效期限与原许可证一致。

4. 药品经营许可证的注销

经营企业有下列情形之一的，《药品经营许可证》由原发证机关注销：

① 企业主动申请注销药品经营许可证的；
② 药品经营许可证有效期届满未申请重新审查发证的；
③ 药品经营许可依法被撤销、撤回或者药品经营许可证依法被吊销的；
④ 企业依法终止的；
⑤ 法律、法规规定的应当注销行政许可的其他情形。

> **职业证书真题即练**
>
> 【单选题】《药品经营许可证》的有效期是（　　）。
> A. 1年　　　　　　B. 2年　　　　　　C. 3年　　　　　　D. 5年

二、药品经营中的禁止性规定

（一）药品经营中的禁止性经营活动

药品生产、经营企业不得在经药品监督管理部门核准的地址以外的场所储存或者现货销售药品；药品生产企业只能销售本企业生产的药品，不得销售本企业受委托生产的或者他人生产的药品；药品生产、经营企业知道或者应当知道他人从事无证生产、经营药品行为的，不得为其提供药品；药品生产、经营企业不得为他人以本企业的名义经营药品提供场所，或者资质证明文件，或者票据等便利条件；药品生产、经营企业不得以展示会、博览会、交易会、订货会、产品宣传会等方式现货销售药品；药品经营企业不得购进和销售医疗机构配制的制剂；未经药品监督管理部门审核同意，药品经营企业不得改变经营方式；药品生产、经营企业不得以搭售、买药品赠药品、买商品赠药品等方式向公众赠送处方药或者甲类非处方药；药品生产、经营企业不得采用邮售、互联网交易等方式直接向公众销售处方药；禁止非法收购药品。国家严厉打击租借证照、虚假交易、伪造记录、非法渠道购销药品、商业贿赂、价格欺诈、价格垄断以及伪造、虚开发票等违法违规行为，依法严肃惩处违法违规企业和医疗机构，严肃追究相关负责人的责任；涉嫌犯罪的，及时移送司法机关处理。

（二）药品零售企业不得经营的药品

药品零售的特点是将整件的药品拆包、分装、分类，直接把药品销售给消费者。为了加强药品零售的管理，保障公众用药安全，国家规定了药品零售企业不得经营以下药品：

① 麻醉药品，如可卡因、芬太尼、美沙酮等；
② 第一类精神药品，如丁丙诺啡、三唑仑、司可巴比妥等；
③ 终止妊娠药品，如卡前列素、卡前列甲酯、天花粉蛋白等；
④ 蛋白同化制剂，如雄烯二醇、雄烯二酮等；
⑤ 肽类激素品种（胰岛素除外），如促红细胞生成素、垂体促性素等；
⑥ 药品类易制毒化学品，如麦角胺、麦角新碱、麻黄素等；
⑦ 放射性药品；
⑧ 疫苗类；
⑨ 我国法律法规规定的其他药品零售企业不得经营的药品。

知识链接

山东省药品零售企业分级分类管理办法

根据企业设置条件与药品经营范围、经营规模的适应程度，核定的经营范围从小到大分为一类、二类和三类，相对应的企业分别简称为一类店、二类店和三类店。

① 一类店经营范围限定为非处方药（甲类非处方药、乙类非处方药）。
② 二类店经营范围限定为非处方药、处方药［麻醉药品、放射性药品、第一类精神药品等禁止类药品除外；医疗用毒性药品、第二类精神药品、含麻醉药品的复方口服溶液等限制类药品除外；生物制品（微生态活菌制品除外）、中药饮片、罂粟壳等除外］。
③ 三类店经营范围包括非处方药、处方药（麻醉药品、放射性药品、第一类精神药品、医疗用毒性药品、罂粟壳等药品除外）、生物制品、中药饮片等可在药品零售企业销售的药品。经批准的三类店还可销售第二类精神药品，并在《药品经营许可证》的经营范围上单独列明。
④ 上述企业均应执行国家禁止药品零售企业销售麻醉药品、放射性药品、第一类精神药品、终止妊娠药品、蛋白同化制剂、肽类激素（胰岛素除外）、药品类易制毒化学品、疫苗等法律法规的规定。
⑤ 仅经营药食同源类或可用于保健食品的精制包装中药饮片，且不拆零销售的二类店、三类店，可不增加"中药饮片"经营范围。

三、药品电子商务管理

（一）电子商务

电子商务是指各种具有商业活动能力的实体，如生产企业、经营企业、金融机构、政府机构、个人消费者等，利用网络和先进的数字化传媒技术进行的各项商业贸易活动。

（二）药品电子商务

药品电子商务是指药品生产者、经营者或使用者以信息交换的方式进行并完成各种商务活动和相关的服务活动。随着电子商务的发展，网上药品交易势头发展迅猛，互联网药品交易是一个新生事物，是未来药品经营的发展方向，它具有广域性、互动性、成本低、收效快的特点。随着人们对互联网的认知和应用程度的不断提高，互联网药品交易呈上升趋势。但网络在为消费者提供便捷的同时，也要求企业必须加强药品购、销、存以及配送过程的质量管理，确保药品质量，加强企业管理，不利用互联网发布虚假药品广告。

1987年9月20日，我国成功接入国际互联网，随着电子商务的快速发展，药品电子商务也逐渐发展壮大。国家食品药品监督管理局于2004年颁布实施了《互联网药品信息服务管理办法》，2005年颁布了《互联网药品交易服务审批暂行规定》，加强对互联网药品交易行为的监督管理。2017年1月21日国务院发布《国务院关于第三批取消中央指定地方实施行政许可事项的决定》（国发〔2017〕7号），取消互联网药品交易服务企业（第三方平台除外）审批。2017年9月，国务院关于取消一批行政许可事项的决定中，取消了互联网药品交易服务企业（第三方）审批。2017年11月，根据国家食品药品监督管理总局局务会议《国家食品药品监督管理总局关于修改部分规章的决定》修正了《互联网药品信息服务管理办法》，至此，我国互联网药品销售迈入了一个新的发展时期。

（三）互联网药品信息服务管理办法

互联网药品信息服务，是指通过互联网向上网用户提供药品（含医疗器械）信息的服务活动。

互联网药品信息服务分为经营性和非经营性两类。经营性互联网药品信息服务是指通过互联网向上网用户有偿提供药品信息等服务的活动。非经营性互联网药品信息服务是指通过互联网向上网用户无偿提供公开的、共享性药品信息等服务的活动。国家药品监督管理局对全国提供互联网药品信息服务活动的网站实施监督管理。省、自治区、直辖市药品监督管理部门对本行政区域内提供互联网药品信息服务活动的网站实施监督管理。拟提供互联网药品信息服务的网站，应当在向国务院信息产业主管部门或者省级电信管理机构申请办理经营许可证或者办理备案手续之前，按照属地监督管理的原则，向该网站主办单位所在地省、自治区、直辖市药品监督管理部门提出申请，经审核同意后取得提供互联网药品信息服务的资格。

各省、自治区、直辖市药品监督管理部门对本辖区内申请提供互联网药品信息服务的互联网站进行审核，符合条件的核发《互联网药品信息服务资格证书》。

《互联网药品信息服务资格证书》的格式由国家药品监督管理局统一制定。提供互联网药品信息服务的网站，应当在其网站主页显著位置标注《互联网药品信息服务资格证书》的证书编号。

提供互联网药品信息服务的网站不得发布麻醉药品、精神药品、医疗用毒性药品、放射性药品、戒毒药品和医疗机构制剂的产品信息。

提供互联网药品信息服务的网站发布的药品（含医疗器械）广告，必须经过药品监督管理部门审查批准。提供互联网药品信息服务的网站发布的药品（含医疗器械）广告要注明广告审查批准文号。

申请提供互联网药品信息服务，除应当符合《互联网信息服务管理办法》规定的要求外，还应当具备下列条件：

① 互联网药品信息服务的提供者应当为依法设立的企事业单位或者其他组织；
② 具有与开展互联网药品信息服务活动相适应的专业人员、设施及相关制度；
③ 有两名以上熟悉药品、医疗器械管理法律、法规和药品、医疗器械专业知识，或者依法经资格认定的药学、医疗器械技术人员。

申请提供互联网药品信息服务，应当填写国家药品监督管理局统一制发的《互联网药品信息服务申请表》，向网站主办单位所在地省、自治区、直辖市药品监督管理部门提出申请，同时提交以下材料：

① 企业营业执照复印件；

② 网站域名注册的相关证书或者证明文件；从事互联网药品信息服务网站的中文名称，除与主办单位名称相同的以外，不得以"中国""中华""全国"等冠名，除取得药品招标代理机构资格证书的单位开办的互联网站外，其他提供互联网药品信息服务的网站名称中不得出现"电子商务""药品招商""药品招标"等内容；

③ 网站栏目设置说明（申请经营性互联网药品信息服务的网站需提供收费栏目及收费方式的说明）；

④ 网站对历史发布信息进行备份和查阅的相关管理制度及执行情况说明；

⑤ 药品监督管理部门在线浏览网站上所有栏目、内容的方法及操作说明；

⑥ 药品及医疗器械相关专业技术人员学历证明或者其专业技术资格证书复印件、网站负责人身份证复印件及简历；

⑦ 健全的网络与信息安全保障措施，包括网站安全保障措施、信息安全保密管理制度、用户信息安全管理制度；

⑧ 保证药品信息来源合法、真实、安全的管理措施、情况说明及相关证明。

省、自治区、直辖市药品监督管理部门在收到申请材料之日起5日内做出受理与否的决定，受理的，发给受理通知书；不受理的，书面通知申请人并说明理由，同时告知申请人享有依法申请行政复议或者提起行政诉讼的权利。对于申请材料不规范、不完整的，省、自治区、直辖市药品监督管理部门自申请之日起5日内一次告知申请人需要补正的全部内容；逾期不告知的，自收到材料之日起即为受理。

省、自治区、直辖市药品监督管理部门自受理之日起20日内对申请提供互联网药品信息服务的材料进行审核，并作出同意或者不同意的决定。同意的，由省、自治区、直辖市药品监督管理部门核发《互联网药品信息服务资格证书》，同时报国家药品监督管理局备案并发布公告；不同意的，应当书面通知申请人并说明理由，同时告知申请人享有依法申请行政复议或者提起行政诉讼的权利。

《互联网药品信息服务资格证书》有效期为5年。有效期届满，需要继续提供互联网药品信息服务的，持证单位应当在有效期届满前6个月内，向原发证机关申请换发《互联网药品信息服务资格证书》。原发证机关进行审核后，认为符合条件的，予以换发新证；认为不符合条件的，发给不予换发新证的通知并说明理由，原《互联网药品信息服务资格证书》由原发证机关收回并公告注销。省、自治区、直辖市药品监督管理部门根据申请人的申请，应当在《互联网药品信息服务资格证书》有效期届满前作出是否准予其换证的决定。逾期未作出决定的，视为准予换证。

互联网药品信息服务提供者变更下列事项之一的，应当向原发证机关申请办理变更手续，填写《互联网药品信息服务项目变更申请表》，同时提供下列相关证明文件：

①《互联网药品信息服务资格证书》中审核批准的项目（互联网药品信息服务提供者单位名称、网站名称、IP地址等）；

② 互联网药品信息服务提供者的基本项目（地址、法定代表人、企业负责人等）；

③ 网站提供互联网药品信息服务的基本情况（服务方式、服务项目等）。

省、自治区、直辖市药品监督管理部门自受理变更申请之日起20个工作日内作出是否同意变更的审核决定。同意变更的，将变更结果予以公告并报国家药品监督管理局备案；不同意变更的，以书面形式通知申请人并说明理由。省、自治区、直辖市药品监督管理部门对申请人的申请进行审查时，应当公示审批过程和审批结果。申请人和利害关系人可以对直接关系其重大利益的事项提交书面意见进行陈述和申辩。依法应当听证的，按照法定程序举行听证。未取得或者超出有效期使用《互联网药品信息服务资格证书》从事互联网药品信息服务的，由国家药品监督管理局或者省、自治区、直辖市药品监督管理部门给予警告，并责令其停止从事互联网药品信息服务；情节严重的，移送相关部门，依照有关法律、法规给予处罚。

提供互联网药品信息服务的网站不在其网站主页的显著位置标注《互联网药品信息服务资格证书》的证书编号的，国家药品监督管理局或者省、自治区、直辖市药品监督管理部门给予警告，责令限期改正；在限定期限内拒不改正的，对提供非经营性互联网药品信息服务的网站处以500元以下罚款，对提供经营性互联网药品信息服务的网站处以 5000 元以上 1 万元以下罚款。

互联网药品信息服务提供者违反本办法，有下列情形之一的，由国家药品监督管理局或者省、自治区、直辖市药品监督管理部门给予警告，责令限期改正；情节严重的，对提供非经营性互联网药品信息服务的网站处以 1000 元以下罚款，对提供经营性互联网药品信息服务的网站处以 1 万元以上 3 万元以下罚款；构成犯罪的，移送司法部门追究刑事责任：

① 已经获得《互联网药品信息服务资格证书》，但提供的药品信息直接撮合药品网上交易的；

② 已经获得《互联网药品信息服务资格证书》，但超出审核同意的范围提供互联网药品信息服务的；

③ 提供不真实互联网药品信息服务并造成不良社会影响的；

④ 擅自变更互联网药品信息服务项目的。

> **知识链接**
>
> **药品网络销售企业应具备哪些基本条件？**
>
> 《药品网络销售监督管理办法》要求药品网络销售企业必须是线下实体药品企业，以加强药品质量安全保障和消费者权益保障。同时，从事药品网络销售的，应当是具备保证网络销售药品安全能力的药品上市许可持有人或者药品经营企业，即药品上市许可持有人或者取得药品经营许可证的经营企业才能开展药品网络销售业务。

四、现行主要相关法律法规

除《中华人民共和国药品管理法》（2019 年 8 月 26 日第十三届全国人民代表大会常务委员会第十二次会议第二次修订）、《中华人民共和国药品管理法实施条例》（2002 年 8 月 4 日颁布，2019 年 3 月 2 日《国务院关于修改部分行政法规的决定》第二次修订）外，现行主要相关法规、规章及规范性文件如下：

①《山东省药品零售企业分级分类管理办法》（鲁药监药市〔2019〕60 号，自 2019 年 12 月 1 日起施行）。

②《药品经营和使用质量监督管理办法》（国家市场监督管理总局令第 84 号，自 2024 年 1 月 1 日起施行）。

③《互联网药品信息服务管理办法》（2004 年 7 月 8 日国家食品药品监督管理局令第 9 号公布，根据 2017 年 11 月 7 日国家食品药品监督管理总局局务会议《关于修改部分规章的决定》修正）。

④《药品网络销售监督管理办法》（国家市场监督管理总局令第 58 号公布，自 2022 年 12 月 1 日起施行）。

第三节　药品经营质量管理规范

学习目标

- **知识目标**

  掌握：GSP 的全称；药品批发的质量管理基本内容和要求；药品零售的质量管理基本内容和要求。

  熟悉：我国 GSP 的发展历程。

  了解：我国 GSP 的修订思路。

- **能力目标**

  能够运用 GSP 的相关知识分析药品经营中的实际案例；能够按照 GSP 相关规定对药品批发、药品零售企业的各环节进行管理。

- 素质目标

  树立药品经营全过程持续符合GSP的意识；具有药品质量第一意识，将公众用药安全放在首位。

岗位情境

创业者小A在了解了各种政策后，开设了一家零售药店，且从合规的药品批发企业购置了一批药品，药品到店验收后，小A和药店营业员开始对药品进行上架陈列。如果你是该药店营业员，该如何给小A讲解明白药品上架陈列的注意事项呢？

以案说法

处方药和非处方药混放遭处罚

案例：2020年11月，天津市西青区市场监督管理局网站发布的行政处罚决定书《天津市某药房连锁有限公司五十九店处方药和非处方药混放案》（津青市监中罚〔2020〕48号）显示，当事人天津市某药房连锁有限公司五十九店处方药柜子中摆放有"汉森"牌四磨汤口服液，药盒上有"OTC"字样，为非处方药。"汉森"牌四磨汤口服液旁摆放了处方药"999"牌气滞胃痛颗粒，并摆放在了标有"处方药"的药柜中。根据《药品管理法》《药品经营质量管理规范》相关规定，天津市西青区市场监督管理局责令该药店立即改正，并给予警告的行政处罚。（资料来源：中国经济网，2021-1-6）

思考：处方药和非处方药为什么不能混放？药品陈列的要求是什么？

一、GSP 概述

《药品经营质量管理规范》的英文是Good Supply Practice，英文缩写为GSP，意为良好的供应规范。GSP是国际通用的概念，实质意义即控制药品在流通环节所有可能发生质量事故的因素，从而防止质量事故发生的一整套管理程序。1982年，日本的GSP被介绍到我国。1984年6月，国家医药管理局发布了该规范的试行版，这是我国医药商品流通环节第一套正式的质量管理规范，引起医药商业系统的广泛重视，收到了良好的效果。1992年，国家医药管理局正式颁布了《医药商品质量管理规范》修订版。2000年，国家药品监督管理局总结了过去几十年药品经营质量管理的经验，颁布了新版GSP及实施细则，并更名为《药品经营质量管理规范》，进一步完善了GSP制度。2012年11月，卫生部修订了《药品经营质量管理规范》。2015年5月，国家食品药品监督管理总局局务会议审议通过《药品经营质量管理规范》，自公布之日起施行。2016年6月30日，国家食品药品监督管理总局会议通过《关于修改〈药品经营质量管理规范〉的决定》。

药品经营企业必须按照国务院药品监督管理部门制定的GSP经营药品。GSP是药品经营管理和质量控制的基本准则，药品经营企业必须严格执行。药品零售连锁企业总部的管理应当符合GSP中药品批发企业相关规定，门店的管理应当符合GSP药品零售企业的相关规定。

2016版GSP修订，一是依据《中华人民共和国药品管理法》《中华人民共和国药品管理法实施条例》等法律法规及有关政策开展修订工作；二是查找药品流通过程中各种影响药品质量的安全隐患，采取切实可行的管理措施加以控制，保证经营活动中的药品安全；三是调整原来药品GSP中不符合药品监管和流通发展要求的、与药品经营企业经营管理实际不相适应的内容，重点解决药品流通中存在的突出问题和难点问题；四是以促进药品经营企业整体水平提升为方向，使修订的规范具有一定的前瞻性；五是积极吸收国外药品流通管理的先进经验，促进我国药品经营质量管理与国际药品流通质量管理的逐步接轨。按照这一思路，确定了"提高标准、完善管理，强化重点、突破难点"的修订原则，明确了"全面推进一项管理手段、强化两个重点环节、突破三个难点问题"的修订目标。一项管理手段就是实施企业计算机管理信息系统，两个重点环节就是药品购销渠道和仓储温湿度控制，三个难点就是票据管理、冷链管理和药品运输。

药品 GSP 的修订是我国药品流通监管政策的一次较大调整，是对药品经营活动所应具备的条件和规范要求的一次较大提升，有效增强了流通环节药品质量风险控制能力，进一步规范药品经营行为，切实保障公众用药安全、有效。

二、GSP 的主要内容

GSP 共 4 章，包括总则、药品批发的质量管理、药品零售的质量管理、附则，共计 184 条。第一章"总则"共 4 条，阐明了 GSP 制定的依据和目的，基本精神以及适用范围。第二章"药品批发的质量管理"共 115 条，主要包括质量管理体系、组织机构与质量管理职责、人员与培训、质量管理体系文件、设施与设备、校准与验证、计算机系统、采购、收货与验收、储存与养护、销售、出库、运输与配送和售后管理。第三章"药品零售的质量管理"共 58 条，主要包括质量管理与职责、人员管理、文件、设施与设备、采购与验收、陈列与储存、销售管理和售后管理。第四章"附则"共 7 条，包括用语含义、制定 GSP 附录、GSP 的解释和施行。

（一）总 则

为加强药品经营质量管理，规范药品经营行为，保障人体用药安全、有效，根据《中华人民共和国药品管理法》《中华人民共和国药品管理法实施条例》，制定本规范。本规范是药品经营管理和质量控制的基本准则，企业应当在药品采购、储存、销售、运输等环节采取有效的质量控制措施，确保药品质量，并按照国家有关要求建立药品追溯系统，实现药品可追溯。

药品经营企业、药品生产企业销售药品、药品流通过程中其他涉及储存与运输药品的，都应符合本规范的相关要求。药品经营企业应当坚持诚实守信，依法经营。禁止任何虚假、欺骗行为。

（二）药品批发的质量管理

1. 质量管理体系

企业应当建立质量管理体系，确定质量方针，制定质量管理体系文件，开展质量策划、质量控制、质量保证、质量改进和质量风险管理等活动。企业制定的质量方针文件应当明确企业总的质量目标和要求，并贯彻到药品经营活动的全过程。企业质量管理体系应当与其经营范围和规模相适应，包括组织机构、人员、设施设备、质量管理体系文件及相应的计算机系统等。

企业应当定期以及在质量管理体系关键要素发生重大变化时，组织开展内审。同时采用前瞻或者回顾的方式，对药品流通过程中的质量风险进行评估、控制、沟通和审核。全员参与质量管理，各部门、岗位人员应当正确理解并履行职责，承担相应质量责任。

2. 组织机构与质量管理职责

企业应当设立与其经营活动和质量管理相适应的组织机构或者岗位，明确规定其职责、权限及相互关系。

企业负责人是药品质量的主要责任人，全面负责企业日常管理，负责提供必要的条件，保证质量管理部门和质量管理人员有效履行职责，确保企业实现质量目标并按照本规范要求经营药品。企业质量负责人应当由高层管理人员担任，全面负责药品质量管理工作，独立履行职责，在企业内部对药品质量管理具有裁决权。

企业应当设立质量管理部门，有效开展质量管理工作，职责包括：①督促相关部门和岗位人员执行药品管理的法律法规及本规范；②组织制订质量管理体系文件，并指导、监督文件的执行；③负责药品的验收，指导并监督药品采购、储存、养护、销售、退货、运输等环节的质量管理工作；④负责假劣药品的报告；⑤负责药品召回的管理；⑥组织质量管理体系的内审和风险评估；⑦协助开展质量管理教育和培训等。

3. 人员与培训

(1) 岗位人员

从事药品经营和质量管理工作的人员，应当符合有关法律法规及 GSP 规定的资格要求，不得有相关法律法规禁止从业的情形。各岗位人员及人员资质要求详见表 6-1。

表 6-1 药品批发企业各类岗位人员的资质要求

人员		资质要求
企业负责人		大学专科以上学历或者中级以上专业技术职称,经过基本的药学专业知识培训,熟悉有关药品管理的法律法规及 GSP
企业质量负责人		大学本科以上学历、执业药师资格和 3 年以上药品经营质量管理工作经历,在质量管理工作中具备正确判断和保障实施的能力
企业质量管理部门负责人		执业药师资格和 3 年以上药品经营质量管理工作经历,能独立解决经营过程中的质量问题
质量管理工作人员		药学中专或者医学、生物、化学等相关专业大学专科以上学历或者具有药学初级以上专业技术职称
验收、养护工作人员		药学或医学、生物、化学等相关专业中专以上学历或具备药学初级以上专业技术职称
中药材、中药饮片	验收工作人员	中药学专业中专以上学历或者具有中药学中级以上专业技术职称
	养护工作人员	中药学专业中专以上学历或者具有中药学初级以上专业技术职称
	直接收购地产中药材验收人员	中药学中级以上专业技术职称
从事疫苗配送的企业负责疫苗质量管理和验收工作人员		2 名以上专业技术人员专门负责疫苗质量管理和验收工作。专业技术人员应当具有预防医学、药学、微生物学或者医学等专业本科以上学历及中级以上专业技术职称,并有 3 年以上从事疫苗管理或者技术工作经历
药品采购人员		药学或者医学、生物、化学等相关专业中专以上学历,从事销售、储存等工作的人员应当具有高中以上文化程度

> **职业证书真题即练**
>
> 【多选题】药品批发企业的企业质量负责人需满足（   ）。
> A. 大学本科以上学历
> B. 执业药师资格
> C. 3 年以上药品经营质量管理工作经历
> D. 5 年以上药品经营质量管理工作经历

(2) 岗位培训

企业应当对各岗位人员进行与其职责和工作内容相关的岗前培训和继续培训，以符合《药品经营质量管理规范》要求。培训内容应当包括相关法律法规、药品专业知识及技能、质量管理制度、职责及岗位操作规程等。企业应当按照培训管理制度制定年度培训计划并开展培训，使相关人员能正确理解并履行职责。培训工作应当做好记录并建立档案。质量管理、验收、养护、储存等直接接触药品岗位的人员应当进行岗前及年度健康检查，并建立健康档案。患有传染病或者其他可能污染药品的疾病的，不得从事直接接触药品的工作。身体条件不符合相应岗位特定要求的，不得从事相关工作。

4. 质量管理体系文件

经营企业应制定符合企业实际的质量管理体系文件。文件包括质量管理制度、部门及岗位操作规程、档案、报告、记录和凭证等。文件的起草、修订、审核、批准、分发、保管，以及修改、撤销、替换、销毁等应当按照文件管理操作规程进行，并保存相关记录。文件应当标明题目、种类、目的以及文件编号和版本号。文字应当准确、清晰、易懂。文件应当分类存放，便于查阅。企业应当定期审核、修订文件，使用的文件应当为现行有效的文本，已废止或者失效的文件除留档备查外，不得在工作现场出现。企业应当保证各岗位获得与其工作内容相对应的必要文件,并严格按照规定开展工作。

(1) 质量管理制度

管理制度应当包括以下内容:①质量管理体系内审的规定;②质量否决权的规定;③质量管理文件的管理;④质量信息的管理;⑤供货单位、购货单位、供货单位销售人员及购货单位采购人员等资格审核的规定;⑥药品采购、收货、验收、储存、养护、销售、出库、运输的管理;⑦特殊管理的药品的规定;⑧药品有效期的管理;⑨不合格药品、药品销毁的管理;⑩药品退货的管理;⑪药品召回的管理;⑫质量查询的管理;⑬质量事故、质量投诉的管理;⑭药品不良反应报告的规定;⑮环境卫生、人员健康的规定;⑯质量方面的教育、培训及考核的规定;⑰设施设备保管和维护的管理;⑱设施设备验证和校准的管理;⑲记录和凭证的管理;⑳计算机系统的管理;㉑药品追溯的规定;㉒其他应当规定的内容。

(2) 部门及岗位职责

部门及岗位职责应当包括:①质量管理、采购、储存、销售、运输、财务和信息管理等部门职责;②企业负责人、质量负责人及质量管理、采购、储存、销售、运输、财务和信息管理等部门负责人的岗位职责;③质量管理、采购、收货、验收、储存、养护、销售、出库复核、运输、财务、信息管理等岗位职责;④与药品经营相关的其他岗位职责。

(3) 操作规程

企业应当制定药品采购、收货、验收、储存、养护、销售、出库复核、运输等环节及计算机系统的操作规程。

(4) 相关记录

企业应当建立药品采购、验收、养护、销售、出库复核、销后退回和购进退出、运输、储运温湿度监测、不合格药品处理等相关记录,做到真实、完整、准确、有效和可追溯。通过计算机系统记录数据时,有关人员应当按照操作规程,通过授权及密码登录后方可进行数据的录入或者复核;数据的更改应当经质量管理部门审核并在其监督下进行,更改过程应当留有记录。

书面记录及凭证应当及时填写,并做到字迹清晰,不得随意涂改,不得撕毁。更改记录的,应当注明理由、日期并签名,保持原有信息清晰可辨。记录及凭证应当至少保存 5 年。疫苗、特殊管理药品的记录及凭证按相关规定保存。

5. 设施与设备

药品经营企业应当具有与其药品经营范围、经营规模相适应的经营场所和库房。

(1) 库房基本要求

库房的规模及条件应当满足药品的合理、安全储存,并达到以下要求,便于开展储存作业。①内外环境整洁,无污染源,库区地面硬化或者绿化;②库房内墙、顶光洁,地面平整,门窗结构严密;③库房有可靠的安全防护措施,能够对无关人员进入实行可控管理,防止药品被盗、替换或者混入假药;④有防止室外装卸、搬运、接收、发运作业受异常天气影响的措施。

(2) 库房设施设备

库房应配备以下设施设备:①药品与地面之间有效隔离的设备;②避光、通风、防潮、防虫、防鼠等设备;③有效调控温湿度及室内外空气交换的设备;④自动监测、记录库房温湿度的设备;⑤符合储存作业要求的照明设备;⑥用于零货拣选、拼箱发货操作及复核的作业区域和设备;⑦包装物料的存放场所;⑧验收、发货、退货的专用场所;⑨不合格药品专用存放场所;⑩经营特殊管理的药品有符合国家规定的储存设施。

(3) 经营中药材、中药饮片设施设备要求

经营中药材、中药饮片的,应当有专用的库房和养护工作场所,直接收购地产中药材的应当设置中药样品室(柜)。

(4) 储存、运输冷藏、冷冻药品设施设备要求

储存、运输冷藏、冷冻药品的,应当配备以下设施设备:①与其经营规模和品种相适应的冷库,经营

疫苗的应当配备两个以上独立冷库；②用于冷库温度自动监测、显示、记录、调控、报警的设备；③冷库制冷设备的备用发电机组或者双回路供电系统；④对有特殊低温要求的药品，应当配备符合其储存要求的设施设备；⑤冷藏车及车载冷藏箱或者保温箱等设备。

运输冷藏、冷冻药品的冷藏车及车载冷藏箱、保温箱应当符合药品运输过程中对温度控制的要求。冷藏车具有自动调控温度、显示温度、存储和读取温度监测数据的功能；冷藏箱及保温箱具有外部显示和采集箱体内温度数据的功能。

6. 校准与验证

企业应当按照国家有关规定，对计量器具、温湿度监测设备等定期进行校准或者检定，应当对冷库、储运温湿度监测系统以及冷藏运输等设施设备进行使用前验证、定期验证及停用时间超过规定时限的验证。企业应当根据相关验证管理制度，形成验证控制文件，包括验证方案、报告、评价、偏差处理和预防措施等。按照预先确定和批准的方案实施，验证报告应当经过审核和批准，验证文件应当存档。

7. 计算机系统

企业应当建立能够符合经营全过程管理及质量控制要求的计算机系统，实现药品质量可追溯，并满足药品电子监管的实施条件。企业计算机系统应当符合以下要求：①有支持系统正常运行的服务器和终端机；②有安全、稳定的网络环境，有固定接入互联网的方式和安全可靠的信息平台；③有实现部门之间、岗位之间信息传输和数据共享的局域网；④有药品经营业务票据生成、打印和管理功能；⑤有符合本规范要求及企业管理实际需要的应用软件和相关数据库。

各类数据的录入、修改、保存等操作应当符合授权范围、操作规程和管理制度的要求，保证数据原始、真实、准确、安全和可追溯。计算机系统运行中涉及企业经营和管理的数据应当采用安全、可靠的方式储存并按日备份，备份数据应当存放在安全场所，记录类数据应当至少保存 5 年。疫苗、特殊管理的药品的记录及凭证按相关规定保存。

8. 采购

（1）企业采购活动

企业采购活动应当符合以下要求：①确定供货单位的合法资格；②确定所购入药品的合法性；③核实供货单位销售人员的合法资格；④与供货单位签订质量保证协议。采购中涉及的首营企业、首营品种，采购部门应当填写相关申请表格，经过质量管理部门和企业质量负责人的审核批准。必要时应当组织实地考察，对供货单位质量管理体系进行评价。

（2）首营企业审核

对首营企业的审核，应当查验加盖其公章原印章的以下资料，确认真实、有效：①《药品生产许可证》或者《药品经营许可证》复印件；②营业执照复印件，及上一年度企业年度报告公示情况；③通过《药品生产质量管理规范》或者《药品经营质量管理规范》的符合性检查；④相关印章、随货同行单（票）样式；⑤开户户名、开户银行及账号。采购首营品种应当审核药品的合法性，索取加盖供货单位公章原印章的药品生产或者进口批准证明文件复印件并予以审核，审核无误的方可采购。以上资料应当归入药品质量档案。

（3）核实、留存供货单位销售人员资料

企业应当核实、留存供货单位销售人员以下资料：①加盖供货单位公章原印章的销售人员身份证复印件；②加盖供货单位公章原印章和法定代表人印章或者签名的授权书，授权书应当载明被授权人姓名、身份证号码，以及授权销售的品种、地域、期限；③供货单位及供货品种相关资料。

（4）签订质量保证协议

企业与供货单位签订的质量保证协议至少包括以下内容：①明确双方质量责任；②供货单位应当提供符合规定的资料且对其真实性、有效性负责；③供货单位应当按照国家规定开具发票；④药品质量符合药品标准等有关要求；⑤药品包装、标签、说明书符合有关规定；⑥药品运输的质量保证及责任；⑦质量保证协议的有效期限。

采购药品时，企业应当向供货单位索取发票。发票应当列明药品的通用名称、规格、单位、数量、单价、金额等；不能全部列明的，应当附《销售货物或者提供应税劳务清单》，并加盖供货单位发票专用章原印章、注明税票号码。发票上的购、销单位名称及金额、品名应当与付款流向及金额、品名一致，并与财务账目内容相对应。发票按有关规定保存。采购药品应当建立采购记录。采购记录应当有药品的通用名称、剂型、规格、生产厂商、供货单位、数量、价格、购货日期等内容，采购中药材、中药饮片的还应当标明产地。

发生灾情、疫情、突发事件或者临床紧急救治等特殊情况，以及其他符合国家有关规定的情形，企业可采用直调方式购销药品，将已采购的药品不入本企业仓库，直接从供货单位发送到购货单位，并建立专门的采购记录，保证有效的质量跟踪和追溯。

采购特殊管理的药品，应当严格按照国家有关规定进行。企业应当定期对药品采购的整体情况进行综合质量评审，建立药品质量评审和供货单位质量档案，并进行动态跟踪管理。

9. 收货与验收

（1）药品收货

企业应当按照规定的程序和要求对到货药品逐批进行收货、验收，防止不合格药品入库。

药品到货时，收货人员应当核实运输方式是否符合要求，并对照随货同行单（票）和采购记录核对药品，做到票、账、货相符。随货同行单（票）应当包括供货单位，生产厂商，药品的通用名称、剂型、规格、批号、数量，收货单位，收货地址，发货日期等内容，并加盖供货单位药品出库专用章原印章。

冷藏、冷冻药品到货时，应当对其运输方式及运输过程的温度记录、运输时间等质量控制状况进行重点检查并记录。不符合温度要求的应当拒收。

收货人员对符合收货要求的药品，应当按品种特性要求放于相应待验区域，或者设置状态标志，通知验收。冷藏、冷冻药品应当在冷库内待验。

（2）药品验收

验收药品应当按照药品批号查验同批号的检验报告书。供货单位为批发企业的，检验报告书应当加盖其质量管理专用章原印章。检验报告书的传递和保存可以采用电子数据形式，但应当保证其合法性和有效性。

企业应当按照验收规定，对每次到货药品进行逐批抽样验收，抽取的样品应当具有代表性。

验收药品应当做好验收记录，包括药品的通用名称、剂型、规格、批准文号、批号、生产日期、有效期、生产厂商、供货单位、到货数量、到货日期、验收合格数量、验收结果等内容。验收人员应当在验收记录上签署姓名和验收日期。

中药材验收记录应当包括品名、产地、供货单位、到货数量、验收合格数量等内容。中药饮片验收记录应当包括品名、规格、批号、产地、生产日期、生产厂商、供货单位、到货数量、验收合格数量等内容，实施批准文号管理的中药饮片还应当记录批准文号。

验收不合格的还应当注明不合格事项及处置措施。

企业应当建立库存记录，验收合格的药品应当及时入库登记；验收不合格的，不得入库，并由质量管理部门处理。

10. 储存与养护

（1）药品储存

企业应当根据药品的质量特性对药品进行合理储存，并符合以下要求：①按包装标示的温度要求储存药品，包装上没有标示具体温度的，按照《中华人民共和国药典》规定的贮藏要求进行储存；②储存药品相对湿度为35%～75%；③在人工作业的库房储存药品，按质量状态实行色标管理，合格药品为绿色，不合格药品为红色，待确定药品为黄色；④储存药品应当按照要求采取避光、遮光、通风、防潮、防虫、防鼠等措施；⑤搬运和堆码药品应当严格按照外包装标示要求规范操作，堆码高度符合包装图示要求，避免损坏药品包装；⑥药品按批号堆码，不同批号的药品不得混垛，垛间距不小于5厘米，与库房内墙、顶、温度调控设备及管道等设施间距不小于30厘米，与地面间距不小于10厘米；⑦药品与非药品、外用药与其他药品分开存放，中药材和中药饮片分库存放；⑧特殊管理的药品应当按照国家有关规定储存；⑨拆除外包装的零货药品应当集中存放；⑩储存药品的货架、托盘等设施设备应当保持清洁，无破损和杂物堆放；⑪未经批准的人员不得进入储存作业区，储存作业区内的人员不得有影响药品质量和安全的行为；⑫药品储存作业区内不得存放与储存管理无关的物品。

> **职业证书真题即练**
>
> 【多选题】关于药品储存，以下说法正确的有（　　）。
> A. 储存药品相对湿度为35%～75%
> B. 药品按批号堆码，不同批号的药品可以混垛
> C. 垛间距不小于5厘米，与库房内墙、顶、温度调控设备及管道等设施间距不小于30厘米
> D. 拆除外包装的零货药品应当集中存放

(2) 药品养护

养护人员应当根据库房条件、外部环境、药品质量特性等对药品进行养护。养护内容主要是：①指导和督促储存人员对药品进行合理储存与作业；②检查并改善储存条件、防护措施、卫生环境；③对库房温湿度进行有效监测、调控；④按照养护计划对库存药品的外观、包装等质量状况进行检查，并建立养护记录，对储存条件有特殊要求的或者有效期较短的品种应当进行重点养护；⑤发现有问题的药品应当及时在计算机系统中锁定和记录，并通知质量管理部门处理；⑥对中药材和中药饮片应当按其特性采取有效方法进行养护并记录，所采取的养护方法不得对药品造成污染；⑦定期汇总、分析养护信息。

企业应当采用计算机系统对库存药品的有效期进行自动跟踪和控制，采取近效期预警及超过有效期自动锁定等措施，防止过期药品销售。

对质量可疑的药品应当立即采取停售措施，并在计算机系统中锁定，同时报告质量管理部门确认。对存在质量问题的药品应当采取以下措施：①存放于标志明显的专用场所，并有效隔离，不得销售；②怀疑为假药的，及时报告药品监督管理部门；③属于特殊管理的药品，按照国家有关规定处理；④不合格药品的处理过程应当有完整的手续和记录；⑤对不合格药品应当查明并分析原因，及时采取预防措施。

对库存药品定期盘点，做到账、货相符。

11. 销售

企业应当将药品销售给合法的购货单位，并对购货单位的证明文件、采购人员及提货人员的身份证明进行核实，保证药品销售流向真实、合法。

企业销售药品，应当如实开具发票，做到票、账、货、款一致。做好药品销售记录。

企业应当做好药品销售记录。销售记录应当包括药品的通用名称、规格、剂型、批号、有效期、生产厂商、购货单位、销售数量、单价、金额、销售日期等内容。进行药品直调的，应当建立专门的销售记录。

中药材销售记录应当包括品名、规格、产地、购货单位、销售数量、单价、金额、销售日期等内容；中药饮片销售记录应当包括品名、规格、批号、产地、生产厂商、购货单位、销售数量、单价、金额、销售日期等内容。

销售特殊管理的药品以及国家有专门管理要求的药品，应当严格按照国家有关规定执行。

12. 出库

(1) 不得出库的情况

出库时应当对照销售记录进行复核。发现以下情况不得出库，并报告质量管理部门处理：①药品包装出现破损、污染、封口不牢、衬垫不实、封条损坏等问题；②包装内有异常响动或者液体渗漏；③标签脱落、字迹模糊不清或者标识内容与实物不符；④药品已超过有效期；⑤其他异常情况的药品。

（2）出库复核

药品出库复核应当建立记录，包括购货单位，药品的通用名称、剂型、规格、数量、批号、有效期、生产厂商、出库日期、质量状况和复核人员等内容。特殊管理的药品出库应当按照有关规定进行复核。

药品出库时，应当附加盖企业药品出库专用章原印章的随货同行单（票）。

（3）冷藏、冷冻药品的装箱、装车要求

冷藏、冷冻药品的装箱、装车等项作业，应当由专人负责并符合以下要求：①车载冷藏箱或者保温箱在使用前应当达到相应的温度要求；②应当在冷藏环境下完成冷藏、冷冻药品的装箱、封箱工作；③装车前应当检查冷藏车辆的启动、运行状态，达到规定温度后方可装车；④启运时应当做好运输记录，内容包括运输工具和启运时间等。

13. 运输与配送

企业应当按照质量管理制度的要求，严格执行运输操作规程，并采取有效措施保证运输过程中的药品质量与安全。特殊管理的药品的运输应当符合国家有关规定。应当根据药品的包装、质量特性并针对车况、道路、天气等因素，选用适宜的运输工具，采取相应措施防止出现破损、污染等问题。同时，应严格按照外包装标示的要求搬运、装卸药品。

发运药品时，应当检查运输工具，发现运输条件不符合规定的，不得发运。运输药品过程中，运载工具应当保持密闭。运输过程中，药品不得直接接触冰袋、冰排等蓄冷剂，防止对药品质量造成影响。已装车的药品应当及时发运并尽快送达。委托运输的，企业应当要求并监督承运方严格履行委托运输协议，防止因在途时间过长影响药品质量。

企业应当制定冷藏、冷冻药品运输应急预案，对运输途中可能发生的设备故障、异常天气影响、交通拥堵等突发事件，能够采取相应的应对措施。冷藏、冷冻药品运输与配送中，企业应当根据药品的温度控制要求，在运输过程中采取必要的保温或者冷藏、冷冻措施，实时监测并记录冷藏车、冷藏箱或者保温箱内的温度数据。

14. 售后管理

企业应当按照质量管理制度的要求，制定投诉管理操作规程，内容包括投诉渠道及方式、档案记录、调查与评估、处理措施、反馈和事后跟踪等。为加强药品售后管理，企业应当配备专职或者兼职人员负责售后投诉管理，对投诉的质量问题查明原因，采取有效措施及时处理和反馈，并做好记录，必要时应当通知供货单位及药品生产企业。企业应当及时将投诉及处理结果等信息记入档案，以便查询和跟踪。同时，企业质量管理部门应当配备专职或者兼职人员，按照国家有关规定承担药品不良反应监测和报告工作。

企业发现已售出药品有严重质量问题，应当立即通知购货单位停售、追回并做好记录，同时向药品监督管理部门报告。企业应当协助药品生产企业履行召回义务，按照召回计划的要求及时传达、反馈药品召回信息，控制和收回存在安全隐患的药品，并建立药品召回记录。企业应当加强对退货的管理，保证退货环节药品的质量和安全，防止混入假冒药品。

（三）药品零售的质量管理

1. 质量管理与职责

企业应当按照有关法律法规及本规范的要求制定质量管理文件，开展质量管理活动，确保药品质量。应当具有与其经营范围和规模相适应的经营条件，包括组织机构、人员、设施设备、质量管理文件，并按照规定设置计算机系统。企业应当设置质量管理部门或者配备质量管理人员，履行规定职责。企业负责人是药品质量的主要责任人，负责企业日常管理，负责提供必要的条件，保证质量管理部门和质量管理人员有效履行职责，确保企业按照本规范要求经营药品。

2. 人员管理

（1）从业资格要求

《药品经营质量管理规范》中药品零售企业各类人员的资质要求详见表6-2。

表 6-2　药品零售企业各类岗位人员的资质要求

人员	资质要求
企业法定代表人或者企业负责人	执业药师资格。企业应当按照国家有关规定配备执业药师，负责处方审核，指导合理用药
质量管理、验收、采购人员	药学或者医学、生物、化学等相关专业学历或者具有药学专业技术职称
中药饮片质量管理、验收、采购人员	中药学中专以上学历或者具有中药学专业初级以上专业技术职称
营业员	高中以上文化程度或者符合省级药品监督管理部门规定的条件
中药饮片调剂	中药学中专以上学历或者具备中药调剂员资格

（2）培训与健康检查要求

企业应当按照培训管理制度制定年度培训计划并开展培训，使相关人员能正确理解并履行职责。培训工作应当做好记录并建立档案。

企业各岗位人员应当接受相关法律法规及药品专业知识与技能的岗前培训和继续培训，企业应当为销售特殊管理的药品、国家有专门管理要求的药品、冷藏药品的人员接受相应培训提供条件，使其掌握相关法律法规和专业知识。

企业应当对直接接触药品岗位的人员进行岗前及年度健康检查，并建立健康档案。患有传染病或者其他可能污染药品的疾病的，不得从事直接接触药品的工作。

在营业场所内，企业工作人员应当穿着整洁、卫生的工作服。在药品储存、陈列等区域不得存放与经营活动无关的物品及私人用品，在工作区域内不得有影响药品质量和安全的行为。

3. 文件

企业应当按照有关法律法规基本规范规定，制定符合企业实际的质量管理文件。文件包括质量管理制度、岗位职责、操作规程、档案、记录和凭证等，并对质量管理文件定期审核、及时修订。

药品零售质量管理制度应当包括：药品采购、验收、陈列、销售等环节的管理，设置库房的还应当包括储存、养护的管理；供货单位和采购品种的审核；处方药销售的管理；药品拆零的管理等。

药品零售操作规程应当包括：①药品采购、验收、销售；②处方审核、调配、核对；③中药饮片处方审核、调配、核对；④药品拆零销售；⑤特殊管理的药品和国家有专门管理要求的药品的销售；⑥营业场所药品陈列及检查；⑦营业场所冷藏药品的存放；⑧计算机系统的操作和管理；⑨设置库房的还应当包括储存和养护的操作规程。

4. 设施与设备

企业的营业场所应当与其药品经营范围、经营规模相适应，并与药品储存、办公、生活辅助及其他区域分开。营业场所应当具有相应设施或者采取其他有效措施，避免药品受室外环境的影响，并做到宽敞、明亮、整洁、卫生。企业应当建立能够符合经营和质量管理要求的计算机系统，并满足药品追溯的要求。经营特殊管理的药品应当有符合国家规定的储存设施。储存中药饮片应当设立专用库房。企业应当按照国家有关规定，对计量器具、温湿度监测设备等定期进行校准或者检定。

（1）营业场所应配备设施设备

营业场所应当有以下营业设备：①货架和柜台；②监测、调控温度的设备；③经营中药饮片的，有存放饮片和处方调配的设备；④经营冷藏药品的，有专用冷藏设备；⑤经营第二类精神药品、毒性中药品种和罂粟壳的，有符合安全规定的专用存放设备；⑥药品拆零销售所需的调配工具、包装用品。

（2）库房应配备设施设备

企业设置库房的，应当做到库房内墙、顶光洁，地面平整，门窗结构严密；有可靠的安全防护、防盗等措施。仓库应当有以下设施设备：①药品与地面之间有效隔离的设备；②避光、通风、防潮、防虫、防鼠等设备；③有效监测和调控温湿度的设备；④符合储存作业要求的照明设备；⑤验收专用场所；⑥不合格药品专用存放场所；⑦经营冷藏药品的，有与其经营品种及经营规模相适应的专用设备。

5. 采购与验收

企业采购药品，应当符合本规范相关规定。药品到货时，收货人员应当按采购记录，对照供货单位的随货同行单（票）核实药品实物，做到票、账、货相符。应当按规定的程序和要求对到货药品逐批进行验收，同时，按规定查验药品检验报告书，并做好验收记录。验收抽取的样品应当具有代表性。

冷藏药品、特殊管理的药品应当按照相关规定进行验收。

验收合格的药品应当及时入库或者上架，验收不合格的，不得入库或者上架，并报告质量管理人员处理。

6. 陈列与储存

（1）药品陈列

M6-1 GSP要求下的药品陈列

企业应当对营业场所温度进行监测和调控，以使营业场所的温度符合常温要求。企业应当定期进行卫生检查，保持环境整洁。存放、陈列药品的设备应当保持清洁卫生，不得放置与销售活动无关的物品，并采取防虫、防鼠等措施，防止污染药品。

药品的陈列应当符合以下要求：①按剂型、用途以及储存要求分类陈列，并设置醒目标志，类别标签字迹清晰、放置准确；②药品放置于货架（柜），摆放整齐有序，避免阳光直射；③处方药、非处方药分区陈列，并有处方药、非处方药专用标识；④处方药不得采用开架自选的方式陈列和销售；⑤外用药与其他药品分开摆放；⑥拆零销售的药品集中存放于拆零专柜或者专区；⑦第二类精神药品、毒性中药品种和罂粟壳不得陈列；⑧冷藏药品放置在冷藏设备中，按规定对温度进行监测和记录，并保证存放温度符合要求；⑨中药饮片柜斗谱的书写应当正名正字；装斗前应当复核，防止错斗、串斗；应当定期清斗，防止饮片生虫、发霉、变质；不同批号的饮片装斗前应当清斗并记录；⑩经营非药品应当设置专区，与药品区域明显隔离，并有醒目标志。

（2）药品储存

企业应当定期对陈列、存放的药品进行检查，重点检查拆零药品和易变质、近效期、摆放时间较长的药品以及中药饮片。发现有质量疑问的药品应当及时撤柜，停止销售，由质量管理人员确认和处理，并保留相关记录。对药品的有效期进行跟踪管理，防止近效期药品售出后可能发生的过期使用。

企业设置库房的，库房的药品储存与养护管理应当符合相关规定。

7. 销售管理

企业应当在营业场所的显著位置悬挂《药品经营许可证》、营业执照、执业药师注册证等。营业人员应当佩戴有照片、姓名、岗位等内容的工作牌，是执业药师和药学技术人员的，工作牌还应当标明执业资格或者药学专业技术职称。在岗执业的执业药师应当挂牌明示。非本企业在职人员不得在营业场所内从事药品销售相关活动。销售特殊管理的药品和国家有专门管理要求的药品，应当严格执行国家有关规定。

销售药品应当符合以下要求：①处方经执业药师审核后方可调配，对处方所列药品不得擅自更改或者代用，对有配伍禁忌或者超剂量的处方，应当拒绝调配，但经处方医师更正或者重新签字确认的，可以调配，调配处方后经过核对方可销售；②处方审核、调配、核对人员应当在处方上签字或者盖章，并按照有关规定保存处方或者其复印件；③销售近效期药品应当向顾客告知有效期；④销售中药饮片做到计量准确，并告知煎服方法及注意事项，提供中药饮片代煎服务，应当符合国家有关规定。

药品拆零销售应当符合以下要求：①负责拆零销售的人员经过专门培训；②拆零的工作台及工具保持清洁、卫生，防止交叉污染；③做好拆零销售记录，内容包括拆零起始日期，药品的通用名称、规格、批号、生产厂商、有效期、销售数量、销售日期、分拆及复核人员等；④拆零销售应当使用洁净、卫生的包装，包装上注明药品名称、规格、数量、用法、用量、批号、有效期以及药店名称等内容；⑤提供药品说明书原件或者复印件；⑥拆零销售期间，保留原包装和说明书。

8. 售后管理

除药品质量原因外，药品一经售出，不得退换。企业应当在营业场所公布药品监督管理部门的监督电话，设置顾客意见簿，及时处理顾客对药品质量的投诉。发现已售出药品有严重质量问题，应当及时采取措施追回药品并做好记录，同时向药品监督管理部门报告。

🌱 知识链接

药品拆零销售

药品拆零销售是指销售药品在销售中,将最小销售单元拆开以便于销售,而且拆开的包装已不能完整反映药品的名称、规格、用量、用法、有效期等全部内容。

拆零药品销售原则:药品拆零销售应以方便公众用药为原则,在保证药品质量的前提下予以拆零销售。

拆零药品的储存环境:必须设拆零药品销售专柜,拆零药品集中存放,并由专人管理。备好销售必备工具,如药匙、包装袋等,并保持清洁卫生。

破坏最小包装单元的拆零药品应集中存放于拆零药品专柜,保留最小包装单元的包装,至销售完为止,并做好拆零记录。

药品零售企业和零售连锁企业门店在药品拆零销售时,要在药袋上写明药品名称、规格、用法、用量以及有效期等内容,并向顾客交代清楚注意事项。

(四) 附则

本规范为药品经营质量管理的基本要求。对企业信息化管理、药品储运温湿度自动监测、药品验收管理、药品冷链物流管理、零售连锁管理等具体要求,由国家食品药品监督管理总局(现改为国家药品监督管理局)以附录方式另行制定。麻醉药品、精神药品、药品类易制毒化学品的追溯应当符合国家有关规定。医疗机构药房和计划生育技术服务机构的药品采购、储存、养护等质量管理规范由国家药品监督管理局协商相关主管部门另行制定。互联网销售药品的质量管理规定由国家药品监督管理局另行制定。

本规范自发布之日起施行,卫生部 2013 年 6 月 1 日施行的《药品经营质量管理规范》(中华人民共和国卫生部令第 90 号)同时废止。药品经营企业违反本规范的,由药品监督管理部门按照相关规定给予处罚。

 知识链接

GSP 认证正式取消!

根据《中华人民共和国药品管理法》规定,自 2019 年 12 月 1 日起,取消药品 GSP 认证,不再受理 GSP 认证申请,不再发放药品 GSP 证书。

2019 年 12 月 1 日以前受理的认证申请,按照原药品 GSP 认证有关规定办理。2019 年 12 月 1 日前完成现场检查并符合要求的,发放药品 GSP 证书。凡现行法规要求进行现场检查的,2019 年 12 月 1 日后应当继续开展现场检查,并将现场检查结果通知企业;检查不符合要求的,按照规定依法予以处理。

三、现行主要相关法律法规

除《中华人民共和国药品管理法》(2019 年 8 月 26 日第十三届全国人民代表大会常务委员会第十二次会议第二次修订)、《中华人民共和国药品管理法实施条例》(2002 年 8 月 4 日颁布,2019 年 3 月 2 日《国务院关于修改部分行政法规的决定》第二次修订)外,现行主要相关法规、规章及规范性文件如下:

①《药品经营质量管理规范》(根据 2016 年 7 月 13 日国家食品药品监督管理总局令第 28 号《关于修改〈药品经营质量管理规范〉的决定》修正)。

②《药品经营和使用质量监督管理办法》(国家市场监督管理总局令第 84 号,自 2024 年 1 月 1 日起施行)。

第四节　药品流通监督管理

学习目标

- **知识目标**
  掌握：药品生产、经营企业购销药品应遵守的规定；医疗机构购进、储存药品的规定。
  熟悉：药品流通的概念、特点。
  了解：药品流通监督管理的发展。
- **能力目标**
  能够运用《药品流通监督管理办法》的相关知识分析实际案例；能够综合《药品流通监督管理办法》的知识指导药学实践工作。
- **素质目标**
  树立依法经营的观念；具备"有法必依，坚持原则"的工作作风。

岗位情境

小 A 开设的零售药店由于服务态度好，能提供专业的药学服务，药店药品很快销售殆尽。小 A 想多渠道购进药品，如果你是药店的采购员，该如何进行药品采购呢？

以案说法

某大药房连锁有限公司违规购药被处罚

案例：2021 年 10 月 22 日，广州市花都区市场监督管理局收到线索转办函，反映广州市某大药房连锁有限公司在网上销售医疗机制配制药剂，通过该公司的某商城网店调查，该公司自 2021 年 9 月份开始在网店销售上述药品。

2022 年 3 月，广州市花都区市场监督管理局执法人员送达《行政处罚听证告知书》给该公司，结合自由裁量情节，广州市花都区市场监督管理局决定对该企业销售药品违法行为责令改正，作以下行政处罚：①没收违法所得金额 148788 元；②罚款 446364 元（资料来源：中国网财经，2022-03-22）

思考：药品经营企业都有哪些合法购进药品的渠道？你从案例中得到什么启示？

一、药品流通监督管理概述

（一）药品流通的概念和特点

1. 药品流通的概念

流通是商品经济条件下社会再生产过程的一个环节。商品流通是以货币为媒介的商品交换，其公式是"商品—货币—商品"。

药品流通是从整体来看药品从生产者转移到患者的活动、体系和过程，包括了药品流、货币流、药品所有权流和药品信息流。药品流通的概念不同于药品买卖、药品市场营销，属宏观经济范畴。

药品流通的监督管理是指政府有关部门根据国家药事法规、标准、制度，对药品流通这环节的药品质量、药学服务质量、药品销售机构的质量保证体系及药品广告、药品价格进行监督管理活动的总称。

2. 药品流通的特点

与其他商品流通相比，药品流通具有很多特点，归纳起来主要有以下 5 点：

① 要求严格保证药品质量：在药品流通过程中有关药品质量的最低要求是禁止假劣药品流通，始终保持药品质量符合国家药品标准，始终保持药品包装、标识物（标签、说明书）符合法定要求。

② 药品品种、规格、批次很多：这对流通过程中药品分类储存的准确无误与及时分发，都造成更大的难度。

③ 对人员和销售机构的要求高：药品与其他消费品不相同，专业技术性很强。从采购到分发都必须有执业药师参与管理、指导，有的关键环节执业药师将直接操作。处方药还必须根据执业医师处方调配销售。在流通全过程所提供的药学服务，只有合格的药师才能完成。

④ 药品定价和价格控制难度大：生产经营企业期望获得高利润，患者期望获得质高价廉的药品，国家能承担的补助只能与经济水平相适应。还有一些人企图介入药品流通领域牟取非法暴利。诸多社会因素致使药品价格不能完全由市场竞争来调节，必须由政府、行业组织、消费者共同协调、控制。

⑤ 药品广告宣传内容要求高：虚假、误导的药品广告将产生影响人们生命健康的严重后果。

（二）药品流通监督管理的发展

据历史资料记载，国家对药品监督管理的法律法规、制度、标准，许多都源于对药品市售交易的管理。我国唐宋以来药业兴旺，药品市场交易日益活跃。公元 659 年，唐政府组织编修的《新修本草》成书，被唐政府规定为医师必修书目，成为药材买卖时判断药品真伪优劣的依据，实质上发挥了国家药品标准的作用，被后人誉为世界最早的药典。公元 976 年～982 年，宋政府对进口药品贸易作了多项规定，例如："诸蕃国香药珍宝，不得私相市易。"公元 982 年宣布解除香木等 37 种药材进口禁令，并公布乳香等 8 种药材由国家专卖。公元 1076 年，宋政府举办"卖药所"，开创了官办药品销售机构的先河。历代政府的刑律中多有禁止销售毒药、禁止游医沿街售药的规定，以及误用药、卖错药致人死亡判刑的规定。

1999 年 8 月 1 日，国家药品监督管理局颁布《药品流通监督管理办法（暂行）》。2006 年 12 月 8 日，国家食品药品监督管理局局务会审议通过《药品流通监督管理办法》，自 2007 年 5 月 1 日起施行。2023 年 9 月 27 日，国家发布了《药品经营和使用质量监督管理办法》。

从世界医药历史来看，最早的医药分业始于药业发达的意大利，当时的药业主要是药品贸易业，即医药商业。13 世纪后，欧洲的社会药房逐渐发展起来，政府为了管理药房颁布了《药师法》，其主要内容规定了受过什么训练的人才可以经营管理药房，以及销售药品的规则。近代社会药品贸易日益发达，有关监督管理的立法也越来越多。1906 年，美国政府为了解决各州间药品贸易问题，国会通过并颁布了《联邦食品、药品法》。这是世界上最早的一部药品监督管理综合性法律。20 世纪 50 年代，美国为解决药品贸易中的分类管理问题，通过并颁布了《Durham-Humphrey 修正案》，开始了零售药品按处方药与非处方药分类管理的办法。20 世纪，各国制定颁布的药品法、药事法中普遍规定了经营药品的许可证制度。

自从磺胺、青霉素问世，化学药物治疗得到发展，大批新化学药品研制成功，药品企业迅速发展。这些企业以营利为基础的运行机制，导致药品流通秩序混乱问题日益增多，决定了国家与有关部门需要有一套监管方法，制止可能发生的越轨行为，各国政府通过制定修订法律、法规，加强行业管理，以及政府行政干预等多种办法加强药品流通过程及体系的监督管理，从而建立了一个全球化的药品流通秩序。

二、《药品经营和使用质量监督管理办法》的主要内容

《药品经营和使用质量监督管理办法》（以下简称《办法》）是国家药品监督管理局制定发布的规章，2023 年 9 月 27 日公布，自 2024 年 1 月 1 日实施。《办法》共 7 章 79 条，《办法》是为了加强药品经营和

药品使用质量监督管理，规范药品经营和药品使用质量管理活动，根据《药品管理法》《疫苗管理法》《中华人民共和国药品管理法实施条例》等法律、行政法规制定的。

（一）药品经营的规定

1. 强调药品经营企业主体责任

药品质量安全事关人民群众的生命健康，《办法》进一步明确药品经营企业法定代表人、主要负责人承担质量主体责任，强化企业落实质量管理责任要求。

《办法》规定，药品经营企业的法定代表人、主要负责人对药品经营活动全面负责。药品经营企业的主要负责人、质量负责人应当符合药品经营质量管理规范规定的条件。主要负责人全面负责企业日常管理，负责配备专门的质量负责人；质量负责人全面负责药品质量管理工作，保证药品质量。

2. 推动药品现代物流规范发展

《办法》统一准入标准，明确开办药品批发企业和接受委托储存药品的单位应当具备药品现代物流的相关要求，后续国家局将出台细化药品现代物流标准的指导文件，促进全国药品现代物流协同发展。

《办法》规定，药品储存、运输应当严格遵守药品经营质量管理规范的要求，根据药品包装、质量特性、温度控制等要求采取有效措施，保证储存、运输过程中的药品质量安全。冷藏冷冻药品储存、运输应当按要求配备冷藏冷冻设施设备，确保全过程处于规定的温度环境，按照规定做好监测记录。

3. 鼓励企业优化仓储资源配置

为推动药品流通行业高质量发展，构建全国统一大市场，《办法》明确了委托储运、异地设库等工作要求，在坚持属地监管原则基础上，进一步强化跨省监管协同，同时明确委托储存运输、异地设置仓库的条件和各方责任，充分调动药品第三方物流的资源和优势，推动共建覆盖城乡的高效药品供应链网络。

《办法》规定，药品批发企业所在地省、自治区、直辖市药品监督管理部门负责对跨省、自治区、直辖市设置仓库的监督管理，仓库所在地省、自治区、直辖市药品监督管理部门负责协助日常监管。委托方所在地药品监督管理部门负责对跨省、自治区、直辖市委托开展的药品经营活动实施监督管理，受托方所在地药品监督管理部门负责协助日常监管。委托方和受托方所在地药品监督管理部门应当加强信息沟通，相互通报监督检查等情况，必要时可以开展联合检查。

4. 细化药品零售连锁管理要求

《办法》明确了对药品零售连锁经营的许可管理、事权划分、质量管理、违法处罚等方面的法规要求，通过明确行业标准，为企业健康发展营造公平竞争的市场环境。

《办法》规定，药品零售连锁总部应当建立健全质量管理体系，统一企业标识、规章制度、计算机系统、人员培训、采购配送、票据管理、药学服务标准规范等，对所属零售门店的经营活动履行管理责任。总部应当加强对所属零售门店的管理，保证其持续符合药品经营质量管理规范和统一的质量管理体系要求。

对药品零售连锁总部所属零售门店，《办法》规定药品零售连锁门店的经营范围不得超过总部的经营范围，应当按照总部统一质量管理体系要求开展药品零售活动。

5. 其他规定

① 药品上市许可持有人将其持有的品种委托销售的，接受委托的药品经营企业应当具有相应的经营范围。受托方不得再次委托销售。

② 药品经营企业不得经营疫苗、医疗机构制剂、中药配方颗粒等国家禁止药品经营企业经营的药品。药品零售企业不得销售禁止销售的药品。

③ 药品上市许可持有人、药品经营企业应当加强药品采购、销售人员的管理，对其进行法律、法规、规章、标准、规范和专业知识培训，并对其药品经营行为承担法律责任。

④ 药品上市许可持有人、药品批发企业销售药品时，应当向购药单位提供材料；药品经营企业采购药品时，应当索取、查验、留存有关材料、凭证。

⑤ 药品零售企业应当遵守国家处方药与非处方药分类管理制度，按规定凭处方销售处方药；药品零售企业不得以买药品赠药品或者买商品赠药品等方式向公众赠送处方药、甲类非处方药；药品零售企业销售药品时，应当开具内容详实的凭证等。

⑥ 药品监督管理部门应当根据药品经营使用单位的质量管理，所经营和使用药品品种，检查、检验、投诉、举报等药品安全风险和信用情况，制定年度检查计划、开展监督检查并建立监督检查档案等。

⑦ 药品经营和使用质量管理的违法行为，法律、行政法规已有规定的，依照其规定。违反本《办法》规定，按照本《办法》进行处罚。

> **职业证书真题即练**
>
> 【多选题】下列情形中，说法正确的有（　　）。
> A. 药品批发企业销售的假药以危重病人为主要使用对象，药品生产企业不得在核准的地址以外的场所储存或者现货销售药品
> B. 药品生产企业可以销售本企业受委托生产的或者他人生产的药品
> C. 药品经营企业可以购进和销售医疗机构配制的制剂
> D. 销售人员应当出示授权书原件及本人身份证原件，供药品采购方核实

（二）药品使用质量管理的规定

共8条规定，内容涉及：医疗机构应当建立健全药品质量管理体系、设置专门部门负责药品质量管理；采购药品时应当核实供货单位的有效证明文件、索要合法票据；建立和执行药品购进验收制度及购进记录；制定并执行药品储存、养护制度并保证药品储存符合要求；制定和执行药品养护管理制度，配备药品养护人员，定期对储存药品进行检查和养护；发现使用的药品存在质量问题或者其他安全隐患的，应当立即停止使用，并向相关部门报告反馈；建立覆盖药品购进、储存、使用全过程的追溯体系，开展追溯数据校验和采集，按规定提供药品追溯信息。

> **知识链接**
>
> **医疗机构购进药品、储存药品的监督管理**
>
> ① 医疗机构购进药品，应当核实供货单位的药品生产许可证或者药品经营许可证、授权委托书以及药品批准证明文件、药品合格证明等有效证明文件。首次购进药品的，应当妥善保存加盖供货单位印章的上述材料复印件，保存期限不得少于五年。
>
> 医疗机构购进药品时应当索取、留存合法票据，包括税票及详细清单，清单上应当载明供货单位名称、药品通用名称、药品上市许可持有人（中药饮片标明生产企业、产地）、批准文号、产品批号、剂型、规格、销售数量、销售价格等内容。票据保存不得少于三年，且不少于药品有效期满后一年。
>
> ② 医疗机构应当建立和执行药品购进验收制度，购进药品应当逐批验收，并建立真实、完整的记录。
>
> 药品购进验收记录应当注明药品的通用名称、药品上市许可持有人（中药饮片标明生产企业、产地）、批准文号、产品批号、剂型、规格、有效期、供货单位、购进数量、购进价格、购进日期。药品购进验收记录保存不得少于三年，且不少于药品有效期满后一年。

三、现行主要相关法律法规

除《中华人民共和国药品管理法》（2019年8月26日第十三届全国人民代表大会常务委员会第十

二次会议第二次修订)、《中华人民共和国药品管理法实施条例》(2002年8月4日颁布,2019年3月2日《国务院关于修改部分行政法规的决定》第二次修订)外,现行主要相关法规、规章及规范性文件如下:

《药品经营和使用质量监督管理办法》(国家市场监督管理总局令第84号,自2024年1月1日起施行)。

第五节 药品广告管理

学习目标

- **知识目标**
  掌握:药品广告须标明的内容;药品广告限制性的内容;药品广告的禁止行为。
  熟悉:药品广告的作用。
  了解:药品广告的概念。
- **能力目标**
  学会辨别媒体上的药品广告是否违规;能够运用药品广告的相关知识分析实际案例。
- **素质目标**
  树立依法宣传、依法执业的观念;培养合理用药的意识。

岗位情境

国庆节即将到来,某非处方药的药品生产企业业务员小B到小A开设的零售药店进行药品宣传,在药品宣传过程中,小B宣称本企业生产的非处方药"药品安全无毒副作用",顾客可放心使用。请问,小B的说法正确么?如果你是一名药品监督管理工作人员,该如何向公众科普药品广告的相关知识呢?

以案说法

药品广告这么发布,对么?

案例:广东某药业有限公司成立于2017年05月03日,经营范围包括健康管理咨询服务、中药饮片加工等。自2019年9月始至案发时止,利用其微信公众号发布"虫草双参酒"药品广告,出现了以患者等的名义或者形象作推荐及未注明相关文献引用出处等内容。(资料来源:中国网财经,2022-05-24)

思考:该药业发布的药品广告是否违法?依据是什么?

一、药品广告概述

(一) 药品广告的概念

药品广告是指利用各种媒介或者形式发布的广告含有药品名称、药品适应证(功能主治)或者与药品有关的其他内容的广告宣传方式。

随着电子信息技术等手段的快速发展,药品广告的媒介也在不断增加,如电视、报刊、杂志、互联网、交通工具等。

（二）药品广告的作用

广告在商品经济中，具有不可忽视的沟通产销的媒介作用。在现代药品市场中，广告已成为药品促销的重要手段。药品广告的作用主要体现在以下三个方面：

1. 传递药品信息

药品广告是传播药品信息的一种经济、快捷和有效的方式，是促使医生、药师、患者了解有关药品的性能、成分、适应证、作用机制、用法用量、注意事项等信息的重要手段，有助于医生或患者选择用药。同时，药品广告的传播，特别是非处方药的广告宣传，对增强人们自我保健意识、培养新的保健需求具有一定作用，对制药企业扩大药品销售量、开拓新市场和开发新产品都具有积极作用。

2. 促进销售，开拓市场

广告能够广泛地、经常地接近客户，刺激和激发消费者的购买欲望。因此，在新产品的推广以及开拓市场方面，广告能起到很好的作用，是进行市场渗透的有力武器。

3. 增强企业竞争力，加深商品形象

市场中同品种同规格的药品很多，药品商标和商品名是药品生产企业的重要标志。药品广告是增强企业竞争力、树立或加深药品商品形象、提升企业信誉的重要途径，也是保护和扩大市场占有率的有力武器。

二、药品广告的主要内容

《药品管理法》第八十九条规定，药品广告应当经广告主所在地省、自治区、直辖市人民政府确定的广告审查机关批准；未经批准的，不得发布。药品在发布广告时，以国务院药品监督管理部门核准的药品说明书为准，不得含有虚假的内容。

（一）药品广告须标明的内容

药品广告的内容必须真实、合法、科学。

药品广告内容涉及药品适应证或者功能主治、药理作用等内容的宣传，应当以国务院药品监督管理部门批准的说明书为准，不得进行扩大或者恶意隐瞒的宣传，不得含有说明书以外的理论、观点等内容。

药品广告中必须标明药品的通用名称、忠告语（处方药广告的忠告语是"本广告仅供医学药学专业人士阅读"，非处方药广告的忠告语是"请按药品说明书或在药师指导下购买和使用"）、药品广告批准文号、药品生产批准文号；以非处方药商品名称为各种活动冠名的，可以只发布药品商品名称。药品广告必须标明药品生产企业或者药品经营企业名称，不得单独出现"咨询热线""咨询电话"等内容。非处方药广告必须同时标明非处方药专用标识（OTC）。已经审查批准的药品广告在广播电台发布时，可不播出药品广告批准文号。

（二）药品广告限制性的内容

药品广告中有关药品功能疗效的宣传应当科学准确，不得出现下列情形：

① 含有不科学地表示功效的断言或者保证的；
② 说明治愈率或者有效率的；
③ 与其他药品的功效和安全性进行比较的；
④ 违反科学规律，明示或者暗示包治百病、适应所有症状的；
⑤ 含有"安全无毒副作用""毒副作用小"等内容的；含有明示或者暗示中成药为"天然"药品，因而安全性有保证等内容的；
⑥ 含有明示或者暗示该药品为正常生活和治疗病症所必需等内容的；

⑦ 含有明示或暗示服用该药能应对现代紧张生活和升学、考试等需要，能够帮助提高成绩、使精力旺盛、增强竞争力、增高、益智等内容的；

⑧ 其他不科学的用语或者表示，如"最新技术""最高科学""最先进制法"等。

（三）药品广告的禁止行为

药品广告禁止有以下的行为：

① 药品广告不得含有利用医药科研单位、学术机构、医疗机构或者专家、医生、患者的名义和形象作证明的内容；

② 不得使用国家机关和国家机关工作人员的名义；

> **职业证书真题即练**
>
> 【多选题】关于药品限制性内容的说法，错误的有（　　）。
> A. 使用国家机关和国家机关工作人员的名义
> B. 含有明示或者暗示该药品为正常生活和治疗病症所必需等内容的
> C. 含有医疗机构的名称、地址、联系办法、诊疗项目等医疗服务的内容
> D. 说明治愈率或者有效率的

③ 不得含有涉及公共信息、公共事件或其他与公共利益相关联的内容，如各类疾病信息、经济社会发展成果或医药科学以外的科技成果；

④ 不得在未成年人出版物和广播电视频道、节目、栏目上发布；

⑤ 不得以儿童为诉求对象，不得以儿童名义介绍药品；

⑥ 不得含有医疗机构的名称、地址、联系办法、诊疗项目等医疗服务的内容；

⑦ 涉及改善和增强性功能内容的，必须与经批准的药品说明书中的适应证或者功能主治完全一样，电视台、广播电台不得在7：00到22：00发布含有该内容的广告。

> **知识链接**
>
> **发布虚假广告应承担的责任**
>
> 依据《广告法》的规定，发布虚假广告，欺骗、误导消费者，使购买商品或者接受服务的消费者的合法权益受到损害的，由广告主依法承担民事责任。广告经营者、广告发布者不能提供广告主的真实名称、地址和有效联系方式的，消费者可以要求广告经营者、广告发布者先行赔偿。关系消费者生命健康的商品或者服务的虚假广告，造成消费者损害的，其广告经营者、广告发布者、广告代言人应当与广告主承担连带责任。前款规定以外的商品或者服务的虚假广告，造成消费者损害的，其广告经营者、广告发布者、广告代言人，明知或者应知广告虚假仍设计、制作、代理、发布或者作推荐、证明的，应当与广告主承担连带责任。

三、现行主要相关法律法规

除《中华人民共和国药品管理法》（2019年8月26日第十三届全国人民代表大会常务委员会第十二次会议第二次修订）、《中华人民共和国药品管理法实施条例》（2002年8月4日颁布，根据2019年3月2日《国务院关于修改部分行政法规的决定》第二次修订）外，现行主要相关法规如下：

① 《药品广告审查办法》（国家市场监督管理总局令第4号，自2018年12月21日起施行）。

② 《药品广告审查发布标准》（国家工商总局局令第27号，自2007年5月1日起施行）。

本章小结

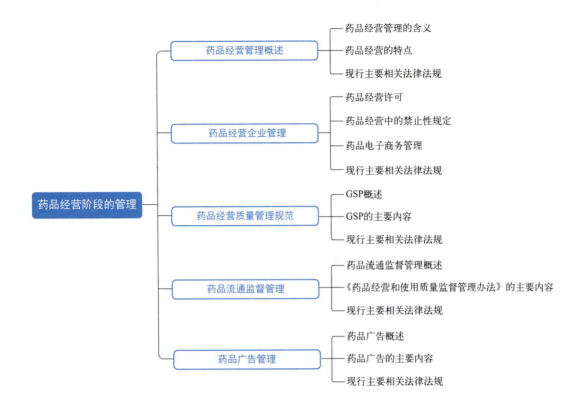

目标检测

一、A 型题（最佳选择题）

1. 《药品管理法》规定药品经营企业必须配备（   ）。
A. 药学大学毕业生 B. 药师 C. 执业药师
D. 职业药师 E. 依法经过资格认定的药学技术人员

2. 必须获得乙类非处方药准销标志才能销售药品的企业是（   ）。
A. 药品生产企业 B. 药品批发企业 C. 药品零售企业
D. 普通商业企业 E. 医疗机构

3. 不符合药品经营企业零售药品要求情形的有（   ）。
A. 按药品的剂型或用途及储存要求分类陈列和储存
B. 陈列药品时，应做到药品与非药品分开，内服药与外用药分开
C. 建立卫生制度，保证药品不受污染
D. 麻醉药品、一类精神药品置专门的橱窗陈列
E. 中药饮片要定期清斗

4. 从事药品经营活动，应当建立健全（   ），保证药品经营全过程持续符合法定要求。
A. 药品经营质量管理体系 B. 药品经营质量管理规范
C. 法定代表人、主要负责人 D. 质量管理制度 E. 财务制度

5. 发运记录应当至少保存至药品有效期后（   ）。
A. 1 年 B. 2 年 C. 3 年
D. 4 年 E. 5 年

6. 经营处方药、甲类OTC的零售企业，应当配备（　　）。
A. 执业药师或其他依法经过资格认定的药学技术人员
B. 药师以上药学技术人员
C. 药士以上药学技术人员
D. 饮片炮制技工
E. 中药材加工技工

7. 零售药店的设置应遵循的原则是（　　）。
A. 合理布局和方便群众购药　　B. 交通方便　　C. 品种齐全
D. 自由开放　　E. 人流多

8. 严禁药品零售企业销售（　　）以外的蛋白同化制剂或其他肽类激素。
A. 麦角素　　B. 胰岛素　　C. 麻黄制剂
D. 吗啡制剂　　E. 麻黄素

9. 城乡集市贸易市场可以出售（　　）。
A. 中成药　　B. 生物制品　　C. 中药材
D. 化学药品　　E. 化学制剂

10. 《药品经营质量管理规范》的英文缩写为（　　）。
A. GSP　　B. GMP　　C. GLP　　D. GAP　　E. GCP

二、B型题（配伍选择题）

[1～3]
A. 红色　　B. 绿色　　C. 黑色　　D. 黄色　　E. 橘色
1. 在人工作业的库房储存药品，按质量状态实行色标管理，合格药品为（　　）。
2. 在人工作业的库房储存药品，按质量状态实行色标管理，不合格药品为（　　）。
3. 在人工作业的库房储存药品，按质量状态实行色标管理，待确定药品为（　　）。

[4～7]
A. 5厘米　　B. 10厘米　　C. 15厘米　　D. 20厘米　　E. 30厘米
4. 不同批号的药品不得混垛，垛间距不小于（　　）。
5. 与库房内墙、顶的间距不小于（　　）。
6. 与地面间距不小于（　　）。
7. 与库房内温度调控设备及管道等设施间距不小于（　　）。

[8～10]
A. 药品广告须标明的内容　　B. 药品广告限制性的内容　　C. 药品广告非限制性的内容
D. 药品广告的禁止行为　　E. 药品广告的非禁止性行为
8. 含有不科学地表示功效的断言或者保证的是（　　）。
9. 不得在未成年人出版物和广播电视频道、节目、栏目上发布的是（　　）。
10. 含有"安全无毒副作用""毒副作用小"等内容的是（　　）。

三、X型题（多项选择题）

1. 必须配备执业药师或其他依法经过资格认定的药学技术人员的是（　　）。
A. 处方药的批发　　B. 处方药的零售　　C. 非处方药的批发
D. 甲类非处方药的零售　　E. 乙类非处方药的零售

2. 从事药品经营活动应当具备以下条件（　　）。
A. 有依法经过资格认定的药师或者其他药学技术人员
B. 有与所经营药品相适应的营业场所、设备、仓储设施和卫生环境
C. 有与所经营药品相适应的质量管理机构或者人员

D. 有保证药品质量的规章制度
E. 有保证药品安全的规章制度

3. 对乙类非处方药储藏、零售行为的规定有（　　）。

A. 零售乙类非处方药的普通商业企业必须经当地市级以上药监部门的审查、批准、登记，符合条件的颁发准销标志

B. 普通商业企业的乙类非处方药销售人员及有关人员必经当地药监部门的培训考核，持证上岗

C. 普通商业企业的乙类非处方药必须从具有《药品生产（经营）许可证》的企业采购

D. 普通商业企业销售乙类非处方药时应设立专门货架或专柜

E. 普通商业企业销售甲类非处方药时应设立专门货架或专柜

4. 药品批发企业仓库的设施、设备包括（　　）。

A. 保持药品与地面之间有一定距离的设备
B. 避光、通风设备
C. 检测和调节温、湿度设备
D. 防污染和照明设备
E. 防潮、防虫、防鼠的设备

5. 中药材包装上必须注明的内容包括（　　）。

A. 品名　　B. 产地　　C. 日期　　D. 功效　　E. 批准文号

四、简答题

1. 药品陈列的要求有哪些？
2. 开办药品经营企业的程序是什么？

M6-2　参考答案

实训项目五　药品经营企业岗位调研

一、实训目的

1. 通过所学知识，了解当地药品经营企业的岗位设置，能快速正确判断该药品经营企业是否符合《药品经营质量管理规范》企业岗位的设置要求。

2. 通过查找资料、分析资料、撰写总结和现场陈述，锻炼学生勤于总结、善于思考的能力，进而提高学生的专业素养，为今后工作奠定专业基础。

二、实训条件

1. 实训场地

教师帮助或自行联系的当地药品经营企业。

2. 实训资源

（1）网络资源：国家药品监督管理局、××省药品监督管理局等的网站。

（2）专业刊物：《中国药事》《中国医药报》《中国药店》等专业期刊。

（3）硬件设备：计算机、打印机等。

三、实训内容

1. 班级分组：每组5～7人，由组长进行分工。

2. 调研准备：充分利用专业期刊、网络等资源，查阅收集药品经营企业的相关资料，拟出调研提纲、设计好调查问卷。调研提纲与问卷需任课老师审核修改后认可同意。

3. 整合信息：根据每个小组回收的调查问卷，整理、分析、总结已收集信息，并制作成调研报告。

调研报告内容包括事件简介、简要点评和适当插图或视频。

4. 分组展示：每组选派 1 名同学代表作现场陈述。

5. 互动环节：参会同学自由提问，小组团队协作解答，增加药品经营企业岗位设置的理解深入程度。

6. 老师点评：教师结合授课知识进行点评，加深学生掌握药品经营企业各岗位的设置目标、要求等内容。

四、实训评价

各组同学对药品经营企业各岗位设置的调研报告进行互评，交流心得与体会。在此基础上，教师进行总评。

第七章　医疗机构药事管理

章节导航

医疗机构药事如何管理？

案例1：2017年9月，湖北省武汉市某民营医院在未取得《医疗机构制剂许可证》的情况下，从合法渠道购进中药饮片后，擅自配制制剂，并给患者使用。

案例2：某个体诊所购进一批药品，没有按规定将该药品进行记录。当地药品监督管理部门在2012年11月例行检查时，发现该药品购进没有记录，该诊所负责人称：未来得及记录，表示马上补记。从进货单据所载日期看，该药品已购进2个月。

医疗机构可以自行配制制剂并向患者销售吗？医疗机构采购药品应该怎样管理呢？

本章主要讨论医疗机构药事管理中的调剂和处方管理、制剂管理、药品管理，帮助读者较为全面地了解我国医疗机构的药剂管理法律制度。

思政与素质目标

☆ 树立以患者为中心、守法诚信的职业观。
☆ 具有严谨求实、精益求精的工匠精神。
☆ 具有药品安全意识，能够敬畏生命，将公众用药安全放在首位。

第一节 医疗机构药事管理组织

学习目标

- **知识目标**

  掌握：医疗机构药事管理的概念、医疗机构药事管理的主要内容。

  熟悉：医疗机构药学部门的组织机构。

  了解：医疗机构药事管理与药物治疗学委员会。

- **能力目标**

  能说出医疗机构药事管理的主要内容和组织体系。

- **素质目标**

  树立以患者为中心、守法诚信的职业观。

岗位情境

2021年7月，某高校药学专业毕业生小王入职某三级甲等医院药学部。上岗前，药学部负责人为本年度新招聘人员安排了工作轮转计划表，让新进人员熟悉药学部各二级部门和岗位的工作内容，为以后工作奠定基础。综合性医院药学部通常包括哪些二级部门呢？

以案说法

"明星院长"倒下

案例：据检方公布资料，温州某医院院长甘某在担任院长、药事管理委员会主任期间，利用职务便利，为药品代理人员谋取利益，在医院进药和医疗仪器招投标过程中给予帮忙和关照，收受现金46.7万元。因受贿罪被一审判处有期徒刑10年。（资料来源：新华网，《"明星院长"倒下》，2011-03-14）

思考：医院药事管理委员会在医院的地位和作用。

一、医疗机构药事和药事管理的概念

（一）医疗机构药事的概念

医疗机构药事，泛指在以医院为代表的医疗机构中，一切与药品和药学服务有关的事务，包括医疗机构中药品的监督管理、采购供应、储存保管、调剂制剂、质量管理、临床应用、经济核算、临床药学、药学信息服务和教学科研；药学部门内部的组织结构、人员配备、设施设备、规章制度；药学部门与外部的沟通联系、信息交流等一切与药品和药学服务有关的事务。

（二）医疗机构药事管理的概念

2011年1月，卫生部、国家中医药管理局和总后勤部卫生部共同对《医疗机构药事管理暂行规定》进行了修订，制定了《医疗机构药事管理规定》，规定提出：医疗机构药事管理，是指医疗机构以病人为中心，以临床药学为基础，对临床用药全过程进行有效的组织实施与管理，促进临床科学合理用药的药学技术服务和相关的药品管理工作。

传统的医疗机构药事管理主要是对物的管理，即药品的采购、储存、调剂及配制制剂的管理，药品的质量和经济管理等。随着现代医药卫生事业的发展，医院药学工作模式由单纯供应型逐渐向技术服务型转变，医疗机构药事管理的重心已经逐步由对物的管理转向以患者安全、有效、合理用药为中心的系统药事管理。

医疗机构的概念和分类

根据国务院发布的《医疗机构管理条例》的规定，医疗机构是指以救死扶伤，防病治病，为公民的健康服务为宗旨，依法定程序设立的，从事疾病诊断、治疗活动的社会组织。目前，我国医疗机构的类别主要有：医院、社区卫生服务中心（站）、妇幼保健院、卫生院、疗养院、门诊部、诊所、卫生室（所）急救中心（站）、专科疾病防治院（所、站）及护理院（站）等。

二、医疗机构药事管理的主要内容

医疗机构药事管理是由若干相互联系、相互制约的部门管理和药学专业管理构成的一个相对完整的管理系统，具有专业技术性、政策法规性和技术服务性等特点，主要包括以下七个方面的内容。

① 组织管理。包括医疗机构药学部门的组织体制及结构、各项规章制度的建立、岗位设置、人员配备和职责范围。

② 业务技术管理。包括药品的采购、储存、供应管理，药品调剂、医疗机构制剂、静脉用药调配管理，临床药学服务和科研教学管理等。

③ 药品质量管理。包括购进药品和医疗机构制剂的质量管理。按照相关法律、法规对购进的药品进行质量验收和科学库存保管，对医疗机构制剂的生产进行质量控制和质量检验，以确保向患者供应质量合格的药品。

④ 药品信息管理。包括获取、分析和发布药物信息，开展药学情报服务，为临床提供用药咨询服务，促进合理用药。

⑤ 药品经济管理。包括利用药物经济学的原理，结合药品的临床应用情况，开展用药的经济分析和评价，评估临床药物使用的合理性、经济性，提高临床合理用药的水平。在保证质量和服务的前提下，控制药品采购成本和库存量，降低药物治疗费用支出。

⑥ 人员管理。包括对医院药学技术人员进行培养和教育，以及对医务人员进行与药事管理有关的教育和培训等。

⑦ 药事法规、制度管理。包括国家和政府相关管理部门针对医疗机构药事管理工作制定、颁布了一系列的法规和政策。医疗机构应当根据国家的有关法规，并结合自身实际情况，制定、修改药学部门内部管理的各项规章制度，并加以贯彻执行，从而规范医疗机构药事管理工作和药学人员的从业行为。

三、医疗机构药事管理体系

（一）医疗机构药学部门组织机构

《医疗机构药事管理规定》明确指出：医疗机构应根据本机构的功能、任务、规模设置相应的药学部门，配备和提供与药学部门工作任务相适应的专业技术人员、设备和设施。三级医院设置药学部，并可根据实际情况设置二级科室；二级医院设置药学部门，其他医疗机构设置药房。

综合性医疗机构药学部门根据规模一般设置有：药品供应室，调剂室，制剂室（普通制剂、灭菌制剂和中药制剂），药库，药品检验、药学研究、临床药学室，药学信息室（科）和质量监控室等。目前，医疗机构实施"以病人为中心"的服务理念,设置药学部门时,要体现以患者为中心,保证预防、医疗、保健等中心任务的完成。我国一级医院药学部门的组织机构见图7-1,二级医院药学部门的组织机构见图7-2,三级医院药学部门的组织机构见图7-3。

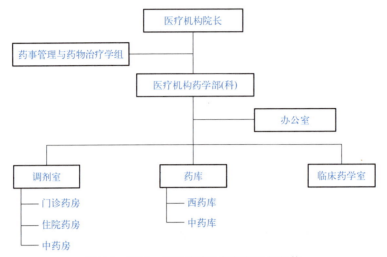

图7-1 我国一级医院药学部门的组织机构

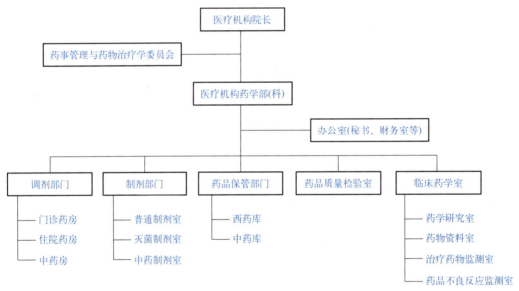

图7-2 我国二级医院药学部门的组织机构

(二)医疗机构药事管理与药物治疗学委员会

《医疗机构药事管理规定》明确要求医疗机构要建立药事管理组织,即"二级以上医院应当设立药事管理与药物治疗学委员会;其他医疗机构应当成立药事管理与药物治疗学组"。

1. 药事管理与药物治疗学委员会的组成

二级以上医院药事管理与药物治疗学委员会委员由具有高级技术职务任职资格的药学、临床医学、护理和医院感染管理、医疗行政管理等人员组成。

成立医疗机构药事管理与药物治疗学组的医疗机构由药学、医务、护理、医院感染、临床科室等部门负责人和具有药师、医师以上专业技术职务任职资格的人员组成。

医疗机构负责人任药事管理与药物治疗学委员会(组)主任委员,药学和医务部门负责人任药事管理与药物治疗学委员会(组)副主任委员。

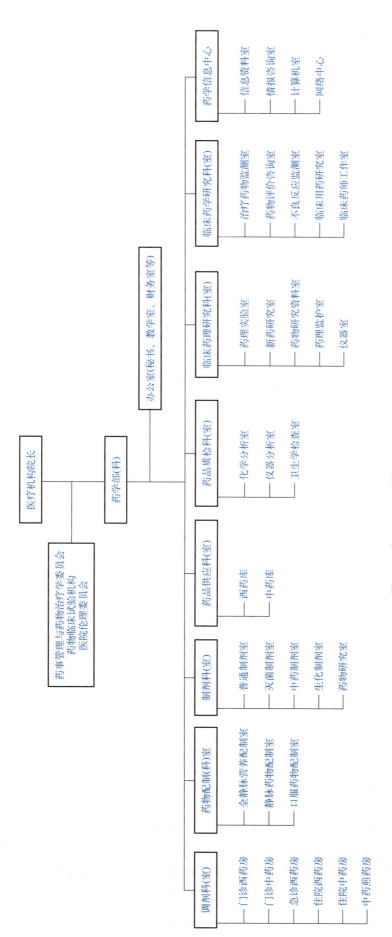

图 7-3 我国三级医院药学部门的组织机构

第七章 医疗机构药事管理

2. 药事管理与药物治疗学委员会的性质

药事管理与药物治疗学委员会（组）是医疗机构药品管理的监督机构，也是对医疗机构各项重要药事作出专门决定的专业技术组织，是促进临床合理用药、科学管理医疗机构药事工作的咨询、参谋机构，不是行政管理部门，主要任务是负责监督、指导本机构科学管理药品和合理用药。

3. 药事管理与药物治疗学委员会（组）的工作职责

《医疗机构药事管理规定》规定药事管理与药物治疗学委员会（组）的职责具体有以下六个方面。

① 贯彻执行医疗卫生及药事管理等有关法律、法规、规章。审核制定本机构药事管理和药学工作规章制度，并监督实施。

② 制定本机构药品处方集和基本用药供应目录。

③ 推动药物治疗相关临床诊疗指南和药物临床应用指导原则的制定与实施，监测、评估本机构药物使用情况，提出干预和改进措施，指导临床合理用药。

④ 分析、评估用药风险和药品不良反应、药品损害事件，并提供咨询与指导。

⑤ 建立药品遴选制度，审核本机构临床科室申请的新购入药品，调整药品品种或者供应企业和申报医院制剂等事宜。

⑥ 监督、指导麻醉药品、精神药品、医疗用毒性药品及放射性药品的临床使用与规范化管理。

> **知识链接**
>
> 医院的分级与分等
>
> 医院按其功能、任务不同划分为一、二、三级。
>
> 一级医院：直接向一定人口的社区提供预防、医疗、保健、康复服务的基层医院、卫生院。
>
> 二级医院：向多个社区提供综合医疗卫生服务和承担一定教学、科研任务的地区性医院。
>
> 三级医院：向几个地区提供高水平专科性医疗卫生服务和执行高等教育、科研任务的区域性以上的医院。
>
> 各级医院经过评审，按照《医院分级管理标准》确定为甲、乙、丙三等，其中三级医院增设特等，因此医院共分三级十等。

第二节　医疗机构处方管理和调剂

学习目标

- **知识目标**

  掌握：处方的概念，调剂的概念，调剂业务管理的主要流程和内容。

  熟悉：处方审查，调配处方和发药。

  了解：处方管理规定。

- **能力目标**

  能正确进行药品调剂，为将来去医院实习打下良好的基础。

- **素质目标**

  具有药品安全意识；能够敬畏生命、珍爱生命，将公众用药安全放在首位。

岗位情境

小刘是某医疗机构药房的一名执业药师。一次在为患者调配处方时，发现处方上的一种药物没有了，出于好心,他便用另外一种功能主治相近的药物替代了该药物。如果你也是一名执业药师,你觉得小刘的做法对吗?为什么?

以案说法

医院用错药致四岁男童死亡

案例:2016年4月27日9:00,安徽省淮南市4岁小男孩高某因"发热、胸痛2天"被送往淮南市某医院就诊。医师给予输液治疗,在开具处方时,误将维库溴铵(肌松药)当成化痰药(氨溴索)开出,12:05左右,在输注克林霉素+地塞米松之后,开始输入含有维库溴铵的液体。随即患儿出现头晕、视物模糊、嘴唇发绀、口吐白沫,两三分钟后患儿呼之不应,停止呼吸,抢救无效死亡。该案例中,医师、药师和护士均应承担一定责任。(资料来源:人民法院报第三版,《医院用错药致四岁男童死亡》,2016-10-26)

思考:何为处方调剂?依据《处方管理办法》相关规定,药师调剂药品时应审核哪些内容呢?

一、处方管理

为规范处方管理,提高处方质量,促进合理用药,保障医疗安全,根据《中华人民共和国执业药师法》《中华人民共和国药品管理法》《医疗机构管理条例》《麻醉药品和精神药品管理条例》等有关法律、法规,2007年卫生部制定了《处方管理办法》,自2007年5月1日起施行。

(一) 处方的概念及标准

1. 处方的概念

处方是指由注册的执业医师和执业助理医师(以下简称医师)在诊疗活动中为患者开具的,由取得药学专业技术职务任职资格的药学专业技术人员(以下简称药师)审核、调配、核对,并作为患者用药凭证的医疗文书。处方包括医疗机构病区用药医嘱单。

处方具有一定的技术上、法律上及经济上的意义。处方的技术意义在于处方记录了医师对患者药物治疗方案的设计和对患者正确用药的指导,而且药剂人员调剂活动自始至终按照处方进行。处方的法律意义在于处方反映了医、药、护各方面在药物治疗活动中的法律权利与义务,并可作为追查医疗事故责任的原始证据。处方的经济意义在于它是患者药费支出的详细清单,是药品消耗及药品经济收入的结账凭证和原始依据,同时可以作为调剂部门统计特殊管理药品和贵重药品消耗的单据。

2. 处方标准

处方标准由原卫生部(现国家卫生健康委员会)统一规定,处方格式由省级卫生行政部门统一制定,处方由医疗机构按照规定的标准和格式印制。普通处方样式见图7-4。

(1) 处方内容

①前记,包括医疗机构名称、费别、患者姓名、性别、年龄、门诊或住院病历号、科别或病区和床位号、临床诊断、开具日期等,可添列特殊要求的项目,如麻醉药品和第一类精神药品处方还应当包括患者身份证明编号、代办人姓名、身份证明编号;②正文,以Rp或R(拉丁文Recipe"请取"的缩写)标示,分列药品名称、剂型、规格、数量、用法用量;③后记,医师签名或者加盖专用签章,药品金额及审核、调配、核对、发药药师签名或者加盖专用签章。

(2) 处方颜色

①普通处方的印刷用纸为白色;②急诊处方印刷用纸为淡黄色,右上角标注"急诊";③儿科处方印刷用纸为淡绿色,右上角标注"儿科";④麻醉药品和第一类精神药品处方印刷用纸为淡红色,右上角标注"麻、精一";⑤第二类精神药品处方印刷用纸为白色,右上角标注"精二"。

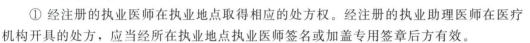

图 7-4　普通处方样式

（二）处方管理规定

1. 处方权限的规定

① 经注册的执业医师在执业地点取得相应的处方权。经注册的执业助理医师在医疗机构开具的处方，应当经所在执业地点执业医师签名或加盖专用签章后方有效。

② 经注册的执业助理医师在乡、民族乡、镇、村的医疗机构独立从事一般的执业活动，可以在注册的执业地点取得相应的处方权。

③ 医师在注册的医疗机构签名留样或者专用签章备案后，方可开具处方。

④ 医疗机构应当按照有关规定，对本机构执业医师和药师进行麻醉药品和精神药品使用知识和规范化管理的培训。执业医师经考核合格后取得麻醉药品和第一类精神药品的处方权，药师经考核合格后取得麻醉药品和第一类精神药品调剂资格。

⑤ 试用期人员开具处方，应当经所在医疗机构有处方权的执业医师审核并签名或加盖专用签章后方有效。

⑥ 进修医师由接收进修的医疗机构对其胜任本专业工作的实际情况进行认定后授予相应的处方权。

2. 处方书写的规则

① 患者一般情况、临床诊断填写清晰、完整，并与病历记载相一致。

② 每张处方限于一名患者的用药。

③ 字迹清楚，不得涂改；如需修改，应当在修改处签名并注明修改日期。

④ 药品名称应当使用规范的中文名称书写，没有中文名称的可以使用规范的英文名称书写；医疗机构或者医师、药师不得自行编制药品缩写名称或者使用代号，应当使用经药品监督管理部门批准并公布的药品通用名称、新活性化合物的专利药品名称和复方制剂药品名称。医师开具院内制剂处方时应当使用经省级卫生行政部门审核药品监督管理部门批准的名称。医师可以使用由原卫生部（现国家卫生健康委员会）公布的药品习惯名称开具处方。

书写药品名称、剂量、规格用法用量要准确规范，药品用法可用规范的中文、英文、拉丁文或者缩写体书写，但不得使用"遵医嘱""自用"等含糊不清字句。剂量与数量用阿拉伯数字书写。剂量应当使用法定剂量单位：重量以克（g）、毫克（mg）、微克（μg）、纳克（ng）为单位；容量以升（L）、毫升（mL）为单位；国际单位（IU）、单位（U）；中药饮片以克（g）为单位。剂型单位的表示方法：片剂、丸剂、胶囊剂、颗粒剂，分别以片、丸、粒、袋为单位；溶液剂以支、瓶为单位；软膏剂及乳膏剂以支、盒为单位；注射剂以支、瓶为单位，应当注明含量；中药饮片以剂为单位。

⑤ 患者年龄应当填写实足年龄，新生儿、婴幼儿写日、月龄，必要时要注明体重。

⑥ 西药和中成药可以分别开具处方，也可以开具一张处方，中药饮片应当单独开具处方。

⑦ 开具西药、中成药处方，每一种药品应当另起行，每张处方不得超过5种药品。

⑧ 中药饮片处方的书写，一般应当按照"君、臣、佐、使"的顺序排列；调剂、煎煮的特殊要求注明在药品右上方，并加括号，如布包、先煎、后下等；对饮片的产地、炮制有特殊要求的，应当在药品名称之前写明。

⑨ 药品用法用量应当按照药品说明书规定的常规用法用量使用，特殊情况需要超剂量使用时，应当注明原因并再次签名。

⑩ 除特殊情况外，应当注明临床诊断。

⑪ 开具处方后的空白处画一斜线以示处方完毕。

⑫ 处方医师的签名式样和专用签章应当与院内药学部门留样备查的式样一致，不得任意改动，否则应当重新登记留样备案。

3. 处方的限量规定

① 处方一般不得超过7日用量；急诊处方一般不得超过3日用量；对于某些慢性病、老年病或特殊情况，处方用量可适当延长，但医师应当注明理由。

② 医疗用毒性药品、放射性药品的处方用量应当严格按照国家有关规定执行。

③ 麻醉药品、精神药品处方的用法和用量见表7-1。

4. 处方的保存

处方由调剂处方药品的医疗机构妥善保存。普通处方、急诊处方、儿科处方保存期限为1年，医疗用毒性药品、第二类精神药品处方保存期限为2年，麻醉药品和第一类精神药品处方保存期限为3年。

处方保存期满后，经医疗机构主要负责人批准、登记备案，方可销毁。

（三）调配处方和发药

1. 调配处方

处方审查合格后应及时调配。《处方管理办法》规定，药师调剂处方时必须做到"四查十对"：查处方，对科别、姓名、年龄；查药品，对药名、剂型、规格、数量；查配伍禁忌，对药品性状、用法用量；查用药合理性，对临床诊断。要严格遵守操作规程，准确无误、有次序调配，防止杂乱无章。最后，经两人复核无误签字后发出。

表7-1 麻醉药品、精神药品处方的用法和用量

类别	麻醉药品、第一类精神药品注射剂	麻醉药品、第一类精神药品控缓释制剂	麻醉药品、第一类精神药品其他剂型
门（急）诊患者	一次常用量	≤7日常用量	≤3日常用量
门（急）诊癌症疼痛患者和中重度慢性疼痛患者	≤3日常用量	≤15日常用量	≤7日常用量
哌醋甲酯（用于儿童多动症）	不得超过15日常用量		
住院患者	1日常用量，逐日开具		
盐酸二氢埃托啡	一次常用量，仅限于二级以上医院内使用		
盐酸哌替啶	一次常用量，仅限于医疗机构内使用		
第二类精神药品	一般≤7日常用量；慢性病或某些特殊情况的患者可以适当延长		

2. 发药及用药指导

发出的药品应注明患者姓名和药品名称、用法、用量。发药时呼叫患者姓名，确认无误后方可发给对方。对患者的询问要耐心解答。向患者交付药品时，应按药品说明书或处方医嘱，向患者或其家属进行相应的用药交代与指导，包括每种药品的用法、用量、注意事项等。药师在完成处方调剂后，应当在处方上签名或者加盖专用签章。

二、处方点评

处方点评是近年来在中国医院管理系统中发展起来的用药监管模式，医院将医生处方、用药过程进行综合统计分析，可以从不同层面和不同角度反映医疗机构处方工作的整体和细分情况，为医疗机构管理层进行决策提供科学的数据支持，以达到合理用药，用药监测、科学管理的目的。

2010年2月10日卫生部印发《医院处方点评管理规范（试行）》。处方点评主要是根据医院的需要总结了三种处方（不规范处方、用药不适宜处方、超常处方），通过六项点评指标达到多层次管理（单张处方的药品的数量、药品使用是否符合适应证、国家基本药物的使用比例、抗菌药物的使用比例、注射剂型的使用比例、不合理用药比例）。此系统中院内包括三个层次的点评管理（医生出具处方时的自我复查、药房药剂师复查评价、院长统计监督），最后卫生局对相关资料监察管理，根据《医院处方点评管理规范（试行）》督促医生合理用药。传统的处方管理模式，大多是实时提醒督促医生合理用药，缺乏完善的多层次回顾式的处方监察管理系统，对于大量的医生处方只能每月随机抽取100张或1%的处方进行点评，人工查阅统计，没有统一标准对不合理用药进行评价，缺乏说服力和权威性。通过现代化的技术水平，建立起处方点评的自动化模式，不但可以实时对抽样处方点评，还涵盖了医院所有处方点评细节，不仅仅对处方抗生素、注射剂等用药的情况统计、点评，还增加了安全用药模块。

三、处方调剂

调剂工作是医院药学部门的常规业务工作之一，在医院药学工作中，调剂业务直接面对患者，不仅是医疗机构临床服务的窗口，也是药师与医师、护士联系，处方调配管理沟通的重要途径。调剂工作直接影响医疗机构的服务质量，其最终目的是保障临床用药安全、有效。因此，调剂业务管理一直是医院药事管理的重要组成部分。

（一）调剂业务概述

1. 调剂的概念

调剂系指配药，即配方、发药，又称为调配处方。它是从接收处方到给患者（或病房护士）发药并进行交代与答复询问的全过程。调剂是专业性、技术性、管理性、法律性、事务性及经济性综合一体的活动过程，也是药师、医师、护士、患者（或患者家属）等协同活动，共同完成的过程。

调剂工作大体可分为门诊调剂（包括急诊调剂）、住院部调剂和中药配方，二级以上综合性医院还包括静脉用药集中调配。

2. 调剂的流程与步骤

（1）调剂的流程

药师应当凭医师处方调剂处方药品，非经医师处方不得调剂。药师应当按照操作规程调剂处方药品：认真审核处方，准确调配药品，正确书写药袋或粘贴标签，注明患者姓名和药品名称、用法、用量，包装；向患者交付药品时，按照药品说明书或者处方用法，进行用药交代与指导，包括每种药品的用法、用量注意事项等。以门诊调剂为例，其具体流程如图7-5所示。

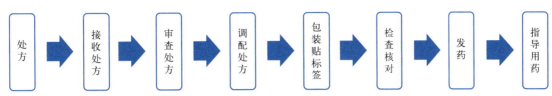

图 7-5 处方调剂的流程

（2）调剂工作的步骤

1）收处方

指从患者处接收处方或从医护人员处接收请领单、处方。

2）审查处方

主要审查处方书写是否正确与合理。

检查处方的完整性及合法性：药学专业技术人员收到处方后，应当认真逐项检查处方前记、正文和后记书写是否清晰、完整，并确认处方的合法性。

审核处方用药的适宜性：①对规定必须做皮试的药物，处方医师是否注明过敏试验及结果的判定；②处方用药与临床诊断的相符性；③剂量用法；④剂型与给药途径；⑤是否有重复给药现象；⑥是否有潜在临床意义的药物相互作用和配伍禁忌。

对问题处方的处理原则：①药学专业技术人员对于不规范处方或不能判定其合法性的处方，不得调剂；②认为存在用药安全问题时，应告知处方医师，请其确认或重新开具处方，并记录在处方调剂问题专用记录表上，经办药学专业技术人员应当签名，同时注明时间；③发现药品滥用和用药失误，应拒绝调剂，并及时告知处方医师，但不得擅自更改或者配发代用药品；④对于发生严重药品滥用和用药失误的处方，药学专业技术人员应当按有关规定报告。

3）调配处方

药学专业技术人员调剂处方时必须做到"四查十对"。

4）包装与贴签

配方人应做到：①在包装袋或药瓶标签上标示病人姓名、药品名称、用法、用量等；②依据患者情况加贴个体化用药方法或特殊提示标签：如"饭前服 3 片"等；③标签上的用法宜通俗易懂，如"每日 3 次，每次 3 片"。

5）复核处方

仔细查对所取的药品与处方药品是否一致，防止差错。

6）发药并指导用药

发药时核对患者全名并进行安全用药指导，详细交代用药方法、注意事项等。

> **知识链接**
>
> **药师是处方审核工作的第一责任人**
>
> 国家卫生健康委员会、国家中医药管理局等三部门于 2018 年 6 月 29 日联合印发《医疗机构处方审核规范》，规范指出，药师是处方审核工作的第一责任人。所有处方均应当经审核通过后方可进入划价收费和调配环节，未经审核通过的处方不得收费和调配。通过规范处方审核行为，一方面提高处方审核的质量和效率，促进临床合理用药；另一方面体现药师专业技术价值，转变药学服务模式，为患者提供更加优质、人性化的药学技术服务。医疗机构应当积极推进处方审核信息化，通过信息系统为处方审核提供必要的信息，如电子处方，以及医学相关检查、检验学资料、现病史、既往史、用药史、过敏史等电子病历信息。信息系统内置审方规则应当由医疗机构制定或经医疗机构审核确认，并有明确的临床用药依据来源。药师接收待审核处方，对处方进行合法性、规范性、适宜性审核。若经审核判定为不合理

处方,由药师负责联系处方医师,请其确认或重新开具处方,并再次进入处方审核流程。处方医师不同意修改时,药师应当做好记录并纳入处方点评;药师发现严重不合理用药或者用药错误时,应当拒绝调配,及时告知处方医师并记录,按照有关规定报告。

3. 对调剂人员的资格要求

《处方管理办法》规定:取得药学专业技术职务任职资格的人员方可从事处方调剂工作。未取得药学专业技术职务任职资格的人员不得从事处方调剂工作。药师在执业的医疗机构取得处方调剂资格。药师签名或者专用签章式样应当在本机构留样备查。具有药师以上专业技术职务任职资格的人员负责处方审核、评估、核对、发药及安全用药指导;药士从事处方调配工作。

(二)调剂业务管理

1. 门(急)诊调剂业务管理

(1)门诊调剂的分类

医疗机构药学部(科)门诊调剂按调剂区域一般分为西药调剂室、中药调剂室和急诊调剂室。

(2)门诊调剂工作的任务

药师根据医师处方为门诊患者调配药品,必须严格执行操作规程和处方管理制度,认真审查和核对,确保发出的药品准确、无误。发出药品应注明患者姓名、用法、用量,并交代注意事项。对处方所列药品,不得擅自更改或者代用;对有配伍禁忌或超剂量的处方,药学专业技术人员应拒绝调配;必要时,经处方医师更正或者重新签字后方可调配。

(3)门(急)诊调剂工作的方法

门(急)诊调剂工作应当根据医院规模、门(急)诊量和调配处方量,选择适宜的配方方法,以提高配方的效率,减少差错事故的发生。一般实行窗口发药的配方方法有以下3种。

1)独立配方法

从收方到发药均由各发药窗口的调剂人员1人单独完成。优点是比较节省人力,责任清楚。但由于审方、配方核对、发药均由1人操作,所以对调剂人员要求较高。此方法容易发生差错,适合小药房和急诊药房的调剂工作。

2)协作配方法

从收方到发药由多个人进行具体分工,协同完成。通常由1人收方和审查处方,1~2人调配处方取药,另设1人专门核对和发药。此法分工具体、工作有序、责任明确、效率较高。药品经第二人核对后发出,可减少差错,但需较多人力。此方法适用于大型医院门诊调剂室及候药患者比较多的情况。

3)结合法

指独立配方与协作配方相结合的方法,每个发药窗口配备2名调剂人员,1人负责收方、审查处方及配方后的核对发药,另外1人负责配方。这种方法结合了上述两种方法的特点,配方效率较高,既能节省人力,又能减少差错发生。此法基本符合调剂工作规范化的要求,普遍适用于各类医院门诊调剂室,是目前使用较为广泛的一种方法。

目前,国内有些医院采用计算机发药的方式。药剂人员将处方输入计算机,经审查核对后,由与计算机连接的发药机,将药品经传送带输送到发药窗口,然后发出药品,同时计算机将处方中药品的单价和总金额打印出来。

2. 住院部调剂业务管理

住院部调剂室承担着住院患者的用药调配和管理。住院部调剂与门诊调剂有所不同,它只把住院患者所需的药剂定期发至病区,供药的方式有多种,各家医院的做法不一,主要的有凭处方发药、病区小药柜制、中心摆药制等。

（1）凭处方发药

医师给住院患者开出处方或用药医嘱单，护士直接到住院部调剂室取药，调剂人员按方发药。此类方法药师可直接了解患者的用药情况，便于及时纠正临床用药不当的现象，促进合理用药。

（2）病区小药柜制

按各病区的专业特点和床位数，在病区内设小药柜，储备一定数量的常用药品，医师查房后，由护士按用药医嘱给患者使用，通常是在夜间。次日或适当时间护士根据用药医嘱单，到住院部调剂室领取消耗的药品，用以补充药品的消耗数。此外，病区急救药品采取基数管理，按储存要求存放在急救药柜或急救药品推车上，药品消耗后及时补充。这种发药制度的特点是便于患者及时用药，减轻护士和调剂人员的工作量，有利于护理工作。缺点是药师不易了解患者的用药情况，不便及时审核。此外病区和科室保存的药品，由于没有专业人员的管理，容易造成积压、过期失效，甚至遗失和浪费。

（3）中心摆药制

在适当位置设立中心摆药室，依据《处方管理办法》由药学专业技术人员负责调配，以往由药剂人员和护理人员分工合作的摆药模式已逐步被由药学专业技术人员负责调配所取代。《医疗机构药事管理规定》第二十九条规定，住院（病房）药品调剂室对口服制剂药品实行单剂量调剂配发。摆药人员根据用药医嘱把药品摆入患者药杯中，由病区治疗护士核对后发给患者服用。摆药制的优点是药品保管集中，可避免药品变质、失效和损失。摆药经多重核对，可减少差错，提高药疗水平。缺点是摆好的药品置于投药杯中，运送不便，且容易在运送中受污染。

此外，中药调剂也是调剂工作的重要组成部分，中药调剂人员不仅应对所调剂中药饮片的品种及数量是否准确负责，还应对中药饮片的真伪、炮制是否得当及医师处方是否规范正确责任。中药调剂人员应熟悉常用中药的别名，准确调配。

3. 静脉用药集中调配管理

为加强医疗机构药事管理，规范临床静脉用药集中调配，提高静脉用药质量，促进静脉用药合理使用，保障静脉用药安全，根据《中华人民共和国药品管理法》和《处方管理办法》，2010年4月20日，卫生部颁发了《静脉用药集中调配质量管理规范》和《静脉用药集中调配操作规程》。《医疗机构药事管理规定》规定肠外营养液、危害药品静脉用药应当实行集中调配供应。医疗机构根据临床需要建立静脉用药调配中心（室），实行集中调配供应。静脉用药调配中心（室）应当符合静脉用药集中调配质量管理规范。

（1）静脉用药集中调配概念

静脉用药集中调配是指医疗机构药学部门根据医师处方或用药医嘱，经药师进行适宜性审核，由药学专业技术人员按照无菌操作要求，在洁净环境下对静脉用药物进行加药混合调配，使其成为可供临床直接静脉输注使用的成品输液的操作过程。静脉用药集中调配是药品调剂的一部分。

（2）静脉用药集中调配对人员的基本要求

① 静脉用药调配中心（室）负责人，应当具有药学专业本科以上学历，本专业中级以上专业技术职务任职资格，有较丰富的实际工作经验，责任心强，有一定管理能力。

② 负责静脉用药医嘱或处方适宜性审核的人员，应当具有药学专业本科以上学历、5年以上临床用药或调剂工作经验、药师以上专业技术职务任职资格。

③ 负责摆药、加药混合调配、成品输液核对的人员，应当具有药士以上专业技术职务任职资格。

④ 从事静脉用药集中调配工作的药学专业技术人员，应当接受岗位专业知识培训并经考核合格，定期接受药学专业继续教育。

⑤ 与静脉用药调配工作相关的人员，每年至少进行一次健康检查，建立健康档案。对患有传染病或者其他可能污染药品的疾病，或患有精神病等其他不宜从事药品调剂工作的，应当调离工作岗位。

（3）静脉用药集中调配洁净区的洁净标准

静脉用药调配中心（室）洁净区的洁净标准应当符合国家相关规定，经法定检测部门检测合格后方可投入使用。各功能室的洁净级别要求：一次更衣室、洗衣洁具间为十万级；二次更衣室、加药混合调配操作间为万级；层流操作台为百级。其他功能室应当作为控制区域加强管理，禁止非本室人员进出。洁净区应当持续送入新风，并维持正压差；抗生素类、危害药品静脉用药调配的洁净区和二次更衣室之间应当呈5~10Pa负压差。

（4）静脉用药调配中心（室）工作流程

依据《静脉用药集中调配操作规程》，静脉用药调配中心（室）工作流程如下。临床医师开具静脉输液治疗处方或用药医嘱→用药医嘱信息传递→药师审核→打印标签→贴签摆药→核对→混合调配→输液成品核对→输液成品包装→分病区放置于密闭容器中、加锁或封条→由工人配送至病区→病区药疗护士开锁（或开封）核对签收→给患者用药前护士再次与病历用药医嘱核对→给患者静脉输注药物。静脉用药调配中心工作流程见图7-6。

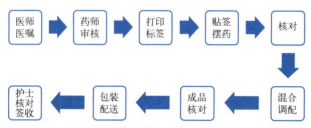

图7-6 静脉用药调配中心工作流程

第三节 医疗机构制剂管理

学习目标

- **知识目标**

  掌握：医疗机构制剂的概念和特点、医疗机构许可证制度、医疗机构制剂配制监督管理。

  熟悉：医疗机构制剂配制质量管理。

  了解：医疗机构制剂注册管理。

- **能力目标**

  能综合运用所学知识指导实践，确保医疗机构制剂管理全过程合法合规。

- **素质目标**

  具有药品安全意识和质量意识；具有知法守法、诚信制药的理念。

岗位情境

小张去某医疗机构看病，服用了该医院开具的"中药液"后身体不适。于是小张向该市药品监督管理部门举报，称其在医院开的"中药液"外包装上无使用方法与生产日期，也无批号和有效期，更没有标注患者使用说明和注意事项。如果你是该药品监督管理部门执法人员，该如何处理此事呢？

以案说法

医疗机构制剂检验不合格

案例：某市食品药品检验研究院对某中医院医疗机构制剂进行抽检时，发现该医院配制的全虫胶囊（批号：161219，规格：每粒装0.2g）抽检不合格。（资料来源：国家药品监督管理局，山东省食品药品监督管理局关于7批次医疗机构制剂抽检不合格的通告，2017-11-10）

思考：对该医疗机构及抽检不合格产品该如何处理？

一、医疗机构制剂准入管理

（一）医疗机构制剂概述

当制药工业尚不发达时，国内外医院除临时配方外，还配制了许多制剂，一些新剂型也是由医院首先研究开发的。随着制药工业的发展，医院制剂成为上市药品的重要补充。医院制剂在满足医疗工作对药品的多样化需求方面具有灵活性，但它又不同于临时配方，属于药品生产范畴。

为了保证患者所用医疗机构制剂的安全性和有效性，1984 年，卫生部根据《中华人民共和国药品管理法》的规定对医疗机构配制制剂实行制剂许可证制度，对部分品种规定了审批程序，并组织编写出版了《医院制剂规范》，建立了对医院制剂的法制管理制度，取得一定效果。2001 年 3 月 13 日，《医疗机构制剂配制质量管理规范》（试行）发布施行、2002 年 9 月 15 日实施的《中华人民共和国药品管理法实施条例》、2005 年 6 月 1 日实施的《医疗机构制剂配制监督管理办法》（试行）、2005 年 8 月 1 日实施的《医疗机构制剂注册管理办法》（试行）等相关法规和规章对医疗机构制剂的管理进行了明确的规定，医疗机构制剂管理逐步进入法制化轨道。

1. 医疗机构制剂的概念

医疗机构制剂又称医院制剂。《中华人民共和国药品管理法实施条例》规定："医疗机构制剂，是指医疗机构根据本单位临床需要经批准而配制、自用的固定处方制剂。"所谓"固定处方制剂"是指制剂处方固定不变，配制工艺成熟，并且可在临床上长期使用于某病症的制剂。

2. 医疗机构制剂的分类

① 按照质量标准来源分类：可以分为标准制剂和非标准制剂。

a. 标准制剂：指医疗机构制剂品种属于部颁标准《中国医院制剂规范》及省级药品监督管理部门制定的《医疗机构制剂规范》所收载的品种，其质量标准完全按上述规范执行。

b. 非标准制剂：指除标准制剂以外的制剂品种，即医疗机构自拟质量标准的制剂品种，包括医疗机构的协定处方、经验处方等。由医疗机构药学专业技术人员设计操作规程和质量标准，并由药品检验部门进行技术审核，报经省级药品监督管理部门批准后，作为制剂的质量标准。

② 按照制备工艺要求分类：可以分为灭菌制剂和普通制剂。

a. 灭菌制剂：指通过采用某物理化学方法杀灭或除去所有活的微生物繁殖体和芽孢的一类制剂。主要是指注射剂、角膜创伤和手术用滴眼剂及外用灭菌制剂。

b. 普通制剂：指制备过程中一般不需要灭菌处理的制剂的总称。一般不需要灭菌处理，但对制剂中微生物的含量有限度要求。

③ 按照药品类别划分：可以分为化学药品制剂、中药制剂和特殊制剂。

3. 医疗机构制剂的特点

① 实行制剂许可证管理：医疗机构开办制剂室必须向省级药品监督管理部门提交医疗机构制剂许可证申请表等有关材料，取得医疗机构制剂许可证后方可配制。

② 实行制剂批准文号管理：医疗机构配制制剂，必须按照国务院药品监督管理部门的规定报送有关资料和样品，经所在地省级药品监督管理部门批准，并发给制剂批准文号后，方可进行配制。

③ 品种补缺、剂型多样：医疗机构配制的制剂只限于临床需要而市场上没有供应的品种，以方便临床使用，弥补市场供应的不足。涉及多种剂型，不仅包括治疗用药，也包括一些辅助治疗用药、诊断试剂、消毒剂等。

④ 质量检验合格：医院制剂必须按规定进行质量检验，检验合格的，凭医师处方使用。

⑤ 自用为主原则：医疗机构配制的制剂必须坚持自用为主原则，只能在本医疗机构内凭医师处方使用。特殊情况下，经省级以上药品监督管理部门批准，在规定的期限内，可以在指定的医疗机构之间调剂

使用，不得在市场销售或者变相销售。

⑥ 不得发布广告：医疗机构配制制剂不得发布广告。

（二）医疗机构配制制剂的许可制度

医疗机构制剂许可证是医疗机构配制制剂的法定凭证。无医疗机构制剂许可证的不得配制制剂。《中华人民共和国药品管理法》规定，医疗机构配制制剂，应当经所在地省、自治区、直辖市人民政府药品监督管理部门批准，取得《医疗机构制剂许可证》。国家药品监督管理部门为了加强对医疗机构制剂配制的监督管理，根据《药品管理法》及其实施条例的规定，制定了《医疗机构制剂配制监督管理办法》（试行）（2005年4月14日国家食品药品监督管理局令第18号公布，自2005年6月1日起施行）。

1. 医疗机构设立制剂室的许可

医疗机构配制制剂，必须具有能够保证制剂质量的人员、设施、检验仪器、卫生条件和管理制度。医疗机构设立制剂室，应当向所在地省、自治区、直辖市药品监督管理部门提交申请及相关材料。申请人应当对其申请材料的真实性负责。

省、自治区、直辖市药品监督管理部门收到申请后，应当根据下列情况分别作出处理。

① 申请事项依法不属于本部职权范围的，应当即时作出不予受理的决定，并告知申请人向有关行政机关申请。

② 申请材料存在可以当场更正的错误的，应当允许申请人当场更正。

③ 申请材料不齐全或者不符合形式审查要求的，应当当场或者在5个工作日内发给申请人补正材料通知书，一次性告知申请人需要补正的全部内容，逾期不告知的，自收到申请材料之日起即为受理。

④ 申请材料齐全、符合形式审查要求，或者申请人按照要求提交全部补正材料的，予以受理。省、自治区、直辖市药品监督管理部门受理或者不受理医疗机构制剂许可证申请的，应当出具加盖本部门受理专用印章并注明日期的受理通知书或者不予受理通知书。

2. 医疗机构制剂许可证的管理

医疗机构制剂许可证是医疗机构配制制剂的法定凭证。

（1）申请

《医疗机构制剂注册管理办法》（试行）规定，持有医疗机构执业许可证的医疗机构如需配制医疗机构制剂，需向所在地的省级药品监督管理部门提出申请，经审批符合要求的发放给医疗机构制剂许可证。

医疗机构制剂许可证分正本和副本。正、副本具有同等法律效力，有效期为5年。

（2）变更

医疗机构制剂许可证变更分为许可事项变更和登记事项变更。许可事项变更是指制剂室负责人、配制地址、配制范围的变更。登记事项变更是指医疗机构名称、医疗机构类别、法定代表人、注册地址等事项的变更。

医疗机构制剂许可证变更后，原发证机关应当在医疗机构制剂许可证副本上记录变更的内容和时间，并按变更后的内容重新核发医疗机构制剂许可证正本，收回原医疗机构制剂许可证正本。

医疗机构制剂室的药检室负责人及质量管理组织负责人发生变更的，应当在变更之日起30日内将变更人员简历及学历证明等有关情况报所在地省、自治区、直辖市药品监督管理部门备案。

医疗机构制剂室的关键配制设施等条件发生变化的，应当自发生变化之日起30日内报所在地省、自治区、直辖市药品监督管理部门备案，省、自治区、直辖市药品监督管理部门根据需要进行检查。

（3）遗失补办

遗失医疗机构制剂许可证的，持证单位应当在原发证机关指定的媒体上登载遗失声明并同时向原发证机关申请补发。遗失声明登载满1个月后原发证机关在10个工作日内补发医疗机构制剂许可证。

（4）延续申请

医疗机构制剂许可证有效期届满需要继续配制制剂的，医疗机构应当在有效期届满前6个月，向原发证机关申请换发医疗机构制剂许可证。

原发证机关结合医疗机构遵守法律法规、《医疗机构制剂配制质量管理规范》(试行)和质量体系运行情况，按照关于设立医疗机构制剂室的条件和程序进行审查，在医疗机构制剂许可证有效期届满前作出是否准予换证的决定。符合规定准予换证的，收回原证换发新证；不符合规定的，作出不予换证的书面决定，并说明理由，同时告知申请人享有依法申请行政复议或者提起行政诉讼的权利；逾期未作出决定的，视为同意换证，并办理相应手续。

(5) 撤销

医疗机构终止配制制剂或者关闭的，由原发证机关缴销医疗机构制剂许可证，同时报国家药品监督管理局备案。

3. "医院"类别医疗机构中药制剂委托配制的管理

经省、自治区、直辖市药品监督管理部门批准，具有医疗机构制剂许可证且取得制剂批准文号，并属于"医院"类别的医疗机构的中药制剂，可以委托本省、自治区、直辖市内取得《医疗机构制剂许可证》的医疗机构或者符合《药品生产质量管理规范》的药品生产企业配制制剂。委托配制的制剂剂型应当与受托方持有的医疗机构制剂许可证所载明的范围一致。

未取得医疗机构制剂许可证的"医院"类别的医疗机构，在申请中药制剂批准文号时申请委托配制的，应当按照《医疗机构制剂注册管理办法》(试行)的相关规定办理。

医疗机构中药制剂委托配制批件有效期不得超过该制剂批准证明文件载明的有效期限。在医疗机构中药制剂委托配制批件有效期内，委托方不得再行委托其他单位配制该制剂。医疗机构中药制剂委托配制批件有效期届满，需要继续委托配制的，委托方应当在有效期届满30日前办理委托配制的续展手续。委托配制合同终止的，医疗机构中药制剂委托配制批件自动废止。

委托配制制剂的质量标准应当执行原批准的质量标准，其处方、工艺、包装规格、标签及使用说明书等应当与原批准的内容相同。在委托配制的制剂包装、标签和说明书上，应当标明委托单位和受托单位名称、受托单位生产地址。委托单位取得医疗机构中药制剂委托配制批件后，应当向所在地的设区的市级以上药品检验所报送委托配制的前三批制剂，经检验合格后方可投入使用。

委托方对委托配制制剂的质量负责；受托方应当具备与配制该制剂相适应的配制与质量保证条件，按《药品生产质量管理规范》或者《医疗机构制剂配制质量管理规范》(试行)进行配制，向委托方出具批检验报告书，并按规定保存所有受托配制的文件和记录。

4. 监督检查

《医疗机构制剂配制监督管理办法》(试行)规定的监督检查的主要内容是医疗机构执行《医疗机构制剂配制质量管理规范》(试行)的情况、医疗机构制剂许可证换发的现场检查及日常的监督检查。省、自治区、直辖市药品监督管理部门负责本辖区内医疗机构制剂配制的监督检查工作，应当建立实施监督检查的运行机制和管理制度，确定下级药品监督管理机构的监督检查职责。国家药品监督管理局可以根据需要组织对医疗机构制剂配制进行监督检查，同时对省、自治区、直辖市药品监督管理部门的监督检查工作情况进行监督和抽查。医疗机构制剂配制发生重大质量事故，必须立即报所在地省、自治区、直辖市药品监督管理部门和有关部门，省、自治区、直辖市药品监督管理局部门应当在24小时内报国家药品监督管理局。有《中华人民共和国行政许可法》第七十条情形之一的，原发证机关应当依法注销医疗机构制剂许可证。省、自治区、直辖市药品监督管理部门注销医疗机构制剂许可证的，应当自注销之日起5个工作日内通知有关部门，并报国家药品监督管理局备案。

二、医疗机构制剂注册及质量管理

(一) 医疗机构制剂注册管理

为加强医疗机构制剂的管理，规范医疗机构制剂的申报与审批，根据《中华人民共和国药品管理法》

及《中华人民共和国药品管理法实施条例》，国家食品药品监督管理局于2005年6月发布了《医疗机构制剂注册管理办法》（试行）。该办法对医疗机构申请制剂的配制、调剂使用、审批、检验和监督管理作出了规定。

1. 医疗机构制剂的申请人

医疗机构制剂的申请人应当是持有医疗机构执业许可证并取得医疗机构制剂许可证的医疗机构。未取得医疗机构制剂许可证或者医疗机构制剂许可证无相应制剂剂型的"医院"类别的医疗机构可以申请医疗机构中药制剂，但是必须同时提出委托配制制剂的申请。接受委托配制的单位应当是取得医疗机构制剂许可证的医疗机构或者具有合法生产资格的药品生产企业。委托配制的制剂类型应当与受托方生产范围一致。

2. 申报要求

申请医疗机构制剂应当进行相应的临床前研究，包括处方筛选、配制工艺、质量指标、药理、毒理学研究等。申请医疗机构制剂注册所报送的资料应当真实、完整、规范。申请制剂所用的化学原料药及实施批准文号管理的中药材、中药饮片必须具有药品批准文号并符合法定的药品标准。申请人应当对其申请注册的制剂或者使用的处方、工艺、用途等，提供申请人或者他人在中国的专利及其权属状态说明；他人在中国存在专利的，申请人应当提交对他人的专利不构成侵权的声明。医疗机构制剂的名称应当按照国家药品监督管理局颁布的药品命名原则，命名不得使用商品名称。

医疗机构配制制剂使用的辅料和直接接触制剂的包装材料、容器等，应当符合国家药品监督管理局有关辅料、直接接触药品的包装材料和容器的管理规定；医疗机构制剂的说明书和包装标签由省、自治区、直辖市药品监督管理部门根据申请人申报的资料，在批准制剂申请时一并予以核准；医疗机构制剂的说明书和包装标签应当按照国家药品监督管理局有关药品说明书和包装标签的管理规定印制，其文字、图案不得超出核准的内容，并需标注"本制剂仅限本医疗机构使用"字样。

申请配制的化学制剂已有同品种获得制剂批准文号的，可以免于进行临床研究。临床研究用的制剂，应当按照《医疗机构制剂配制质量管理规范》（试行）或者《药品生产质量管理规范》的要求配制，应当符合经省、自治区、直辖市药品监督管理部门审定的质量标准；完成临床研究后，申请人向所在地省、自治区、直辖市药品监督管理部门或者其委托的设区的市级市场监督管理机构报送临床研究总结资料。

3. 禁止性规定

有下列情形之一的，不得作为医疗机构制剂申报：①市场上已有供应的品种；②含有未经国家药品监督管理局批准的活性成分的品种；③除变态反应原外的生物制品；④中药注射剂；⑤中药、化学药品组成的复方制剂；⑥特殊管理药品（医疗用毒性药品、精神药品、麻醉药品、放射性药品）；⑦其他不符合国家规定的制剂。

4. 临床前研究与临床研究

临床研究的具体要求如下：①应获得医疗机构制剂临床研究批件；②取得受试者知情同意书及伦理委员会的同意；③按照GCP的要求实施，在本医院实施经批准的临床试验方案，受试者例数不得少于60例；④若申请的自配制剂为化学制剂，并且已有同品种获得批准文号的，可免于进行临床研究。

5. 审批程序

① 申请配制医疗机构制剂，申请人应当填写医疗机构制剂注册申请表，向所在地省、自治区、直辖市药品监督管理部门提出申请，报送有关资料和制剂实样。

② 收到申请的省、自治区、直辖市药品监督管理部门对申报资料进行形式审查，符合要求的予以受理；不符合要求的，应当自收到申请材料之日起5日内书面通知申请人并说明理由，逾期未通知的自收到材料之日起即为受理。

③ 省、自治区、直辖市药品监督管理部门应当在申请受理后10日内组织现场考察，抽取连续3批检验用样品，通知指定的药品检验所进行样品检验和质量标准技术复核。

④ 接到检验通知的药品检验所应当在40日内完成样品检验和质量标准技术复核，出具检验报告书及

标准复核意见，报送省、自治区、直辖市药品监督管理部门并抄送通知其检验的药品监督管理机构和申请人。

⑤ 省、自治区、直辖市药品监督管理部门应当在收到全部资料后 40 日内组织完成技术审评，符合规定的，发给医疗机构制剂临床研究批件。

⑥ 完成临床研究后，申请人向所在地省、自治区、直辖市药品监督管理部门报送临床研究总结资料。

⑦ 省、自治区、直辖市药品监督管理部门收到全部申报资料后 40 日内组织完成技术审评，作出是否准予许可的决定。符合规定的，应当自作出准予许可决定之日起 10 日内向申请人核发医疗机构制剂注册批件及制剂批准文号，同时报国家药品监督管理局备案；不符合规定的，应当书面通知申请人并说明理由，同时告知申请人享有依法申请行政复议或者提起行政诉讼的权利。

6. 制剂注册及制剂批准文号

制剂批准文号经省级药品监督管理部门审批取得。批准文号格式为：X 药制字 H（Z）+4 位年号+4 位流水号。其中，X 是省、自治区、直辖市简称；H 是化学制剂代号；Z 是中药制剂代号。

7. 再注册

医疗机构制剂批准文号有效期为 3 年，有效期满前 3 个月提出再注册申请。

8. 补充申请

医疗机构配制制剂，应当严格执行经批准的质量标准，不得擅自变更工艺处方配制地点和委托配制单位。需要变更的，申请人应当提出补充申请，报送相关资料，批准后方可执行。

（二）医疗机构制剂配制质量管理

国家药品监督管理部门为了加强对医疗机构制剂的质量管理，根据《中华人民共和国药品管理法》及《中华人民共和国药品管理法实施条例》的规定，参照《药品生产质量管理规范》的基本准则，制定了《医疗机构制剂配制质量管理规范》（试行）（以下简称 GPP）。该规范于 2001 年 3 月 13 日发布施行。

1. 机构与人员

医疗机构制剂配制应在药剂部门设制剂室、药检室和质量管理组织。机构与岗位人员的职责应明确。医疗机构负责人对 GPP 的实施及制剂质量负责。制剂室和药检室的负责人应具有大专以上药学或相关专业学历，具有相应管理的实践经验，有对工作中出现的问题作出正确判断和处理的能力。制剂室和药检室的负责人不得互相兼任。从事制剂配制操作及药检的人员，应经专业技术培训，具有基础理论知识和实际操作技能。凡从事制剂配制工作的所有人员均应熟悉 GPP，并应通过 GPP 的培训与考核。

2. 房屋与设施

为保证制剂质量，制剂室要远离各种污染源。制剂室的房屋和面积必须与所配制的制剂剂型和规模相适应。应设工作人员更衣室，一般区和洁净区分开；配制、分装与贴签、包装分开；内服制剂与外用制剂分开；无菌制剂与其他制剂分开。制剂室应具有与所配制剂相适应的物料、成品等库房。中药材的前处理、提取、浓缩等必须与其后续工序严格分开。

制剂室在设计和施工时，应考虑使用时便于进行清洁工作。洁净室的内表面应平整光滑，无裂缝、接口严密、无颗粒物脱落并能耐受清洗和消毒。洁净室（区）应维持一定的正压，并送入一定比例的新风。A 级洁净区内不得设地漏。实验动物房应远离制剂室。

3. 设备

设备的选型、安装应符合制剂配制要求，易于清洗、消毒或灭菌，便于操作、维修和保养，并能防止差错和减少污染。与药品直接接触的设备表面应光洁平整、易清洗或消毒、耐腐蚀，不与药品发生化学变化和吸附药品。设备所用的润滑剂、冷却剂等不得对药品和容器造成污染。制剂配制和检验应有与所配制制剂品种相适应的设备、设施与仪器。用于制剂配制和检验的仪器仪表、量具、衡器等应定期校验，并有合格标识。校验记录应至少保存 1 年。建立设备管理的各项规章制度，制定标准操作规程。设备应由专人管理，定期维修、保养，并作好记录。

4. 物料

制剂配制所用物料的购入、储存、发放与使用等应制定管理制度。制剂配制所用的物料应符合药用要求，不得对制剂质量产生不良影响。合格物料、待验物料及不合格物料应分别存放，并有易于识别的明显标识。对温度、湿度等有特殊要求的物料，应按规定条件储存。挥发性物料的存放，应注意避免污染其他物料。各种物料不得露天存放，应专柜存放，专人保管，不得流失。

5. 卫生

制剂室应有防止污染的卫生措施和卫生管理制度，并由专人负责。配制间不得存放与配制无关的物品。配制间和制剂设备、容器等应有清洁规程。洁净室（区）应定期消毒。使用的消毒剂不得对设备、物料和成品产生污染。消毒剂品种应定期更换，防止产生耐药菌株。工作服的选材、式样及穿戴方式应与配制操作和洁净度级别要求相适应。洁净室（区）仅限于在该室的配制人员和经批准的人员进入。进入洁净室（区）的人员不得化妆和佩戴饰物，不得裸手直接接触药品。配制人员应有健康档案，并每年至少体检一次。传染病、皮肤病患者和体表有伤口者不得从事制剂配制工作。

6. 文件

① 制剂室应有下列文件：医疗机构制剂许可证及申报文件验收、整改记录；制剂品种申报及批准文件；制剂室年检抽验及监督检查文件及记录。

② 医疗机构制剂室应有配制管理、质量管理的各项制度和记录。

③ 制剂配制管理文件主要有：配制规程和标准操作规程；配制记录。

④ 配制制剂的质量管理文件主要有：物料、半成品、成品的质量标准和检验操作规程；制剂质量稳定性考察记录；检验记录。

⑤ 制剂配制管理文件和质量管理文件的要求：制定文件应符合《中华人民共和国药品管理法》和相关法律、法规、规章的要求；应建立文件的管理制度；使用的文件应为批准的现行文本，已撤销和过时的文件除留档备查外，不得在工作现场出现；文件的制定、审查和批准的责任应明确，并有责任人签名；有关配制记录和质量检验记录应完整归档，至少保存2年备查。

7. 配制管理

配制规程和标准操作规程不得任意修改。在同一配制周期中制备出来的一定数量常规配制的制剂为一批，一批制剂在规定限度内具有同一性质和质量。每批制剂均应编制制剂批号。

为防止制剂被污染和混淆，配制操作应采取下述措施：①每次配制后应清场，并填写清场记录，每次配制前应确认无上次遗留物；②不同制剂（包括同制剂的不同规格）的配制操作不得在同一操作间同时进行，如确实无法避免，必须在不同的操作台配制，并应采取防止污染和混淆的措施；③在配制过程中应防止称量、过筛、粉碎等可能造成粉末飞散而引起的交叉污染；④在配制过程中使用的容器须有标明物料名称、批号状态及数量等的标识；根据制剂配制规程选用工艺用水，工艺用水应符合质量标准并定期检验；每批制剂均应有一份能反映配制各个环节的完整记录；所有验证记录应归档保存。

8. 质量管理与自检

质量管理组织负责制剂配制全过程的质量管理。药检室负责制剂配制全过程的检验。

医疗机构制剂质量管理组织应定期组织自检。自检应按预定的程序，按规定内容进行检查，以证实与GPP的一致性。自检应有记录并写出自检报告，包括评价及改进措施等。

9. 使用管理

医疗机构制剂应按药品监督管理部门制定的原则并结合剂型特点、原料药的稳定性和制剂稳定性试验结果规定使用期限。制剂配发必须有完整的记录或凭据。制剂在使用过程中出现质量问题时，制剂质量管理组织应及时进行处理，出现质量问题的制剂应立即收回，并填写收回记录。制剂使用过程中发现的不良反应，应按《药品不良反应报告和监测管理办法》的规定予以记录，填表上报。保留病历和有关检验、检查报告单等原始记录至少1年备查。

（三）医疗机构中药制剂管理

医疗机构中药制剂是医疗机构根据本单位临床需要经批准而配制、自用的、固定的中药处方制剂。国家鼓励医疗机构根据本医疗机构临床用药需要配制和使用中药制剂，支持应用传统工艺配制中药制剂，支持以中药制剂为基础研制中药新药。

医疗机构配制中药制剂，应当依照《药品管理法》的规定取得医疗机构制剂许可证，或者委托取得药品生产许可证的药品生产企业、取得医疗机构制剂许可证的其他医疗机构配制中药制剂。委托配制中药制剂，应当向委托方所在地省、自治区、直辖市人民政府药品监督管理部门备案。

医疗机构对其配制的中药制剂的质量负责；委托配制中药制剂的，委托方和受托方对所配制的中药制剂的质量分别承担相应责任。

医疗机构配制的中药制剂品种，应当依法取得制剂批准文号。但是，仅应用传统工艺配制的中药制剂品种，向医疗机构所在地省、自治区、直辖市人民政府药品监督管理部门备案后即可配制，不需要取得制剂批准文号。

根据中医药理论组方，利用传统工艺配制（即制剂配制过程没有使原组方中治疗疾病的物质基础发生变化的），且该处方在本医疗机构具有 5 年以上（含 5 年）使用历史的中药制剂，可免报下列资料项：①主要药效学试验资料及文献资料；②急性毒性试验资料及文献资料；③长期毒性试验资料及文献资料；④临床研究方案；⑤临床研究总结。

本医疗机构具有 5 年以上（含 5 年）使用历史是指能够提供在本医疗机构连续使用 5 年以上的文字证明资料（如医师处方，科研课题记录，临床调剂记录等），并提供 100 例以上相对完整的临床病历。

医疗机构应当加强对备案的中药制剂品种的不良反应监测，并按照国家有关规定进行报告。药品监督管理部门应当加强对备案的中药制剂品种配制使用的监督检查。

医疗机构中药制剂只能在本医疗机构内凭医师处方使用，不得在市场上销售或者通过互联网、邮购等变相销售，不得发布医疗机构中药制剂的宣传广告。发生灾情、疫情、突发事件或者临床急需而市场没有供应等特殊情况下，经国务院或者省、自治区、直辖市人民政府的药品监督管理部门批准，医疗机构配制的制剂可以在指定的医疗机构之间调剂使用。符合《医疗机构制剂注册管理办法》（试行）的医疗机构调剂使用有关规定的民族药制剂，经省级药品监督管理部门批准，可以在本辖区内指定的民族医疗机构和综合性医院民族医疗科室之间调剂使用，具体实施规定由各民族地区省级药品监督管理部门会同中医药管理部门，结合本地区实际情况制定。

下列情况不纳入医疗机构中药制剂管理范围。

① 中药加工成细粉，临用时加水、酒、醋、蜜、麻油等中药传统基质调配、外用，在医疗机构内由医务人员调配使用。

② 鲜药榨汁。

③ 受患者委托，按医师处方（一人一方）应用中药传统工艺加工而成的制品。

第四节　医疗机构药品管理

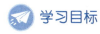学习目标

- **知识目标**

    掌握：医疗机构药品管理概念，药品采购管理，药品验收管理，药品储存管理。

    熟悉：药品经济管理。

了解：医疗机构药品管理的目标。
- **能力目标**
  能正确进行药品采购、验收和储存管理，为将来去医院实习打下良好的基础。
- **素质目标**
  具有严谨务实、一丝不苟的工作作风；具有有法必依、坚持原则的职业态度。

岗位情境

2020年12月1日，曲阜市食药监局执法人员对曲阜沂河小区诊所进行现场检查，随机抽取该诊所货架上的药品复方甘草片，批号CG190709；阿司匹林肠溶片，批号BJ51067；头孢氨苄胶囊，批号40200903；小儿复方磺胺甲噁唑，批号191003。现场均无法从计算机系统内查询到药品验收记录，该诊所负责人表示因为今年诊所人员较少，之前负责药品购进验收的辞职了，所里琐碎事较多，所以诊所从4月份就未做药品购进验收记录。如果你是该市药品监督管理部门的执法人员，该如何处理此事？

以案说法

医疗机构采购药品应该如何管理

案例：某市市场监管局接到通报，辖区内一民营医疗机构医师从非法经营药品的微信号"专科药品批发部"购买了15盒地西泮注射液、30盒米非司酮片、30盒米索前列醇，3盒丙泊酚，用于医院药物储备。该市市场监管局执法人员立即对该医疗机构进行检查，经查，该医疗机构无终止妊娠手术资质，当事人医院医生，在未查验和索取供货商资质的情况下，通过微信，从无药品经营资质的微信商购进了上述药品，医院付款2100元。（资料来源：中国政府网，六盘水市2022年药品安全专项整治行动典型案例，2022-11-03）

思考：对该医疗机构该如何处理呢？

一、医疗机构药品管理的概念和目标

（一）医疗机构药品管理的概念

医疗机构药品管理是指对医疗机构医疗、科研所需药品的采购、存储、分配和使用等方面的管理。从管理对象来看，主要包括一般医疗用药品管理；特殊药品管理；科研用药品，特别是研究中新药的管理；中药材（中药饮片）的管理。从管理类型来看，医疗机构药品管理中既体现了质量管理，也包含了经济管理。

（二）医疗机构药品管理的目标

① 保证医疗、科研所需药品的及时供应，并保证准确无误。
② 贯彻国家药事法律、法规，保证所供应的药品质量合格、安全有效。
③ 符合医疗机构的经济、财务管理制度和国家的医疗卫生政策，注重社会效益与经济效益的结合，贯彻减轻患者和国家负担，医疗机构和药房有一定经济效益的原则。

二、药品采购管理

药品采购管理主要是指对医疗机构医疗、科研所需药品的供应渠道、采购程序及方式、采购计划和文件的综合管理。

（一）药品采购管理的有关规定

《中华人民共和国药品管理法》《药品经营和使用质量监督管理办法》《医疗机构药品监督管理办法（试行）》和《医疗机构药事管理规定》有关条款，对医疗机构采购药品均作了明确规定。

1. 采购范围

医疗机构应当根据《国家基本药物目录》《处方管理办法》《国家处方集》等制定本机构《药品处方集》和《基本用药供应目录》，编制药品采购计划，按规定购入药品。

2. 采购渠道

医疗机构应当从药品上市许可持有人或者具有药品生产、经营资格的企业购进药品，但购进未实施审批管理的中药材和中药饮片除外。医疗机构使用的药品应当按照规定由专门部门统一采购，禁止医疗机构其他科室和医务人员自行采购。

3. 票据管理

医疗机构购进药品，应当查验供货单位的药品生产许可证或者药品经营许可证和营业执照、所销售药品的批准证明文件等相关证明文件，并核实销售员持有的授权书原件和身份证原件。医疗机构应当妥善保存首次购进药品加盖供货单位原印章的前述证明文件的复印件，保存期不得少于5年；医疗机构购进药品时应当索取、留存供货单位的合法票据，并建立购进记录，做到票账、货相符。合法票据包括税票及详细清单，清单上必须载明供货单位名、药品名称、生产厂商、批号、数量、价格等内容。票据保存期不得少于3年。医疗机构购进进口药品时，应当按照规定，索取、查验、保存供货企业有关证件、资料、票据。

4. 品种受限

医疗机构应当按照经药品监督管理部门批准并公布的药品通用名称购进药品。同一通用名称药品的品种，注射剂型和口服剂型各不得超过2种，处方组成类同的复方制剂1~2种。因特殊诊疗需要使用其他剂型和剂量规格药品的情况除外。

（二）医疗机构药品采购方式

2015年2月9日，国务院办公厅印发《国务院办公厅关于完善公立医院药品集中采购工作的指导意见》（国办发〔2015〕7号，以下简称《意见》）。为完善公立医院药品集中采购工作，《意见》要求集中采购过程中对药品实行分类采购。

1. 招标采购

对临床用量大、采购金额高、多家企业生产的基本药物和非专利药品，发挥省级集中批量采购优势，由省级药品采购机构采取双信封制公开招标采购，医院作为采购主体，按中标价格采购药品。

2. 谈判采购

对部分专利药品、独家生产药品，建立公开透明、多方参与的价格谈判机制。谈判结果在国家药品供应保障综合管理信息平台上公布，医院按谈判结果采购药品。

3. 挂网采购

对妇儿专科非专利药品、急（抢）救药品、基础输液、临床用量小的药品（上述药品的具体范围由各省、自治区、直辖市确定）和常用低价药品，实行集中挂网，由医院直接采购。

4. 议价采购

对临床必需、用量小、市场供应短缺的药品，由国家招标定点生产、议价采购。

5. 直接采购

对麻醉药品、精神药品、防治传染病和寄生虫病的免费用药、国家免疫规划疫苗、计划生育药品及中药饮片，按国家现行规定采购，确保公开透明。

医院使用的所有药品（不含中药饮片）均应通过省级药品集中采购平台采购。省级药品采购机构应汇总医院上报的采购计划和预算,依据国家基本药物目录、医疗保险药品报销目录、基本药物临床应用指南和处方集等,按照上述原则合理编制本行政区域医院药品采购目录,分类列明招标采购药品、谈判采购药品、医院直接采购药品、定点生产药品等。鼓励省际跨区域、专科医院等联合采购。采购周期原则上一年一次。对采购周期内新批准上市的药品,各地可根据疾病防治需要,经过药物经济学和循证医学评价,另行组织省(自治区、直辖市)为单位的集中采购。

> **知识链接**
>
> **"4+7"带量采购**
>
> 带量采购是在集中采购的基础上提出的,指的是在药品集中采购过程中开展招投标或谈判议价时,要明确采购数量,让企业针对具体的药品数量报价。带量采购可以理解为大型"团购",明确采购量,低价者中标,带量采购可以通过企业间的市场化竞价,起到以量换价的作用,降低采购药品的价格。
>
> 2018年11月14日,中央全面深化改革委员会第五次会议审议通过《国家组织药品集中采购试点方案》,明确了国家组织、联盟采购、平台操作的总体思路。11个试点地区委派代表组成的联合采购办公室在11月15日发布了《4+7城市药品集中采购文件》。国家推动的11个城市带量采购,拿出60%~70%的市场份额给中标企业,其他企业分享剩余30%~40%的份额。
>
> "4+7"指的是此次带量采购试点城市。北京、天津、上海、重庆和沈阳、大连、厦门、广州、深圳、成都、西安11个城市(即4+7个城市)将进行国家组织药品集中采购试点。
>
> 文件中公布了31个采购品种名录。此次"4+7"带量采购中选品种的确定方式是如果申报企业大于或等于3家,最低价者中标;如果最低价有多家企业,那么此前在11个城市销售范围多、销量大的企业中标。如果申报企业为2家,最低价者进入预中标名单。如果申报企业只有1家,该企业进入预中标名单。这样,每个品种只有1家企业进入预中标名单。对于预中标名单里的企业,按降价幅度排序,降幅前列(不超过7家)直接中标,其他预中标品种进行议价谈判,参考申报企业大于或等于3家的中标品种的平均降幅,确定议价谈判的最低降幅。

三、药品验收管理

医疗机构购进药品,必须建立并执行质量检查验收制度。内容如下:

① 为确保购进药品的质量,把好药品的入库质量关,根据《中华人民共和国药品管理法》及《药品经营质量管理规范》等法律、法规,特制定本制度。

② 药品质量验收应由质量验收人员负责,质量验收员应具有高中以上学历,并经岗位培训和地市级以上药品监督管理部门考试合格,取得岗位合格证书后方可上岗。

③ 验收员应根据合法票据,对到货药品进行逐批验收。

④ 验收药品应在待验区内进行,在划定的时限内及时验收。一般药品应在到货后1个工作日内验收完毕,需冷藏药品应在到货后1小时内验收完毕。

⑤ 贵重药品应由双人进行验收。

⑥ 验收时应根据有关法律、法规规定,对药品的包装、标签、说明书以及有关证明文件进行逐一检查:a. 药品包装的标签和所附说明书上应有生产企业的名称、地址,有药品的通用名称、规格、批准文号、产品批号、生产日期、有效期等;标签或说明书上还有药品的成分、适应症或功能主治、用法、用量、禁忌、不良反应、注意事项以及贮藏条件等;b. 验收整件药品包装中应有产品合格证;c. 验收外用药品,其包装的标签或说明书上要有规定的标识和警示说明;处方药和非处方药按分类管理要求,标签、说明书有相应的警示语或广告语,处方药的包装有国家规定的专有标识;d. 验收中药饮片应有包装,并附有质量合格的标志;每件包装上,中药饮片应标明品名、生产企业、生产日期等内容,实施批准文号管

理的中药饮片还应注明药品批准文号；e. 验收进口药品，其内外包装的标签应以中文注明药品的名称、主要成分以及注册证号，其最小销售单元应有中文说明书；进口药品应凭《进口药品注册证》或《医药产品注册证》及《进口药品检验报告书》或《进口药品通关单》验收；进口预防性生物制品、血液制品应有《生物制品进口批件》复印件；进口药材应有《进口药材批件》复印件；f. 验收首营品种，应有与首批到货药品同批号的药品出厂检验报告书。

⑦ 验收药品应按规定进行抽样检查，验收抽取的样品应具有代表性。对验收抽取的整件药品，验收完成后应加贴明显的验收抽样标记，进行复原封箱。

⑧ 验收药品时应检查有效期，一般情况下有效期不足6个月的药品不得入库。

⑨ 对验收不合格的药品，应填写药品拒收报告单，报质量负责人进行审核处理。

⑩ 应做好药品质量验收记录，记录内容包括供货单位、数量、到货日期、品名、剂型、规格、批准文号、批号、生产厂商、有效期、质量状况、验收结论和验收人员等项目。验收记录应保存至超过药品有效期一年，但不得少于三年。

⑪ 验收合格的药品，验收员应在药品购进验收记录单上签字或盖章，并注明验收结论。仓库保管员凭验收员签字或盖章的药品购进验收记录单办理入库手续，对货单不符、质量异常、包装不牢固或破损、标志模糊或有其他问题的药品，应予拒收并报质量负责人。

四、药品库存管理

（一）药品的储存与养护

医疗机构对药品的储存与养护进行科学的管理，是药品质量管理过程中不可缺少的重要环节，更是保证优良药品内在质量的必然要求。

医疗机构必须制定和执行药品保管制度，采取必要的控温、防潮、避光、通风、防火、防虫、防鼠、防污染等措施，保证药品质量。定期对库存药品进行养护与质量检查。药品库的仓储条件和管理应当符合药品质量管理规定。

医疗机构应当有专用的场所和设施、设备储存药品。药品的存放应当符合药品说明书标明的条件。医疗机构需要在急诊室、病区护士站等场所临时存放药品的，应当配备符合药品存放条件的专柜。有特殊存放要求的，应当配备相应设备。

医疗机构储存药品应当按照药品属性和类别分库、分区、分垛存放，并实行色标管理。药品与非药品分开存放；中药饮片、中成药、化学药品分别储存、分类存放；过期、变质、被污染等药品应当放置在不合格库（区）。医疗机构应当配备药品养护人员，定期对储存药品进行检查和养护，监测和记录储存区域的温湿度，维护储存设施设备，并建立相应的养护档案。

（二）效期药品的管理

药品有效期是指在一定储藏条件下，能够保证药品质量合格的期限。医疗机构应当建立药品效期管理制度，药品发放应当遵循"近效期先出"的原则。对有效期要求的药品一般在效期截止日期前6个月前报告。购进药品在入库质量验收、储存堆放、出库复验等环节中，应做好效期登记验收、按批号集中堆放、依效期远近顺序排列、先产先出、近期先出、按批号发货。

（三）危险药品的管理

危险药品是指受光、热、空气、水分、摩擦、撞击等外界因素的影响而容易引起燃烧、爆炸或具有强腐蚀性、刺激性、放射性及剧烈毒性的药品。凡是易燃、易爆、强腐蚀性等危险性药品应当另设仓库单独储存，并设置必要的安全设施，制定相关的工作制度和应急预案。

危险药品应单独存放在符合消防规定的危险品库房，远离病房和其他建筑物，专人保管。严格验收和领发制度。

（四）特殊管理药品的管理

麻醉药品、精神药品、医疗用毒性药品、放射性药品等特殊管理的药品，应当严格按照相关行政法规的规定存放，并采取相应的安全保障措施，具体管理可参照第九章"特殊药品管理"相关内容。

> **拓展阅读**
>
> **珍爱生命，远离毒品**
>
> 我国对麻醉药品、精神药品、医疗用毒性药品和放射性药品实行特殊管理。因为上述四类药品具有特殊的生理和药理作用，合法、安全、合理使用，可以正确发挥防病治病的作用，若管理不当，滥用或流入非法渠道，会严重影响公众身心健康和生命安全，并引发公共卫生、社会治安等诸多问题。
>
> 麻醉药品是指具有依赖性潜力的药品，连续使用、滥用或不合理使用易产生身体依赖性和精神依赖性，是能成瘾癖的药品。精神药品是指直接作用于中枢神经系统，使之兴奋或抑制，连续使用能产生依赖性的药品。麻醉药品和精神药品具有耐受性、成瘾性、药品依赖性的特点，因此易滥用。麻醉药品和精神药品一旦滥用，或流入非法渠道，它们就是毒品。《中华人民共和国刑法》对毒品的定义：指鸦片、海洛因、甲基苯丙胺（冰毒）、吗啡、大麻、可卡因，以及国家规定管制的其他能够使人形成瘾癖的麻醉药品和精神药品。滥用药物和吸食毒品不仅对人身心有一定的危害作用，还带给社会与家庭不少的伤痛。家庭中一旦出现了吸毒者，家便不成家。吸毒者在自我毁灭的同时，也迫害自己的家庭，使家庭陷入经济破产、亲属离散，甚至家破人亡的困难境地。滥用药物和吸食毒品还对社会生产力有巨大的破坏性，扰乱社会治安，带给人们巨大的威胁，毒品活动造成环境恶化，并逐年缩小了人类的生存空间。有资料显示，毒品每年造成约20万人死亡，其中多数是年轻的使用者。随着合成毒品的快速蔓延，因吸毒出现精神症状后引发的自杀自残、伤害他人、毒驾、暴力抗法、肇事肇祸等个人极端案（事）件也频频发生。
>
> 禁毒工作事关国家安危、民族兴衰、人民福祉，毒品一日不除，禁毒斗争就一日不能松懈。作为当代青年，须知一旦染指毒品，终难逃脱学业尽废、前途尽毁的悲惨结局，珍爱生命，远离毒品！
>
> 作为医疗机构药学工作者，需要以身作则，珍爱生命、远离毒品，同时更要牢牢掌握处方管理办法，尤其是麻醉药品、精神药品、医疗用毒性药品和放射性药品等特殊药品的管理规定，为患者做好用药指导等服务。

（五）高警示药品的管理

高警示药品即指一旦使用不当及发生用药错误，会对患者造成严重伤害甚至会危及生命的药品。其特点是此类药品引起的错误并不常见，但一旦发生会产生严重后果，造成患者严重伤害甚至死亡。高警示药品的安全使用，是近年来药事管理工作重点关注的问题。在医疗活动中，用药错误是导致药物不良事件发生的主要因素，其中高警示药品用药错误的危害性远甚于一般药品。因此，高警示药品的使用与监督管理已成为医疗机构药事管理的重点工作。

1. 标识管理

根据高警示药品分级建立专用标识、药品标签及警示语。

2. 储存管理

根据高警示药品分级，对于风险程度高的药品专区存放、专人管理，指定适合的存储量，保证储存的环境要求。

3. 流通管理

准确执行出入库程序，严格核对品名、剂型、规格、数量、批号、效期等信息，做到药品流通数据可追溯，保证运输条件符合药品特殊要求。

4. 账目管理

专人负责账目管理，逐步实行网络信息系统的规范化与数据共享，充分利用信息化管理手段对高警示药品进行标识、风险提示、实时监控、数据分析和信息交流管理。

5. 高警示药品管理的硬件设施配置

药品储存空间布局科学合理，转运设施满足条件要求，配置智能微量输液泵、自动摆药装置、体液药物浓度检测及基因检测设备，使用防护用具、聚氯乙烯（PVC）输液器具及包装，设立静脉药物调配中心等。

6. 监督检查高警示药品

质量管理组织负责高警示药品全面管理的监督工作，定期检查、抽查制度和规程的落实情况，进行绩效考评。各工作单元按机构制度制定自身管理细则，进行监督管理和考评。

五、药品经济管理

《医疗机构药事管理规定》规定，医疗机构应当"建立健全药品成本核算和账务管理制度"。

2000年2月，国务院办公厅转发的国务院体改办等部门《关于城镇医药卫生体制改革的指导意见》中提出"加强医疗机构的经济管理，进行成本核算，有效利用人力、物力、财力等资源，提高效率、降低成本""实行医药分开核算、分别管理"及"可先对医院药品收入实行收支两条线管理"的意见。

为了控制药品费用不合理增长，促进医院合理用药，根据《关于城镇医药卫生体制改革的指导意见》对医院药品收入实行收支两条线管理的有关精神，2000年7月，卫生部、财政部制定下发《医院药品收支两条线管理暂行办法》。该办法规定医院药品收入扣除药品支出后的纯收入即药品收支结余，实行收支两条线管理。医院药品收支结余上交卫生行政部门，统一缴存财政社会保障基金专户，经考核后，统筹安排，合理返还。

（一）金额管理办法与分级管理制度

1. 金额管理办法

原卫生部（现国家卫生健康委员会）颁发的《全国医院工作条例》中规定：医院对药品材料实行"金额管理、重点统计、实耗实销"的管理办法。"金额管理"是按药品购进价或零售价进行金额核算，控制药品在医院流通的全过程，即药库、药房和各科室药品的入库、出库、领用、消耗和结存要按照数量、单价、金额记账；药库以批发价对入库、出库、结存进行金额管理；药房、各科室药品的领进、销售、结存以零售价进行金额管理。"重点统计"是指对本单位经营的重点药品从入库、出库、领用、消耗、出售、库存都必须按数量进行统计。重点统计的药品按目前管理的要求分为麻醉药品、精神药品、医疗用毒性药品、自费药品及贵重药品。"实耗实销"是指各调剂点和有关科室实际消耗的药品，按照实际金额向财务部门报销、结算。

2. 分级管理制度

根据药品的特点，目前一般医疗机构对药品实行三级管理，详见表7-2。

表7-2 医院药品三级管理

管理内容	一级管理	二级管理	三级管理
管理范围	麻醉药品 毒性药品的原料药	精神药品、贵重药品、自费普通药品	普通药品
管理办法	处方单独存放，每日清点，做到账物相符	专柜存放、专账登记，贵重药品每日清点，精神药品定期清点	金额管理，季度盘点，以存定销

3. 药品经济管理的质量指标

相对于现代经济管理而言，药品金额管理是一种较为原始而粗放的管理模式，因管理人员素质高低的差异，会出现截然不同的结果，管理规范者，账物相符，损耗符合规定；管理混乱者，账物不符，甚至出现虚报等现象。所以，加强对药品金额管理的考核和控制是十分必要的，其评价指标有以下三个方面：

① 药品加成率。国家目前规定的药品加成率是：西药、中成药为15%；中药饮片为20%～30%。

② 账物相符率。对于贵重药品、特殊管理药品及其他规定逐日统计的药品，应达100%；库存药品亦应账物相符，损耗率不得超过0.5%。

③ 药品盘点误差率。西药、中成药不超过0.3%；中药饮片不超过0.5%。

长期以来，由于医院用药品种多、数量大、价格变化频繁，故医院药品经济管理一直采用金额管理模式。实践证明，这种管理模式弊端多、漏洞大，很容易造成药品流失。随着计算机网络化技术的发展，我国一些大医院已开始利用这一先进技术对医院药品管理模式、操作方式、信息流通进行研究，医院药品的金额管理变为数量管理，一种全新的科学化、规范化、制度化的医院药品管理模式正在形成。

（二）药品价格管理

对实行政府定价的药品，医疗机构要按不高于政府规定的最高零售价格向患者收取费用；对实行市场调节价的药品，医疗机构要按照不高于药品企业根据国家有关规定制定的零售价格向患者收取费用；集中招标采购药品价格按照国家有关规定执行。

为规范医疗机构药品价格行为，增加医疗机构药品价格的透明度，维护患者的合法权益，2002年9月20日，卫生部、国家中医药管理局制定下发了《医疗机构向患者提供所用药品价格清单的暂行规定》，要求医疗机构向患者提供所用药品价格清单，内容包括药品名称、剂型、规格、计价单位、价格数量、总金额等。

2002年11月28日，国家计委、卫生部等四部门下发《医疗机构实行价格公示的规定》，本规定自2002年12月15日起施行。

本规定所称价格公示是指医疗机构对常用药品、医用材料和主要医疗服务的价格实行明码标价的一种方式。公示的具体药品、医用材料品种及医疗服务项目，由各省、自治区、直辖市价格主管部门与卫生主管部门共同确定。

医疗机构对药品价格公示的内容包括：药品的通用名、商品名、剂型、规格、计价单位、价格、生产厂家，主要的中药饮片产地等有关情况，并应明示是否为列入国家基本医疗保险药品目录的药品。对实行政府定价的药品，还应公示其最高零售价格及实际销售价格。医疗机构对医用材料价格公示的内容包括：医用材料的品名、规格、价格等有关情况。医疗机构对医疗服务价格公示的内容包括：医疗服务项目名称、项目内涵、除外内容、计价单位、价格、价格管理形式、批准文号、政府指导价及实际执行价格等有关情况。

医疗机构在其服务场所的显著位置，可通过电子触摸屏、电子显示屏、公示栏、公示牌、价目表、价目本、住院费用结算清单等方式实行价格公示。标价方式由价格主管部门的监督检查机构进行监制。

实行价格公示的药品、医用材料和医疗服务的价格发生变动时，医疗机构应当在执行新价格前，及时调整公示内容。医疗机构应当按照价格公示的实际项目和价格进行收费。

医疗机构有义务向患者提供药品、医用材料和医疗服务价格情况的查询服务。有条件的医疗机构应当推行住院费用清单制度。

对医疗机构不按明码标价的规定进行价格公示的，或者利用标价进行价格欺诈的，由政府价格主管部门依照《中华人民共和国价格法》《价格违法行为行政处罚规定》《明码标价和禁止价格欺诈规定》进行处罚。医疗机构价格公示应当同时公布价格举报电话，方便群众进行监督。

本章小结

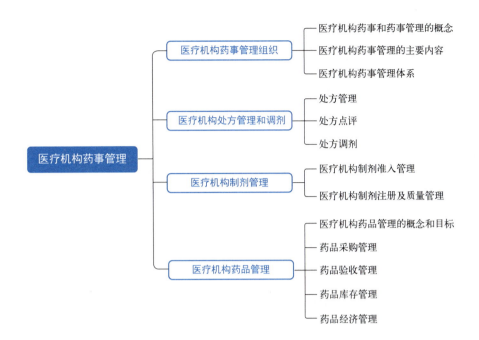

目标检测

一、A 型题（最佳选择题）

1. 根据《医疗机构药事管理规定》，药事管理与药物治疗学委员会组成人员不包括具有高级技术职务任职资格的（　　）。

   A. 药学人员　　　　　　　　B. 临床医师　　　　　　　　C. 护理人员
   D. 药品采购人员　　　　　　E. 医疗行政管理人员

2. 根据《医疗机构药事管理规定》，医疗机构药学专业技术人员不得少于本机构卫生专业技术人员的（　　）。

   A. 15%　　　B. 10%　　　C. 8%　　　D. 5%　　　E. 3%

3. 根据《医疗机构药事管理规定》，三级医院临床药师不少于（　　）。

   A. 5名　　　B. 4名　　　C. 3名　　　D. 2名　　　E. 1名

4. 根据《处方管理办法》，"四查十对"中应查药品、对（　　）。

   A. 药名、规格、剂型、数量　　　　B. 药名、规格、剂型、用法用量
   C. 药名、规格、剂型、临床诊断　　D. 药名、规格、剂型、药品性状
   E. 品名、剂量、生产厂家、性状

5. 根据《处方管理办法》，处方前记中应该标明（　　）。

   A. 药品金额　　B. 临床诊断　　C. 药品用法用量　　D. 药品名称　　E. 发药人

6. 根据《处方管理办法》，不符合处方规则的是（　　）。

   A. 西药和中成药可以在同一张处方上开具
   B. 字迹清楚，不得涂改
   C. 新生儿、婴幼儿年龄应写日、月龄
   D. 中成药和中药饮片可在同一张处方上开具
   E. 开具西药、中成药处方，每一种药品应当另起一行，每张处方不得超过5种药品

7. 根据《医疗机构制剂注册管理办法（试行）》，可以申报为医疗机构制剂的是（　　）。
A. 市场已有品种　　　　　　　　　B. 中药注射剂
C. 中药、化学药组成的复方制剂　　D. 除变态反应原外的生物制品
E. 本单位临床需要的固定处方制剂
8. 医疗机构制剂批准文号有效期为（　　）。
A. 1年　　　　B. 2年　　　　C. 3年　　　　D. 4年　　　　E. 5年
9. 可以作为医疗机构制剂申报的是（　　）。
A. 麻醉药品　　B. 精神药品　　C. 医疗用毒性药品　　D. 放射性药品　　E. 抗生素
10. 医疗机构配制制剂的必备条件之一是必须取得（　　）。
A. 制剂许可证　　　　　　　　B. 医疗机构制剂许可证　　　　　　C. 营业执照
D. 医疗机构配置许可证　　　　E. 制剂临床试验批件

二、B型题（配伍选择题）

[1～3]
A. 三级医院
B. 二级医院
C. 一级医院
D. 除二级、三级以外的其他医疗机构
E. 专科医院

1. 设置药房的是（　　）。
2. 设置药剂科的是（　　）。
3. 设置药学部的是（　　）。

[4～7]
A. 当日　　　B. 3　　　C. 5　　　D. 7　　　E. 14

《处方管理办法》规定，
4. 处方的有效期限一般为（　　）。
5. 特殊情况下需延长有效期的，由开具处方的医师注明有效期限，但有效期长不得超过（　　）天。
6. 急诊处方的用量一般不得超过（　　）天。
7. 一般处方的用量不得超过（　　）天。

[8～11]
A. 白色　　　B. 淡红色　　　C. 淡绿色　　　D. 淡黄色　　　E. 蓝色

8. 急诊处方的印刷用纸为（　　）。
9. 第二类精神药品处方的印刷用纸为（　　）。
10. 麻醉药品和第一类精神药品处方的印刷用纸为（　　）。
11. 儿科处方的印刷用纸为（　　）。

[12～14]
A. 1次常用量　　　　　　B. 1日常用量　　　　　　C. 3日常用量
D. 5日常用量　　　　　　E. 7日常用量

12. 为门（急）诊患者开具的麻醉药品控缓释制剂处方，每张处方不得超过（　　）。
13. 为门（急）诊患者开具的麻醉药品注射剂处方，每张处方不得超过（　　）。
14. 为门（急）诊患者开具的麻醉药品除注射剂和控缓释制剂以外的剂型，每张处方不得超过（　　）。

三、X型题（多项选择题）

1. 根据《医疗机构药事管理规定》，药物临床应用的原则包括（　　）。
A. 安全　　　B. 有效　　　C. 方便　　　D. 经济　　　E. 习惯

2. 根据《处方管理办法》，下列有关西药、中药饮片、中成药处方书写说法正确的是（　　）。

A. 西药和中成药可以分别开具处方，也可以开具一张处方

B. 中药饮片应当单独开具处方

C. 开具西药、中成药处方，每一种药品应当另起一行，每张处方不得超过3种药品

D. 中药饮片处方调剂、煎煮的特殊要求注明在药品右上方，并加括号

E. 处方医师的签名式样和专用签章应当与院内药学部门留样备查的式样一致，不得任意改动，否则应当重新登记留样备案

3. 根据《处方管理办法》，有关处方书写正确的是（　　）。

A. 患者一般情况、临床诊断填写清晰、完整，并与病历记载相一致

B. 字迹清楚，不得涂改；如需修改，应当在修改处签名并注明修改日期

C. 患者年龄应当填写实足年龄，新生儿、婴幼儿写日、月龄，必要时要注明体重

D. 药品用法用量特殊情况需要超剂量使用时，应当注明原因并再次签名

E. 每张处方限于一名患者的用药

4. 根据《处方管理办法》，药师对处方用药适宜性审核内容包括（　　）。

A. 是否有重复给药现象

B. 处方的前记、正文、后记是否清晰、完整

C. 剂量、用法的正确性

D. 选用剂型与给药途径的合理性

E. 医师签名

5. 医疗机构的药品保管要做到"六分开"，以下属于"六分开"的选项有（　　）。

A. 处方药与非处方药分开

B. 基本医疗保险药品目录的药品与其他药品分开

C. 性能相互影响、容易串味的品种与其他的药品分开

D. 新药、贵重药品与其他药品分开

E. 配制的制剂与外购药品分开

6. 医疗机构药学部门的任务是（　　）。

A. 审定本院用药计划，制订本院基本用药目录

B. 按照本院基本用药目录采购药品，保障供应

C. 准确调配处方，按临床需要配制制剂及加工炮制中药材

D. 做好用药咨询，结合临床做好合理用药、药品疗效评价

E. 根据临床需要研究中西药制剂

四、简答题

1. 简述医疗机构药学部门的任务。
2. 处方由哪几部分组成？如何审核处方？
3. 简述静脉用药调配中心的工作流程。

M7-2　参考答案

实训项目六　医疗机构岗位调研

一、实训目的

通过对医疗机构岗位调研，使学生加深对医疗机构的了解，促使学生树立医疗机构领域全局观，熟知岗位动态。

二、实训要求

通过查阅各种资料,调查医疗机构岗位,包含医疗机构的规模、种类、特色专科、分布地域、岗位名称、岗位职责、岗位发展等,并加以分析。

三、实训内容

1. 自由分组,每组 5 人,并进行分工。
2. 分组查阅各种资料,调查医疗机构岗位,包含医疗机构的规模、种类、特色专科、分布地域、岗位名称、岗位职责、岗位发展等,并加以分析。
3. 将调查数据进行分析。
4. 每组选派 1 名同学做本次实训的总结发言,并介绍其分析结果

四、实训评价

根据提交的实训报告质量以及各小组的发言,对学生的实训效果做出评价。

第八章　中药管理

章节导航

麻黄碱——一把双刃剑

麻黄碱，又称麻黄素，是一种生物碱，存在于多种麻黄属植物中，是中草药麻黄的主要成分。我国现代中药药理学研究创始人陈克恢，首先从中药麻黄中分离得到麻黄碱，并发现其药理作用，麻黄碱的药理作用以及其相应的临床应用使其被列入世界卫生组织的基本药物清单，含麻黄碱类的药物品种至少有500种，多为感冒药、止咳平喘药、滴鼻剂等。它的发现为从天然产物中寻找开发新药起到了典范作用，也为研究开发传统中药指明了道路。

但另一方面，麻黄碱用药过量会引起神经兴奋、失眠等副作用，运动员服用麻黄碱后，明显增加兴奋程度，使自己超水平发挥。因此，麻黄碱类药品也属于国际奥委会严格禁止的兴奋剂。麻黄碱经过化学处理，会变成甲基苯丙胺和亚甲二氧基苯丙胺。毒贩子利用麻黄碱非法制作冰毒，危害人们的健康。事物都有两面性，"欲思其利，必虑其害，欲思其成，必虑其败"，麻黄碱是一把双刃剑。

经过不断探索创新研究，越来越多的中药成分及其药理知识被知道，提高了中药在国际上的认可度，同时为传承中医药文化、树立文化自信指明了前进的方向。

中药管理关系着中医药的继承和发扬，关系着人民的健康及国家的稳定发展。基于中药材的特点，中药管理需要对中药材、中药饮片、野生药材资源进行全程管理。因此，本章主要讨论中药管理概述、中药材的管理、中药饮片与中成药管理、中药品种保护、野生药材资源保护。

思政与素质目标

☆ 树立文化自信，继承和发扬中医药传统文化。
☆ 树立中药质量和中药保护意识，提升质量管理能力。
☆ 具有中药安全意识，敬畏自然，尊重生命，将公众用药安全放在首位。

第一节　中药管理概述

学习目标

- **知识目标**
  掌握：中药的定义及作用。
  熟悉：中药管理有关规定、《中华人民共和国中医药法》相关内容。
  了解：中药现代化的原则、目标、任务及措施。
- **能力目标**
  能够运用中药管理有关规定分析案例；能够运用药事管理与法规的知识处理药学实践遇到的实际问题。
- **素质目标**
  认同中医药文化，增强文化自觉、文化自信；树立诚信制药、依法经营的理念。

以案说法

违反《中医药法》首张罚单开出

案例：近日，吴兴区卫生计生行政执法大队接到信访交办单，信访人反映"某药房有中医师坐诊，却未看到相应的看病资质"。接报后执法人员立即前往该药房调查核实。"执法人员到现场发现有病人正在问诊、配药"，该大队相关负责人说，调查中发现药房未取得《中医诊所备案证》和《医疗机构执业许可证》。"中医师与药房签订了聘用合同，在药房开展中医诊疗活动，这样的行为是违法的。"最终，执法大队对该药房作出罚款10000元的行政处罚，这也是该区自《中医药法》实施以来开出的首张适用该法的罚单，有效震慑了违反《中华人民共和国中医药法》的违法行为。（资料来源：凤凰新闻，2019-01-22）

思考：该药房违法的依据是什么？结合材料，分析举办中医诊所应该具备哪些证件？

一、中药管理概念

中医药是我国独具特色的医学科学和优秀传统文化，是我国科学技术的重要内容之一，是我国卫生事业的重要组成部分，具有独特的优势，是重要的社会卫生资源。

中药管理是药品管理的重要组成部分，是我国药事管理的内容之一。《药品管理法》明确指出："国家发展现代药和传统药，充分发挥其在预防、医疗和保健中的作用。"中药管理的重心是中药质量监督管理，国家药品监督管理局、国家中医药管理局分别对中药材的生产、中药饮片的炮制加工、中成药的生产等进行科学化、规范化管理；对中药品种保护、野生药材资源保护等进行监督管理。

（一）中药的定义

中药是指在中医理论指导下，用于预防、治疗、诊断人的疾病并具有康复与保健作用的物质，包括中药材、中药饮片和中成药。

> **知识链接**
>
> **中药的曾用名**
>
> 中药是我国劳动人民在长期与疾病斗争过程中积累起来的宝贵财富,在保障人民健康和民族繁衍中起着重要的作用,是祖国传统医学的重要组成部分,又称"传统药"。
>
> 在清末时期,西医药未传到我国之前,中药也称"官药"或"官料药"。
>
> 据统计,我国的中药资源种类有12807种,药用植物占全部种类的87%,药用动物占12%,药用矿物不足1%。中药主要来源于天然药材及其加工品,以植物药居多,且使用广泛,自古以来,中药常称为"本草"。

(二) 中药的作用

中药是中医用以防治疾病的主要武器,是中医赖以生存的物质基础。中药在长期的医疗实践中得到了发展,中药的发展丰富了我国医学的内容,也促进了中医理论的发展。中医、中药是一个不可分割的整体,中医缺少了中药,即失去了防病治病的武器;中药离开了中医,也就失去了服务对象和使用价值。中医药和现代医药各有所长、相互补充,共同维护人民健康。中医中药在历次重大疫情中,特别是近年来在防治"非典""禽流感""新冠肺炎"等传染性疾病方面发挥了重大作用。临床上,中药在治疗疑难杂症等方面显示了独到的功效。在我国,中药有着深厚的群众基础,深受人们的喜爱和依赖。因此,中药在防病治病中有着不可替代的作用,中药的资源优势、疗效优势、预防保健优势及市场前景越来越得到世界认可。近年来,美国、日本、德国等一些发达国家为规避西药的毒副作用,加速了对中药的研制和开发。保护和发展中药使其造福于人类已成为医药界的共识。

二、中药现代化

中药现代化是指在继承和发展中医药优势和特色的基础上,充分利用现代科学技术的方法和手段,遵循国际认可的医药标准规范,研究优质、高效、安全、稳定、质量可控、服用方便且具有现代剂型的新一代中药,使之能够正式进入国际医药市场并在国际上广泛流通,让世人共享中药产品。近年来,国家对中药现代化发展的重视程度越来越高,并相继出台了一系列支持中药现代化发展的政策文件,其中影响较为深远的是2016年由国务院签发的《中医药发展战略规划纲要(2016—2030年)》,它明确了未来一段时间我国中医药发展方向和工作重点,是新时期推进我国中医药事业发展的纲领性文件。

(一) 中药现代化发展的基本原则

① 坚持以人为本,服务惠民。
② 坚持继承创新,突出特色。
③ 坚持深化改革,激发活力。
④ 坚持统筹兼顾,协调发展。

(二) 中药现代化发展的战略目标

① 构筑国家现代化中药创新体系。
② 制定和完善现代中药标准和规范。
③ 开发一批疗效确切的中药新产品。
④ 形成具有市场竞争优势的现代中药产品。

(三) 中药现代化发展的重点任务

① 加强中药资源保护利用。
② 推进中药材规范化种植养殖。
③ 构建中药标准化建设。
④ 加强中药基础理论研究。
⑤ 促进中药工业转型升级。
⑥ 构建现代中药材流通体系。

(四) 中药现代化发展的主要措施

① 加强中药现代化发展的整体规划，建立高效、协调的管理机制。
② 建立多渠道的中药现代化投入体系。
③ 加大对中药产业的政策支持。
④ 加强对中药资源及中药知识产权保护管理力度。
⑤ 加速中药现代化人才培养。
⑥ 进一步扩大中药的国际交流合作。
⑦ 充分发挥中药行业协会的作用。

三、《中华人民共和国中医药法》

为了继承和弘扬中医药，保障和促进中医药事业发展，保护人民的健康，全国人民代表大会常务委员会于 2016 年 12 月 25 日发布了《中华人民共和国中医药法》(简称《中医药法》)，自 2017 年 7 月 1 日起施行。本法共九章，共六十三条，其内容涵盖了中医药服务、中药保护与发展、中医药人才培养、中医药科学研究、中医药传承与文化传播、保障措施、法律责任等。本法所称中医药，是包括汉族和少数民族医药在内的我国各民族医药的统称，是反映中华民族对生命、健康和疾病的认识，具有悠久历史传统和独特理论及技术方法的医药学体系。国家鼓励中医西医结合，加强中医药服务体系建设，大力发展中医药教育，保护中医药知识产权，支持中医药对外交流与合作，促进中医药的国际传播和应用，并且对在中医药事业中做出突出贡献的组织和个人，按照国家有关规定给予表彰、奖励。《中医药法》是我国第一部全面、系统体现中医药特点和规律的基本性法律。《中医药法》第十四条规定举办中医诊所的，将诊所的名称、地址、诊疗范围、人员配备情况等报所在地县级人民政府中医药主管部门备案后即可开展执业活动。中医诊所应当将本诊所的诊疗范围、中医医师的姓名及其执业范围在诊所的明显位置公示，不得超出备案范围开展医疗活动。具体办法由国务院中医药主管部门拟订，报国务院卫生行政部门审核、发布。《中医药法》第十五条、十六条规定从事中医医疗活动的人员应当依照《中华人民共和国执业医师法》的规定，通过中医医师资格考试取得中医医师资格，并进行执业注册。中医医师资格考试的内容应当体现中医药特点；中医医疗机构配备医务人员应当以中医药专业技术人员为主，主要提供中医药服务。《中医药法》第三十二条规定医疗机构配制的中药制剂品种，应当依法取得制剂批准文号。但是，仅应用传统工艺配制的中药制剂品种，向医疗机构所在地省、自治区、直辖市人民政府药品监督管理部门备案后即可配制，不需要取得制剂批准文号。《中医药法》第四十七条规定县级以上人民政府及其有关部门制定基本医疗保险支付政策、药物政策等医药卫生政策，应当有中医药主管部门参加，注重发挥中医药的优势，支持提供和利用中医药服务。《中医药法》第五十五条规定违反本法规定，经考核取得医师资格的中医医师超出注册的执业范围从事医疗活动的，由县级以上人民政府中医药主管部门责令暂停六个月以上一年以下执业活动，并处一万元以上三万元以下罚款；情节严重的，吊销执业证书。《中医药法》第五十六条规定违反本法规定，举办中医诊所、炮制中药饮片、委托配制中药制剂应当备案而未备案，或者备案时提供虚假材料的，由中医药主管部门和药品监督管理部门按照各自职责分工责令改正，没收违法所得，并处三万元以下罚款，向社会公告相关信息；拒不改正的，责令停止执业活动或者责令停止炮制中药饮片、委托配制中药制剂活动，其直接责任人员五年内不得从事中医药相关活动。

第二节　中药材管理

学习目标

- **知识目标**
    掌握：《中药材生产质量管理规范》、《野生药材资源保护管理条例》的主要内容。
    熟悉：中药材市场的相关规定、中药材进出口的管理。
    了解：中药材的自种自采自用管理、中药材生产质量管理规范相关文件内容。
- **能力目标**
    能够运用中药管理有关规定及中药材生产质量管理规范的相关知识分析案例；能够运用药事管理与法规的知识处理药学实践遇到的实际问题。
- **素质目标**
    树立依法生产、依法经营中药材的理念；具有保护及合理利用野生药材资源的意识。

中药材是指药用植物、动物、矿物的药用部位采收后经产地初加工形成的中药原料。目前应用广泛的中药材，大多为人工栽培品，少数来源于野生或家养动物，矿物类药材及人工制成品只占中药材来源的小部分。

加强中药材管理、保障中药材质量安全，对于维护公众健康、促进中药材产业持续健康发展具有重要意义。2013 年 10 月 9 日，由国家食品药品监督管理总局、工业和信息化部等 8 部委联合发布了《关于进一步加强中药材管理的通知》，强化了对中药材管理的重要性。为进一步加强中药材保护、促进中药产业科学发展，2015 年 4 月由工业和信息化部、国家中医药管理局等 12 部委联合发布了《中药材保护和发展规划（2015—2020 年）》。

一、中药材生产质量管理

为贯彻落实《中共中央 国务院关于促进中医药传承创新发展的意见》，推进中药材规范化生产，加强中药材质量控制，促进中药高质量发展，依据《中华人民共和国药品管理法》《中华人民共和国中医药法》，国家药监局、农业农村部、国家林草局、国家中医药局于 2022 年 3 月 17 日发布了《中药材生产质量管理规范》（简称 GAP）。

（一）《中药材生产质量管理规范》的目的与意义

《中药材生产质量管理规范》是中药材生产和质量管理的基本准则。GAP 的目的是规范中药材生产，保证中药材质量，促进中药标准化、现代化。制定 GAP 的意义如下：

第一是企业的需要，生产、经营企业为了获得来源稳定、质量高、农药残留少的中药材，强烈要求在产地建立中药材基地，使中药材生产企业有章可循。

第二是实现中药有效监督管理的需要，实施 GAP，把中药材生产正式纳入药品监管体系，为药品监督管理部门实现中药有效监管提供了法律保证。

(二) GAP 的主要内容介绍

2022 版 GAP,共十四章,共一百四十四条,适用于中药材生产企业规范生产中药材的全过程管理,是中药材规范化生产和管理的基本要求。与 2002 版 GAP 相比,2022 版中药材 GAP 内容增加了 87 条,突出关键环节的管、防、控、建,对于道地产区、种子种苗、农兽药使用、采收等都有详细的规定。其内容涵盖了总则,质量管理,机构与人员,设施,设备与工具,基地选址,种子种苗或其它繁殖材料,种植与养殖,采收与产地加工,包装、放行与储运,文件,质量检验,内审,投诉、退货与召回,附则。2022 版 GAP 的主要内容见表 8-1。

表 8-1 GAP 的主要内容

范围	具体内容
质量管理	①企业应根据中药材生产特点,明确影响中药材质量的关键环节,制定中药材质量标准,开展质量风险评估,制定有效的生产管理与质量控制、预防措施,建立中药材生产质量追溯体系。 ②企业应当建立有效的监督管理机制,统一规划生产基地,统一繁殖材料,统一的田间管理,统一包装与储存技术规程。 ③企业应当制定中药材种子种苗或其它繁殖材料的标准
机构与人员	①企业可采取农场、林场、公司＋农户或者合作社等组织方式建设中药材生产基地;建立相应的生产和质量管理部门,并配备能够行使质量保证和控制职能的条件。 ②生产、质量管理部门负责人应有相关专业的大专以上学历和药材生产实践经验。从事加工、包装、检验的人员应定期进行健康检查,患有传染病、皮肤病或外伤性疾病等不得从事直接接触药材的工作。 ③企业应当开展人员培训工作,对直接从事中药材生产活动的人员应当培训至基本掌握中药材的生长发育习性、对环境条件的要求,以及田间管理或者饲养管理、肥料和农药或者饲料和兽药使用、采收、产地加工、贮存养护等的基本要求
设施、设备与工具	①企业应当建设必要的设施,包括种植或者养殖设施、产地加工设施、中药材贮存仓库、包装设施等,设施均应当卫生、不污染中药材,达到质量控制的基本要求。 ②生产设备、工具的选用与配置应当符合预定用途,便于操作、清洁、维护,不得对中药材质量产生不利影响;大型生产设备应当有明显的状态标识,应当建立维护保养制度
基地选址	①生产基地选址和建设应当符合国家和地方生态环境保护要求,企业应当根据中药材的生长发育习性和对环境条件的要求,制定产地和种植地块或者养殖场所的选址标准。 ②中药材生产基地一般应当选址于道地产区,在非道地产区选址,应当提供充分文献或者科学数据证明其适宜性。生产基地应当规模化,鼓励集约化生产
种子种苗或其它繁殖材料	①企业应当明确使用种子种苗或其它繁殖材料的基原,基原应当符合相关标准、法规;鼓励企业开展中药材优良品种选育,确定种子种苗或其它繁殖材料运输、长期或者短期保存的适宜条件。 ②中药材生产基地应当只使用一种经鉴定符合要求的物种,防止与其它种质混杂;鉴定每批种子种苗或其它繁殖材料的基原和种质,确保与种子种苗或其它繁殖材料的要求相一致
种植与养殖	①企业应当根据药用植物生长发育习性和对环境条件的要求等制定种植技术规程、养殖技术规程、肥料使用技术规程、种植管理;按野生抚育和仿野生栽培方式生产中药材,应当制定野生抚育和仿野生栽培技术规程;结合中药材实际情况,明确农药使用要求。 ②制定患病药用动物处理技术规程,禁止将中毒、感染疾病的药用动物加工成中药材
采收与产地加工	①野生或半野生药用动植物的采集应坚持"最大持续产量"原则。有计划地进行野生抚育、轮采与封育,以利于生物的繁衍与资源的更新。 ②采收机械、器具应保持清洁、无污染,存放在无虫鼠和无禽畜的干燥场所。 ③药用部位采收后,经过适宜的加工;需干燥的应迅速干燥,并控制温度和湿度,使中药材不受污染,有效成分不被污染。 ④道地药材应按传统方法进行加工。如有改动,应提供充分试验数据,不得影响药材质量

范围	具体内容
包装、放行与储运	①包装材料应清洁、干燥、无污染、无破损,并符合药材质量要求。包装应按标准操作规程操作,并有批包装记录。 ②药材批量运输时,不应与其它有毒、有害、易串味物质混装。运载容器应具有较好的通气性,以保持干燥。 ③药材仓库应通风、干燥、避光,并具有防鼠、防虫、防禽畜的措施。药材应存放在货架上,与墙壁保持足够距离,防止虫蛀、霉变、腐烂、泛油等现象发生,并定期检查
文件和质量检验	①建立文件管理系统,全过程关键环节记录完整;规范文件的起草、修订、变更、审核、批准、替换或撤销、保存和存档、发放和使用;记录保存至该批中药材销售后至少三年。 ②企业建立质量控制系统和质量检验规程,确保中药材质量符合要求。 ③购买的种子种苗、农药、商品肥料、兽药或生物制品、饲料和饲料添加剂等,企业可不检测,但应当向供应商索取合格证或质量检验报告;检验可自行检验,也可委托第三方或中药材使用单位检验;检验材料应当按批取样和留样;检验人员和设备应符合要求
内审和投诉、退货与召回	①企业应当制定内审计划,对中药材生产的全过程及质量管理进行内审;内审应当有记录和内审报告;针对影响中药材质量的重大偏差,提出必要的纠正和预防措施。 ②企业应当建立投诉处理、退货处理和召回制度;投诉调查和处理应当有记录;指定专人负责组织协调召回工作,有召回记录,并有最终报告,确保召回工作有效实施

二、中药材专业市场

中药材专业市场是经国家中医药管理局、医药局、国家卫生健康委员会和国家工商行政管理局检查验收批准,并在工商行政管理部门核准登记的专门经营中药材的集贸市场。除现有17个中药材专业市场外,各地一律不得开办新的中药材专业市场。地方各级人民政府无权审批开办中药材专业市场。中药材专业市场所在地人民政府要按照"谁开办,谁管理"的原则,承担起管理责任,明确市场开办主体及其责任。中药材专业市场要建立健全交易管理部门和质量管理机构,完善市场交易和质量管理的规章制度,逐步建立起公司化的中药材经营模式。要构建中药材电子交易平台和市场信息平台,建设中药材流通追溯系统,配备使用具有药品现代物流水平的仓储设施设备,提高中药材仓储、养护技术水平,切实保障中药材质量。严禁销售假劣中药材,严禁未经批准以任何名义或方式经营中药饮片、中成药和其他药品,严禁销售国家规定的27种毒性药材,严禁非法销售国家规定的42种濒危药材。

三、中药材的进出口管理

(一) 中药的进口管理

中药的进口,主要是中药材,必须严格执行国家药品监督管理局(NMPA)颁布的《进口药材管理办法》,确保进口药材质量。

1. 首次进口药材申请与审批

首次进口药材,申请人应当通过NMPA的信息系统填写进口药材申请表,并向所在地省级药品监督管理部门报送相关资料。省级药品监督管理部门受理或者不予受理首次进口药材申请,应当出具受理或者不予受理通知书;不予受理的,应当书面说明理由。申请人收到首次进口药材受理通知书后,应及时将检验样品报送所在地省级药品检验机构,机构应当在30日内完成样品检验,向申请人出具进口药材检验报告书,并报送省级药品监督管理部门。

2. 备案

进口单位应当向口岸药品监督管理部门备案,通过信息系统填报进口药材报验单,并报送相关资料。

口岸药品监督管理部门应当对备案资料的完整性、规范性进行形式审查，符合要求的，发放进口药品通关单，收回首次"进口药材批件"，同时向口岸药品检验机构发出进口药材口岸检验通知书，并附备案资料一份。进口单位持进口药品通关单向海关办理报关验放手续。

3. 口岸检查

口岸药品检验机构收到进口药材口岸检验通知书后，应当在2日内与进口单位商定现场抽样时间，按时到规定的存货地点进行现场抽样，对产地证明原件和药材实际到货情况与口岸药品监督管理部门提供的备案资料的一致性进行核查。符合要求的，予以抽样；不符合要求的，不予抽样，并在2日内报告所在地口岸药品监督管理部门。口岸药品检验机构一般应当在抽样后20日内完成检验工作，出具进口药材检验报告书，并将报告书报送口岸药品监督管理部门，并告知进口单位。经口岸检验合格的进口药材方可销售使用。进口单位对检验结果有异议的，可以依照药品管理法的规定申请复验。药品检验机构应当在复验申请受理后20日内作出复验结论，并报告口岸药品监督管理部门，通知进口单位。

（二）中药的出口管理

国家对中药材出口实行以下管理要求：①贯彻"先国内、后国外"的原则；②如果国内供应、生产严重不足应停止或减少出口；③国内供应如有剩余的，应争取多出口。

出口中药材必须办理出口中药材许可证后，方可办理出口手续。目前，国家对35种中药材出口实行审批，它们是人参、鹿茸、当归、蜂王浆（包括粉）、三七、麝香、甘草及其制品、杜仲、厚朴、黄芪、党参、黄连、半夏、茯苓、菊花、枸杞、山药、川芎、生地、贝母、银花、白芍、白术、麦冬、天麻、大黄、冬虫夏草、丹皮、桔梗、元胡、牛膝、连翘、罗汉果和牛黄。

四、中药材的自种自采自用管理

自种自采自用中草药是指乡村中医药技术人员自己种植、采收、使用，不需特殊加工炮制的植物中草药。

（一）自种自采自用中草药的人员要求

① 经注册在村医疗机构执业的中医类别执业（助理）医师以及以中医药知识和技能为主的乡村医生。
② 熟悉中草药知识和栽培技术、具有中草药辨识能力。
③ 熟练掌握中医基本理论、技能和自种自采中草药的性味功用、临床疗效、用法用量、配伍禁忌、毒副反应、注意事项等。

（二）乡村中医药技术人员不得自种自采自用的中草药

① 国家规定需特殊管理的医疗用毒性中草药。
② 国家规定需特殊管理的麻醉药品原植物。
③ 国家规定需特殊管理的濒稀野生植物药材。

卫生部、国家中医药管理局于2006年7月31日发布了《关于加强乡村中医药技术人员自种自采自用中草药管理的通知》，根据当地实际工作需要，乡村中医药技术人员自种自采自用的中草药，只限于其所在的村医疗机构内使用，不得上市流通，不得加工成中药制剂。自种自采自用的中草药应当保证药材质量，不得使用变质、被污染等影响人体安全、药效的药材。对有毒副反应的中草药，乡村中医药技术人员应严格掌握其用法用量，并熟悉其中毒的预防和救治。发现可能与用药有关的毒副反应，应按规定及时向当地主管部门报告。地方各级卫生、中医药行政部门应当加强乡村中医药技术人员自种自采自用中草药的监督和管理，确保农村居民用药安全。乡村民族医药技术人员自种自采自用民族草药的管理参照上述条款执行。

五、野生药材资源保护

M8-1 野生药材资源保护

传统医药事业的发展,离不开药材资源。对野生药材资源实行保护是我国的一贯政策。

(一) 目的

为了保护和合理利用野生药材资源,适应人民医疗保健事业的需要,国务院于 1987 年 10 月 30 日制定发布了《野生药材资源保护管理条例》(以下简称《条例》)(国发〔1987〕96 号),自 1987 年 12 月 1 日起施行。

 以案说法

打击野生动植物非法贸易"2022 清风行动"

案例:2022 年 2 月至 5 月,国家林业和草原局、农业农村部、中央政法委、国家市场监督管理总局等 11 部门,在全国范围内联合开展了以打击非法猎捕、采集、人工繁育、出售、收购、运输、寄递、食用、经营利用、进出口野生动植物资源为重点的"2022 清风行动",全链条、多渠道打击破坏野生动植物违法犯罪活动,强化野生动植物资源监管保护。此次行动加大了对保护野生药材物种案件的查处力度,共查办相关案件 270 余起,没收了穿山甲、羚羊角等国家重点保护野生药材。(资料来源:中国新闻网,打击野生动植物非法贸易"2022 清风行动"查办违法案件近 1.2 万起,2022-08-03)

思考:穿山甲和羚羊角属于国家几级重点保护的野生药材?国家重点保护野生药材物种的分级标准是什么?对于违法采猎、经营野生药材物种的单位或个人的惩处措施是什么?

在中华人民共和国境内采猎、经营野生药材的任何单位或个人,除国家另有规定外,都必须遵守本条例。

(二) 原则

国家对野生药材资源实行保护、采猎相结合的原则,并创造条件开展人工种养。

(三) 分级管理和保护措施

野生药材物种的分级及品种名录见表 8-2。

国家重点保护的野生药材物种分为三级:

一级:濒临灭绝状态的稀有珍贵野生药材物种。

二级:分布区域缩小、资源处于衰竭状态的重要野生药材物种。

三级:资源严重减少的主要常用野生药材物种。

国务院颁布《野生药材资源保护管理条例》的同时,由国家医药管理部门会同国务院野生动物、植物管理部门制定并发布了《国家重点保护野生药材物种名录》,共收载野生药材物种 76 种,中药材 42 种。在国家重点保护的野生药材物种名录之外,需要增加的野生药材保护物种,由省、自治区、直辖市人民政府制订并抄送国家医药管理部门备案。

表 8-2 国家重点保护的野生药材物种名录

保护等级	药材品种
一级保护	虎骨(已禁用)、豹骨、羚羊角、鹿茸(梅花鹿)
二级保护	鹿茸(马鹿)、麝香(3 个品种)、熊胆(2 个品种)、穿山甲、蟾酥(2 个品种)、哈蟆油、金钱白花蛇、乌梢蛇、蕲蛇、蛤蚧、甘草(3 个品种)、黄连(3 个品种)、人参、杜仲、厚朴(2 个品种)、黄柏(2 个品种)、血竭

保护等级	药材品种
三级保护	川贝母(4个品种)、伊贝母(2个品种)、刺五加、黄芩、天冬、猪苓、龙胆(4个品种)、防风、远志(2个品种)、胡黄连、肉苁蓉、秦艽(4个品种)、细辛(3个品种)、紫草、五味子(2个品种)、蔓荆子(2个品种)、诃子(2个品种)、山茱萸、石斛(5个品种)、阿魏(2个品种)、连翘、羌活(2个品种)

（四）野生药材资源保护措施

1. 保护野生药材物种的采猎管理

① 一级保护野生药材物种属于自然淘汰，禁止采猎。

② 采猎、收购二、三级保护野生药材物种的，必须按照批准的计划执行；采猎二、三级保护野生药材物种的，必须持有采药证。取得采药证后，需要进行采伐或狩猎的，必须分别向有关部门申请采伐证或狩猎证；采猎二、三级保护野生药材物种的，不得在禁止采猎区、禁止采猎期进行采猎，不得使用禁用工具进行采猎。

2. 建立野生药材资源保护区

① 经国务院或县以上地方人民政府批准后，可建立国家或地方野生药材资源保护区。在国家或地方自然保护区内建立野生药材资源保护区，必须征得国家或地方自然保护区主管部门的同意。

② 进入野生药材资源保护区从事科研、教学、旅游等活动的，必须经该保护区管理部门批准。进入设在国家或地方自然保护区范围内野生药材资源保护区的，还须征得该自然保护区主管部门的同意。

3. 保护野生药材物种的经营管理

① 一级保护野生药材物种的药用部位由各药材公司负责经营管理，但不得出口。

② 二、三级保护野生药材物种属于国家计划管理的品种，由中国中药公司统一经营管理；其余品种由产地县药材公司或其委托单位按照计划收购；二、三级保护野生药材物种的药用部位，除国家另有规定外，实行限量出口。

4. 法律责任

① 违反采猎、收购保护野生药材物种规定的单位或个人，由当地县以上医药管理部门会同同级有关部门没收其非法采猎的野生药材及使用工具，并处以罚款。

② 违反规定，未经野生药材资源保护管理部门批准进入野生药材资源保护区从事科研、教学、旅游等活动者，当地县以上医药管理部门和自然保护区主管部门有权制止，造成损失的，必须承担赔偿责任。

③ 违反保护野生药材物种收购、经营、出口管理规定的，由工商行政管理部门或有关部门没收其野生药材和全部违法所得，并处以罚款。

④ 保护野生药材资源管理部门的工作人员徇私舞弊的，由所在单位或上级管理部门给予行政处分，造成野生药材资源损失的，必须承担赔偿责任。

⑤ 破坏野生药材资源情节严重，构成犯罪的，由司法机关依法追究刑事责任。

职业证书真题即练

【多选题】关于中药材专业市场管理的说法，错误的是（　　）。

A. 严禁销售假劣中药粉
B. 中药材专业市场经地方各级人民政府审批后可以开办
C. 严禁销售中药饮片以外的其他药品
D. 严禁销售国家规定的27种毒性药材
E. 严禁非法销售国家规定的42种濒危药材

第三节 中药饮片管理

学习目标

- **知识目标**
  掌握：中药饮片的定义；中药饮片生产与经营管理、毒性中药饮片管理。
  熟悉：中药饮片炮制与包装管理。
  了解：医疗机构对中药饮片的管理。
- **能力目标**
  能够运用中药管理有关规定及中药饮片生产、经营与包装管理的相关知识分析案例；能够运用药事管理与法规的知识处理药学实践遇到的实际问题。
- **素质目标**
  树立质量第一、精益生产的理念；具有药品安全意识，能敬畏生命，将公众用药安全放在首位。

岗位情境

一名长年患有面瘫的患者听说生马钱子用水浸泡，切成薄片，贴于脸颊部位，有较好的效果，因此想在中药店购买一些生马钱子，但生马钱子有大毒，是《医疗用毒性药品管理办法》规定的毒性中药材之一，您所工作的药店没有资格经营生马钱子。如果你是在岗药师，要如何给这位消费者做好解释和服务工作呢？

以案说法

非法购进中药饮片

案例：2022 年 4 月，长顺县市场监管局在开展药品安全专项整治行动检查中发现，刘某刚中医诊所的中药柜内存放有使用透明塑料袋包装的西洋参片、麦冬、川贝母等 12 种无标签标识的中药饮片，且现场不能提供产品供货方资质、购进票据等材料。经查，当事人从无药品经营资格的云南中药材种植基地购进上述 12 种中药饮片用于开展诊疗活动，以初级农产品购进，涉案货值金额 1643.42 元。长顺县市场监管局依据《药品管理法》第一百二十九条规定，对刘某刚中医诊所处以没收违法中药饮片、罚款 1 万元的行政处罚。（资料来源：贵州省药品监督管理局，《贵州省上半年药品安全专项整治典型案例 8 例》，2022-07-14）

思考：本案中的处罚依据是什么？刘某刚的中医诊所应如何改进？

中药饮片是指药材经过炮制后可直接用于中医临床或制剂生产使用的处方药品。中药饮片是中医辨证论证的处方用药，也是中成药的原料。中药饮片的质量直接影响防病治病、康复保健的效果及中医药事业的发展。

一、中药饮片的生产与炮制管理

国家食品药品监督管理局于 2011 年 1 月 5 日发布了《关于加强中药饮片监督管理的通知》。该通知要求各级食品药品监管部门应加强中药饮片生产、经营行为监管。生产中药饮片必须持有《药品生产许可证》《药品 GMP 证书》；必须以中药材为起始原料，使用符合药用标准的中药材，并应尽量固定药材产地；必须严格执行国家药品标准和地方中药饮片炮制规范、工艺规程；必须在符合药品 GMP 条件下组织生产，出厂的中药饮片应检验合格，并随货附纸质或电子版的检验报告书。国务院颁布的《药品管理法实施条例》中指出"药品生产企业生产药品所使用的原料药，必须具有国务院药品监督管理部门核发的药品批准文号或者进口药品注册证书、医药产品注册证书；但是，未实施批准文号管理的中药材、中药饮片除外"。

中药饮片应当按照国家药品标准炮制；国家药品标准没有规定的，应当按照省、自治区、直辖市人民政府药品监督管理部门制定的炮制规范炮制。省、自治区、直辖市人民政府药品监督管理部门制定的炮制规范应当报国务院药品监督管理部门备案。不符合国家药品标准或者不按照省、自治区、直辖市人民政府药品监督管理部门制定的炮制规范炮制的，不得出厂、销售。

二、中药饮片的包装

中药饮片的包装直接影响产品的质量，为确保人民群众用药安全有效，《药品经营质量管理规范实施细则》指出，中药材和中药饮片应有包装，包装应当按照规定印有或贴有标签，并附有质量合格的标志。国家中医药管理局先后颁布了《中药饮片包装管理办法（试行）》（自1998年4月7日起施行）和《关于加强中药饮片包装监督管理的补充通知》（自2003年12月18日起施行），国务院颁布的《医疗用毒性药品管理办法》（自1988年12月27日施行）、国家药监局发布的《中药饮片标签管理规定》对中药饮片包装作了明确规定。①生产中药饮片，应选用与药品性质相适应及符合药品质量要求和稳定性的包装材料和容器；严禁选用与药品性质不相适应和对药品质量可能产生安全影响的包装材料；②中药饮片的包装必须印有或贴有标签，中药饮片标签分为内标签和外标签；中药饮片的标签注明产品属性、品名、规格、药材产地、生产企业、产品批号、生产日期、装量、保质期、执行标准等内容；实施批准文号管理的中药饮片还需注明批准文号；③中药饮片在发运过程中必须要有包装；每件包装上必须注明产品属性、品名、药材产地、生产日期、调出单位等，并附有质量合格的标志；④毒性药品的包装容器上必须印有毒药标志，在运输毒性药品的过程中，应当采取有效措施，防止发生事故；⑤对不符合要求的中药饮片，一律不准销售；2004年7月1日以后仍不符合中药饮片包装要求的行为要依法进行查处。

三、中药饮片经营

根据《关于加强中药饮片监督管理的通知》，批发零售中药饮片必须持有药品经营许可证。批发企业销售给医疗机构、药品零售企业和使用单位的中药饮片，应随货附加盖单位公章的生产、经营企业资质证书及检验报告书（复印件）。严禁医疗机构从中药材市场或其他没有资质的单位和个人，违法采购中药饮片调剂使用。严禁生产企业和经营企业外购中药饮片半成品或成品进行分包装或改换包装标签等行为。

四、毒性中药饮片管理

毒性中药饮片是指毒性中药材按照国家炮制规范标准炮制后可直接用于中医临床的中药饮片。我国政府高度重视毒性中药材及其饮片的管理。

（一）毒性中药饮片的生产

加工炮制毒性中药，必须按照《中国药典》（2020年版）或者省、自治区、直辖市药品监督管理部门制定的炮制规范进行。毒性中药饮片的生产不得与非毒性饮片的生产使用同一生产线，毒性中药饮片生产所产生的废水、废气、废渣必须经过处理合格后，无害排放。毒性中药饮片必须按国家有关规定，实行专人、专库（柜）、专账、专用衡器、双人保管，做到账、货、卡相符。毒性中药饮片由国家药品监督管理部门统一规划、合理布局、定点生产。经验收合格的中药饮片生产企业，由国家中医药管理局颁发《毒性中药材的饮片定点生产企业合格证》和定点生产标志，并对获证企业在全国进行公告。毒性中药饮片定点生产原则如下：

① 对于市场需求量大，毒性药材生产较多的地区定点要合理布局，相对集中，按省区确定2～3个定点企业；

② 对于一些产地集中的毒性中药材品种，如朱砂、雄黄、附子等，要全国集中统一定点生产，供全国使用，逐步实现以毒性中药材主产区为中心择优定点。

（二）毒性中药饮片的经营

具有经营毒性中药资格的企业和医疗机构采购毒性中药饮片，必须从持有毒性中药材的饮片定点生产企业合格证的中药饮片生产企业和具有经营毒性中药资格的批发企业购进，严禁从非法渠道购进。《医疗用毒性药品管理办法》要求毒性药品的收购、经营，由各级医药管理部门指定的药品经营单位负责，配方用药由国营药店、医疗单位负责；其他任何单位或者个人均不得从事毒性药品的收购、经营和配方业务；收购、经营、加工和使用毒性药品的单位必须建立健全保管、验收、领发、核对等制度，严防收假、收错，严禁与其他药品混杂，做到划定专用仓位或仓库，存放专柜加锁并由专人保管。

五、医疗机构关于中药饮片的管理规定

根据《关于加强中药饮片监督管理的通知》规定，各级卫生行政和中医药管理部门应加强对中药饮片使用环节的监管，进一步规范医疗机构对饮片的管理工作。凡从事医疗机构中药材和饮片的管理、采购、质检、验收、炮制、保管、调剂工作的人员，必须是医药院校毕业或受过一年以上专门培训、热爱本职工作、具有职业道德和与其工作相适应的知识和技术的专业技术人员，非专业技术人员不得从事以上工作。医疗机构对中药材和饮片的采购、验收、炮制、质检、保管、调剂等各环节应制定严格的规章制度，实行岗位责任制。医疗机构采购中药饮片，必须在确保质量合格的前提下，从持有《药品生产（经营）企业合格证》《药品生产（经营）企业许可证》《营业执照》的单位购进，在不具有以上"三证"中药供应网点的乡镇和边远城区，乡村医生及其他医务人员所用的中药饮片，也可由乡镇卫生院代购供应，采购时留存"三证""发货票及印章""法人证明"复印件。批发企业销售给医疗机构的中药饮片，应随货附加盖单位公章的生产、经营企业资质证书及检验报告书（复印件）。医疗机构不得以经营单位让利为购进原则，严禁采购人员拿回扣和擅自提高中药材和饮片收购等级、以次充好，为个人或单位牟取私利。医疗机构必须按照《医院中药饮片管理规范》的规定使用中药饮片，保证在储存、运输、调剂过程中的饮片质量。严禁医疗机构从中药材市场或其他没有资质的单位和个人，违法采购中药饮片调剂使用。医疗机构如加工少量自用特殊规格饮片，应将品种、数量、加工理由和特殊性等情况向所在地市级以上药品监管部门备案。有条件的医疗机构应设置中药鉴定室、标本室，并能掌握《中华人民共和国药典》收载的中药材、饮片检验方法。医疗机构具备饮片加工炮制条件直接购入中药材进行加工炮制或"临方炮制"的，要严格遵照《中华人民共和国药典》或省、自治区、直辖市卫生行政部门制定的《中药炮制规范》。医疗机构自行炮制的饮片，需经本医疗机构饮片质量验收人员验收合格后方可投入临床使用。

六、中药配方颗粒的有关规定

国家药监局于2021年4月29日颁布了《第一批中药配方颗粒国家药品标准》。中药配方颗粒国家标准充分体现了中药质量的控制特点和质量全程管控理念，以"标准汤剂"为基准衡量配方颗粒与饮片汤剂的"一致性"，建立量值传递数据表与特征图谱控制指标，实现配方颗粒质量专属性与整体性的综合管控，提高了中药质量整体控制水平。第一批中药配方颗粒国家标准颁布后，设置6个月的过渡期，于2021年

11月1日起正式实施。自实施之日起，省级药品监督管理部门制定的相应标准即行废止。为促进医疗机构中药配方颗粒临床合理规范使用，保障医疗安全，提高临床疗效，2021年11月12日，国家卫生健康委办公厅、国家中医药管理局办公室发布了《关于规范医疗机构中药配方颗粒临床使用的通知》，该通知的具体内容如下：

① 各级卫生健康和中医药主管部门要高度重视医疗机构中药配方颗粒临床使用管理工作，按照"属地化"管理原则，加强管理和监督，保障人民群众用药安全，促进中医药传承和行业规范发展。省级中医药主管部门在配合省级药品监督管理部门制定中药配方颗粒管理细则时，要进一步细化中药配方颗粒临床合理规范使用措施，确保中药饮片的主体地位。

② 各级卫生健康和中医药主管部门要规范医疗机构中药配方颗粒使用，经审批或备案能够提供中医药服务的医疗机构方可使用中药配方颗粒。医疗机构中，能开具中药饮片处方的医师和乡村医生方可开具中药配方颗粒处方。公立医疗机构使用中药配方颗粒，不得承包、出租药房，不得向营利性企业托管药房。

③ 医生在开具中药配方颗粒处方前应当告知患者，保障患者的知情权、选择权。医疗机构应在门诊大厅、候诊区等醒目位置张贴告知书，向患者告知中药配方颗粒的服用方法、价格等。医生开具中药处方时，原则上不得混用中药饮片与中药配方颗粒。

④ 医疗机构应当按照中药药事管理有关规定开展中药配方颗粒的采购、验收、保管、调剂等工作，保障临床疗效和用药安全。医疗机构应当加强中药配方颗粒使用的培训和考核，建立中药配方颗粒处方点评制度，规范医生处方行为。医疗机构药事管理与药物治疗学委员会应将中药配方颗粒处方点评和评价结果作为医师定期考核依据。各级卫生健康和中医药主管部门要按照"管行业必须管行风"的原则，加强对中药配方颗粒采购、临床使用等环节管理，将杜绝中药配方颗粒统方、收受回扣等措施及落实情况纳入医院巡查重点内容。

⑤ 医疗机构应当建立中药配方颗粒临床应用常规监测和预警体系，定期或不定期对中药配方颗粒临床应用情况进行监测；发现疑似不良反应的应当及时报告，促进中药配方颗粒规范合理应用。

> **职业证书真题即练**
>
> 【单选题】根据《关于加强中药饮片监督管理的通知》，关于中药饮片购销行为说法，错误的是（　　）。
> A. 批发零售中药饮片必须持有《药品经营许可证》
> B. 应当从药品上市许可持有人或者具有药品生产、经营资格的企业购进药品
> C. 批发企业销售给医疗机构的中药饮片，应随货附加盖单位公章的生产、经营企业资质证书及检验报告书（复印件）
> D. 医疗机构如加工少量自用特殊规格饮片，应将品种、数量、加工理由和特殊性等情况向所在地县级以上药品监管部门备案

第四节　中成药管理

学习目标

- **知识目标**
  掌握：中成药的定义；中成药国家标准管理规定及中药注册管理。
  熟悉：中药研制及生产管理。

了解：古代经典名方中药复方制剂的管理、中成药通用名称命名指导原则、中药配方颗粒的有关规定。

- **能力目标**

能够运用中药管理有关规定及中成药国家标准管理规定及中成药管理的相关知识分析案例；能够运用药事管理与法规的知识处理药学实践遇到的实际问题。

- **素质目标**

树立依法经营、诚信制药的理念；具有合理使用中成药的意识。

中成药是根据疗效确切、应用广泛的处方、验方或秘方，经药品监督管理部门审批同意，有严格要求的质量标准和生产工艺，批量生产、供应的中药成方制剂。为区别于化学药故称"中成药"。

一、中成药的研制及生产管理

《药品管理法》第十六条规定："国家鼓励运用现代科学技术和传统中药研究方法开展中药科学技术研究和药物开发，建立和完善符合中药特点的技术评价体系，促进中药传承创新。"第十七条规定："从事药品研制活动，应当遵守药物非临床研究质量管理规范、药物临床试验质量管理规范，保证药品研制全过程持续符合法定要求。药物非临床研究质量管理规范、药物临床试验质量管理规范由国务院药品监督管理部门会同国务院有关部门制定。"

鉴于中成药生产所用药材的来源和有效成分复杂，有效成分含量差别较大，或有疗效的物质不明确或多种成分综合作用，靠事后检验难以保证其质量。为此，国家一是正在加快制定、完善并实施符合中药特点的过硬的中药质量标准控制体系和能被国际市场接受的质量管理规范，对中成药进行科学、严格的质量控制，促进中药市场国际化；二是明确要求进一步加强对药品生产全过程的质量控制和监督管理。《药品管理法》第四十四条规定："药品应当按照国家药品标准和经药品监督管理部门核准的生产工艺进行生产。生产、检验记录应当完整准确，不得编造。"第四十三条规定："从事药品生产活动，应当遵守药品生产质量管理规范，建立健全药品生产质量管理体系，保证药品生产全过程持续符合法定要求。药品生产企业的法定代表人、主要负责人对本企业的药品生产活动全面负责。"

二、古代经典名方中药复方制剂的管理

为了传承发展中医药事业，加强古代经典名方中药复方制剂（以下简称经典名方制剂）的质量管理，国家药品监督管理局会同国家中医药管理局组织制定了《古代经典名方中药复方制剂简化注册审批管理规定》，于2018年5月29日发布。本公告自发布之日起执行。本规定适用于对来源于国家公布目录中的古代经典名方且无上市品种（已按本规定简化注册审批上市的品种除外）的中药复方制剂申请上市，符合本规定要求的，实施简化审批。实施简化注册审批的经典名方制剂应当符合以下条件：

① 处方中不含配伍禁忌或药品标准中标识有"剧毒""大毒"及经现代毒理学证明有毒性的药味；
② 处方中药味及所涉及的药材均有国家药品标准；
③ 制备方法与古代医籍记载基本一致；
④ 除汤剂可制成颗粒剂外，剂型应当与古代医籍记载一致；
⑤ 给药途径与古代医籍记载一致，日用饮片量与古代医籍记载相当；
⑥ 功能主治应当采用中医术语表述，与古代医籍记载基本一致；
⑦ 适用范围不包括传染病，不涉及孕妇、婴幼儿等特殊用药人群。

经典名方制剂的上市审批除按本规定实施简化审批外，申报资料的受理、研制情况及原始资料的现场

检查、生产现场检查、药品注册检验、抽样检验以及经典名方制剂上市后变更等的相关注册管理要求，按照国家有关规定执行。

传统中药制剂包括中药饮片经粉碎或仅经水或油提取制成的固体（丸剂、散剂、丹剂、锭剂等）、半固体（膏滋、膏药等）和液体（汤剂等）传统剂型；中药饮片经水提取制成的颗粒剂以及由中药饮片经粉碎后制成的胶囊剂；中药饮片用传统方法提取制成的酒剂、酊剂。医疗机构应严格论证中药制剂立题依据的科学性、合理性和必要性，并对其配制的中药制剂实施全过程的质量管理，对制剂安全、有效负总责。医疗机构所备案的传统中药制剂应与其《医疗机构执业许可证》所载明的诊疗范围一致。医疗机构配制传统中药制剂应当取得《医疗机构制剂许可证》，未取得《医疗机构制剂许可证》或者《医疗机构制剂许可证》无相应制剂剂型的医疗机构可委托符合条件的单位配制，但须同时向委托方所在地省级药品监督管理部门备案。医疗机构应当通过所在地省级药品监督管理部门备案信息平台填写《医疗机构应用传统工艺配制中药制剂备案表》（附件），并填报完整备案资料。医疗机构应当对资料真实性、完整性和规范性负责，并将《医疗机构应用传统工艺配制中药制剂备案表》原件报送所在地省级药品监督管理部门。传统中药制剂备案号格式为：X药制备字Z＋4位年号＋4位顺序号＋3位变更顺序号（首次备案3位变更顺序号为000）。X为省份简称。

三、中成药通用名称命名指导原则

为规范中成药命名，体现中医药特色，国家食品药品监督管理总局组织制定了《中成药通用名称命名技术指导原则》，于2017年11月20日发布，本通告自发布之日起执行。

1. 中成药命名基本原则
① "科学简明，避免重名"原则。
② "规范命名，避免夸大疗效"原则。
③ "体现传统文化特色"原则。

2. 单味制剂命名
① 一般应采用中药材、中药饮片、中药有效成分、中药有效部位加剂型命名。如：花蕊石散、丹参口服液、巴戟天寡糖胶囊等。
② 可采用中药有效成分、中药有效部位与功能结合剂型命名。
③ 中药材人工制成品的名称应与天然品的名称有所区别，一般不应以"人工××"加剂型命名。

3. 复方制剂命名
中成药复方制剂根据处方组成的不同情况可酌情采用下列方法命名。
① 采用处方主要药材名称的缩写加剂型命名，但其缩写不能组合成违反其他命名要求的含义。如：香连丸，由木香、黄连组成；桂附地黄丸，由肉桂、附子、熟地黄、山药、山茱萸、茯苓、丹皮、泽泻组成；葛根芩连片，由葛根、黄芩、黄连、甘草组成。
② 采用主要功能（只能采用中医术语表述功能）加剂型命名。该类型命名中，可直接以功能命名，如：补中益气合剂、除痰止嗽丸、补心丹、定志丸等；也可采用比喻、双关、借代、对偶等各种修辞手法来表示方剂功能，如：交泰丸、玉女煎、月华丸、玉屏风散等。
③ 采用药物味数加剂型命名。如：四物汤等。
④ 采用剂量（入药剂量、方中药物剂量比例、单次剂量）加剂型命名。如：七厘散、六一散等。
⑤ 以药物颜色加剂型命名。以颜色来命名的方剂大多因成品颜色有一定的特征性，给人留下深刻的印象，故据此命名，便于推广与应用，如：桃花汤等。
⑥ 以服用时间加剂型命名。如：鸡鸣散等。
⑦ 可采用君药或主要药材名称加功能及剂型命名。如：龙胆泻肝丸、当归补血汤等。
⑧ 可采用药味数与主要药材名称，或者药味数与功能或用法加剂型命名。如：五苓散、三生饮等。

⑨ 可采用处方来源（不包括朝代）与功能或药名加剂型命名。如：指迷茯苓丸等。

⑩ 可采用功能与药物作用的病位（中医术语）加剂型命名。如：温胆汤、养阴清肺丸、清热泻脾散、清胃散、少腹逐瘀汤、化滞柔肝胶囊等。

⑪ 可采用主要药材和药引结合并加剂型命名。如：川芎茶调散，以茶水调服，故名。

⑫ 儿科用药可加该药临床所用的科名，如：小儿消食片等。

⑬ 可在命名中加该药的用法，如：小儿敷脐止泻散、含化上清片、外用紫金锭等。

⑭ 在遵照命名原则条件下，命名可体现阴阳五行、古代学术派别思想、古代物品的名称等，以突出中国传统文化特色，如：左金丸、玉泉丸等。

第五节　中药品种保护管理

学习目标

- **知识目标**

    掌握：《中药品种保护条例》的范围、中药保护品种的等级划分。

    熟悉：中药保护品种的保护措施。

    了解：中药品种保护的目的和意义。

- **能力目标**

    能够运用《中药品种保护条例》的相关知识分析实际案例；能够综合运用药事管理与法规的知识指导药学实践工作。

- **素质目标**

    树立依法执业和创新发展的理念；具有保护中药品种，促进中药事业发展的思想自觉。

国家药监局关于中药保护品种的公告（延长保护期第 8 号）

案例：根据《中药品种保护条例》第十六条及有关规定，经国家中药品种保护审评委员会组织审评，国家药品监督管理局核准：对湖北惠海希康制药有限公司生产的活血止痛软胶囊、哈尔滨珍宝制药有限公司生产的血栓通胶囊、中山市恒生药业有限公司生产的小儿七星茶口服液、天津中新药业集团股份有限公司乐仁堂制药厂生产的通脉养心丸共 4 个中药保护品种继续给予二级保护，其保护期限、保护品种编号分别为 2021 年 11 月 3 日—2028 年 12 月 26 日、ZYB20720210040；2021 年 11 月 3 日—2028 年 05 月 05 日、ZYB20720210020；2021 年 11 月 3 日—2028 年 05 月 05 日、ZYB20720210030；2021 年 11 月 3 日—2027 年 05 月 09 日、ZYB20720210010。（资料来源：国家药品监督管理局，国家药监局关于中药保护品种的公告（延长保护期第 8 号），2021-11-05）

思考：中药保护品种的等级划分、保护期限分别是多少？要申请中药保护品种应具备哪些条件？

一、目的和意义

（一）目的

为了提高中药品种的质量，保护中药生产企业的合法权益，促进中药事业的发展，国务院于 1992

年10月14日颁布了《中药品种保护条例》（以下简称《条例》），自1993年1月1日起施行。2009年2月3日，国家食品药品监督管理局制定并印发了《中药品种保护指导原则》。2018年9月30日，国务院签署国务院令，对《中药品种保护条例》等10部行政法规的部分条款予以修改，自公布之日起施行。

（二）意义

《条例》的颁布实施，标志着我国对中药的研制生产、管理工作走上了法治化轨道；对保护好中药名优产品，保护中药研制生产的知识产权，提高中药质量和信誉，推动中药制药企业的科研进步，开发临床安全有效的新药和促进中药走向国际医药市场均具有重要的意义。

中药品种保护制度在很大程度上解决了中药品种的低水平重复问题，保护了中药研制单位及生产企业开发中药新品种和提高中药质量标准的积极性，促进了企业主导品种的集约化和规模化生产，推动了中药行业集约化经营模式的形成，改善了无序竞争的局面，规范了中药生产经营秩序，促进了中药生产企业的科技进步和产品质量的提高。在促进药材资源的合理应用、提高中药品种的整体质量水平、逐步实现中药现代化等方面，也取得了一定的成效。

二、范围和等级

（一）范围

本条例属于国务院颁发的行政法规，适用于中国境内生产制造的中药品种，包括中成药、天然药物的提取物及其制剂和中药人工制成品。中药保护品种必须是列入国家药品标准的品种。申请专利的中药品种，依照《中华人民共和国专利法》的规定办理，不适用本条例。

（二）等级

《中药品种保护条例》规定受保护的中药品种分为一级和二级。

1. 申请中药一级保护品种应具备的条件

符合下列条件之一的中药品种，可以申请一级保护：

① 对特定疾病有特殊疗效的。
② 相当于国家一级保护野生药材物种的人工制成品。
③ 用于预防和治疗特殊疾病的。

2. 申请中药二级保护品种应具备的条件

符合下列条件之一的中药品种，可以申请二级保护：

① 符合上述一级保护的品种或者已经解除一级保护的品种。
② 对特定疾病有显著疗效的。
③ 从天然药物中提取的有效物质及特殊制剂。

三、期限和措施

（一）期限

中药一级保护品种的保护期限分别为30年、20年、10年，中药二级保护品种的保护期限为7年。

（二）措施

1. 中药一级保护品种的保护措施

① 品种保护规定。该品种的处方组成、工艺制法在保护期内由获得中药保护品种证书的生产企业和有关的药品监督管理部门、单位和个人负责保密，不得公开。负有保密责任的有关部门、企业和单位应按照国家有关规定，建立必要的保密制度。

② 转让规定。向国外转让中药一级保护品种的处方组成、工艺制法，应当按照国家有关保密的规定办理。

③ 到期管理规定。因特殊情况需要延长保护期的，由生产企业在该品种保护期满前6个月，依照中药品种保护的申请办理程序申报。由国家药品监督管理部门确定延长的保护期限，不得超过第一次批准的保护期限。

2. 中药二级保护品种的保护措施

中药二级保护品种在保护期满后可以延长保护期限，时间为7年，由生产企业在该品种保护期满前6个月依据条例规定的程序申报。

3. 其他规定

① 除临床用药紧张的中药保护品种另有规定外，被批准保护的中药品种在保护期内仅限于已获得中药保护品种证书的企业生产。

② 对已批准保护的中药品种，如果在批准前是由多家企业生产的，其中未申请中药保护品种证书的企业应当自公告发布之日起6个月内向国家药品监督管理部门申报，按规定提交完整的资料，经指定的药品检验机构对申报品种进行质量检验，达到国家药品标准的，经国家药品监督管理部门审批后，补发批准文件和中药保护品种证书，对未达到国家药品标准的，国家药品监督管理部门依照药品管理的法律、行政法规的规定，撤销该中药品种的批准文号。

③ 生产中药保护品种的企业及有关主管部门，应重视生产条件的改进，提高品种的质量。

④ 中药保护品种在保护期内向国外申请注册时，必须经过国家药品监督管理部门批准同意。否则，不得办理。

4. 法律责任

① 泄密处理。违反本《条例》的规定，将一级保护品种的处方组成、工艺制法泄密者，对其责任人员，由所在单位或者上级机关给予行政处分，构成犯罪的，依法追究刑事责任。

② 仿制、伪造处理。对违反本《条例》，擅自仿制和生产中药保护品种的，由县级以上药品监督管理部门以生产假药依法论处。伪造中药保护品种证书及有关证明文件进行生产、销售的，由县级以上药品监督管理部门没收其全部有关药品及违法所得，并处以有关药品正品价格3倍以下罚款，对构成犯罪的，由司法机关依法追究刑事责任。

职业证书真题即练

【单选题】对特定疾病有显著疗效的中药品种是（　　　）。
A. 一级保护品种
B. 二级保护品种
C. 三级保护品种
D. 四级保护品种

本章小结

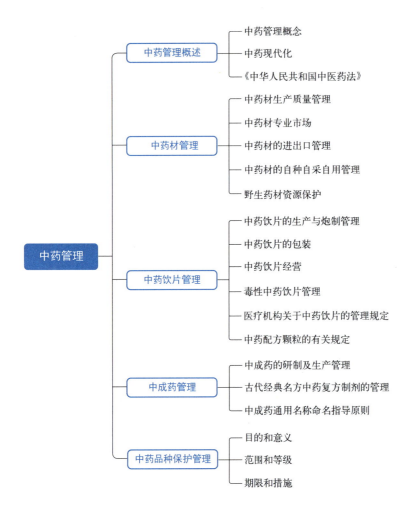

目标检测

一、A型题（最佳选择题）

1. 以下不属于中药分类的是（   ）。
1. 中药材　　　　　B. 中药饮片　　　　　C. 中成药　　　　　D. 天然药物

2. 中药材专业市场不禁止（   ）。
A. 未经批准以任何名义或方式经营中药饮片、中成药和其他药品
B. 销售进口中药材
C. 销售国家规定的27种毒性药材
D. 非法销售国家规定的42种濒危药材

3. 不符合我国中药管理规定的叙述是（   ）。
A. 国家实行中药品种保护制度，具体办法由国务院制定
B. 药品经营企业销售中药材必须标明产地
C. 中药材和中药饮片应有包装，并附有质量合格的标识
D. 城乡集市贸易市场可以销售中药材、中药饮片、中成药

4. 以下属于分布区域缩小，资源处于衰竭状态的重要野生药材物种的是（   ）。
A. 鹿茸（马鹿）　　B. 羚羊角　　　　　C. 黄芩　　　　　D. 肉苁蓉

5. 批发企业销售给医疗机构、药品零售企业和使用单位的中药饮片（ ）。
A. 应随货附加盖单位公章的经营企业资质证书及检验报告证书
B. 应随货附加盖单位公章的生产企业资质证书及检验报告证书
C. 应随货附加盖单位公章的生产、经营企业资质证书及检验报告证书（复印件）
D. 应随货附加盖单位公章的生产、经营企业资质证书及检验报告证书

6. 依照《中药品种保护条例》，受保护的中药品种，必须是列入（ ）。
A. 国家药品标准的品种　　　　　　　　B. 国家基本药物目录品种
C. 国家基本医疗保险用药目录品种　　　D. 国家第一批非处方药目录品种

7. 中药饮片包装必须印有或贴有标签，中药饮片的标签必须注明的内容不包括（ ）。
A. 品名　　　　B. 规格　　　　C. 产地　　　　D. 批准文号

8. 国家对野生药材资源实行（ ）。
A. 严禁采猎的原则　　　　　　　　B. 限量采猎的原则
C. 保护和采猎相结合的原则　　　　D. 人工种养代替采猎的原则

9. 下列关于2022版GAP表述不正确的是（ ）。
A. GAP适用于中药材生产企业规范生产中药材的全过程管理
B. GAP是中药材规范化生产和管理的基本要求
C. 2022版GAP总共有十章，共一百四十四条
D. GAP的目的是规范中药材生产，保证中药材质量，促进中药标准化、现代化

10. 以下关于中药保护品种的范围和等级划分不正确的是（ ）。
A. 依照《中药品种保护条例》，受保护的中药品种，必须是列入国家药品标准的品种
B. 对受保护的中药品种分为三级进行管理
C. 中药一级保护品种的保护期限分别为30年、20年、10年
D. 中药二级保护品种的保护期限为7年

二、B型题（配伍选择题）

[1～3]
A. 中药材　　　　B. 中药饮片　　　　C. 中成药　　　　D. 西药
1. 药用植物、动物、矿物的药用部分采收后经产地初加工形成的原料药材是（ ）。
2. 在中医药理论指导下，根据辨证施治和调剂、制剂的需要，对中药材进行特殊加工炮制后的制成品是（ ）。
3. 根据疗效确切、应用范围广泛的处方、验方或秘方，具备一定质量规格，批量生产供应的药物是（ ）。

[4～5]
A. 羚羊角　　　　B. 麝香　　　　C. 川贝母　　　　D. 黄芩
4. 属于一级保护的野生中药材是（ ）。
5. 属于二级保护的野生中药材是（ ）。

[6～8]
A. 道地药材　　B. 鲜用药材　　C. 野生或半野生药用植物　　D. 自采自种自用中药材
6. 产自特定区域，比其他地区的同种中药材品质和疗效更好的是（ ）。
7. 不得加工成中药制剂的是（ ）。
8. 采集应坚持"最大持续产量"原则的是（ ）。

三、X型题（多项选择题）

1. 关于GAP说法，正确的有（ ）。
A. 从事中药材生产的企业必须通过GAP认证并取得GAP证书

B. GAP 适用于中药材（包括植物药和动物药）生产全过程

C. 实施 GAP 有利于促进中药标准化、现代化

D. GAP 是中药材生产质量管理规范

2. 采猎、收购二级、三级保护野生药材物种必须取得（　　）。

A. 采药证　　　　B. 采伐证　　　　C. 狩猎证　　　　D. 野生药材许可证

3.《中药品种保护条例》适用于我国境内生产制造的中药品种，包括（　　）。

A. 中药材　　　　B. 中药人工制成品　　C. 中成药　　　　D. 天然药物的提取物及其制剂

4. 下列属于三级保护野生药材物种的是（　　）。

A. 川贝母　　　　B. 龙胆　　　　　　C. 细辛　　　　　D. 杜仲

5. 根据《关于加强中药饮片监督管理的通知》，有关医疗机构使用中药饮片，说法正确的是（　　）。

A. 医疗机构必须保证在储存、运输、调剂过程中的饮片质量

B. 医疗机构必须按照《医院中药饮片管理规范》的规定使用中药饮片

C. 严禁医疗机构从中药材市场或其他没有资质的单位和个人，违法采购中药饮片调剂使用

D. 医疗机构如加工少量自用特殊规格饮片，应将品种、数量、加工理由和特殊性等情况向所在地省级以上药品监管部门备案

6. 中药注册分类包括（　　）。

A. 中药创新药　　　　　　　　　　B. 古代经典名方中药复方制剂

C. 中药改良型新药　　　　　　　　D. 同名同方药

四、简答题

1. 申请中药保护品种应具备的条件有哪些？

2. GAP 规定，从事中药材生产的机构与人员应该具备哪些条件？

M8-2　参考答案

第九章　特殊药品管理和药品知识产权保护

章节导航

"自家罂粟"

××县公安局接到举报称，该县某地带一处闲置房基地中种植大量罂粟。××县公安局缉私中队和××派出所一举将在自家闲置房基地中非法种植罂粟的武某抓获，铲除毒品原作物罂粟330株，果实427颗。本案中吴某认为自己种植的罂粟是用于自己使用，未进行销售，所以不属于违法行为。

罂粟属于麻醉药品原植物，国家按照麻醉药品和第一类精神药品管理办法进行管理。特殊管理药品具有特殊的生理和药理作用，合法、安全、合理地使用，可以正确地发挥其防病治病的作用，若管理不当，滥用或流入非法渠道，会严重影响公众心身健康和生命安全，并引发公共卫生、社会治安等诸多问题。

思政与素质目标

☆ 树立严格管理的法制观念。
☆ 树立服务社会、服务公众的意识，提升依法执业能力。
☆ 具有药品安全意识，能够敬畏生命，将遵法依规放在首位。

第一节 特殊药品管理

学习目标

- **知识目标**

  掌握：掌握疫苗、麻醉药品、精神药品、医疗用毒性药品以及含有特殊管理类药品的复方制剂在生产、销售、使用等方面的特殊管理规定。

  熟悉：麻醉药品、精神药品和医疗用毒性药品的定义和品种；药品类易制毒化学品的管理；兴奋剂的定义和使用管理；生物制品的批签发管理。

  了解：放射性药品的生产、经营和使用管理；特殊管理药品滥用的危害。

- **能力目标**

  能够在实践中综合运用麻醉药品和精神药品的生产、经营和使用的有关管理规定去进行特殊药品的管理；学会运用所学的知识解决特殊管理药品使用过程中遇到的问题。

- **素质目标**

  具有知法、懂法、守法、普法的法制观念；具有珍爱生命、防毒拒毒的意识；具有知行合一、学以致用、服务社会的公益心和志愿者精神。

岗位情境

一名消费者想要购买治疗感冒的药品，在药店购买时需要进行实名登记，而且限购。但是作为消费者不理解这种现象。如果你是在岗药师，要如何给这位消费者提供服务？

以案说法

麻醉药品当毒品，医生瘾君齐落网

一诊所医生杨某竟将临床用的麻醉品当作毒品注射给瘾君子。经查，杨某1997年到郑州开诊所。家住郑州市的刘某曾因吸食毒品被强制戒毒，被放出后毒瘾再次发作。前不久，听说麻醉药品可以充当毒品使用，便来到杨某的小诊所内，咨询情况，以每支麻醉药品20元的价格，让杨某隔一日给他注射一次麻醉药品。民警根据举报将杨某和瘾君子刘某当场抓获。（资料来源：中新网，2003-01-06）

思考：杨某的行为违反了哪些法律？应如何处理？

一、特殊管理药品概述

根据《中华人民共和国药品管理法》第六十一条规定，国家对疫苗、血液制品、麻醉药品、精神药品、医疗用毒性药品、放射性药品、药品类易制毒化学品等实行特殊管理。

知识链接

特殊管理类药品的管制背景

特殊管理药品的滥用危害特别巨大，它可以吞噬巨额社会财富，摧残人类健康，危害民族素质，也是引发诈骗、暴力犯罪、艾滋病传播等社会问题的重要因素，并且与恐怖主义、洗钱和贩卖人口等犯罪行为紧密关联。因此，各个国家均对特殊管理药品进行严格管制，对毒品的生产、贩卖及使用进行严厉打击。

特殊管理药品滥用是指反复、大量地使用具有依赖性特性或依赖性潜力的特殊管理药物，这种用药与公认的医疗需要无关，属于非医疗目的用药。药物有非医制剂和医药制剂，其中包括禁止医疗使用的违禁物质和列入管制的药品。药物可导致药物成瘾及其他行为障碍，引发严重的公共卫生事件和社会问题。《中华人民共和国刑法》第三百五十七条规定："毒品，是指鸦片、海洛因、甲基苯丙胺（冰毒）、吗啡、大麻、可卡因以及国家规定管制的其他能够使人形成瘾癖的麻醉药品和精神药品。"可见，麻醉药品和精神药品一旦非法使用或滥用，就演变为毒品。

2019年，全国共破获毒品犯罪案件8.3万起，抓获犯罪嫌疑人11.3万名，缴获各类毒品65.1吨；查处吸毒人员61.7万人次，处置强制隔离戒毒22万人次，责令社区戒毒社区康复30万人次。《2019世界毒品报告》显示，全球每年约有2.7亿人吸毒，近3500万人成瘾，近60万人直接死于毒品滥用。

二、疫苗管理

（一）疫苗的定义

疫苗，是指为预防、控制疾病的发生、流行，用于人体免疫接种的预防性生物制品，包括免疫规划疫苗和非免疫规划疫苗。

国家对疫苗实行最严格的管理制度，坚持安全第一、风险管理、全程管控、科学监管、社会共治。国家坚持疫苗产品的战略性和公益性。

为了加强疫苗管理，保证疫苗质量和供应，规范预防接种，促进疫苗行业发展，保障公众健康，维护公共卫生安全，我国制定了《中华人民共和国疫苗管理法》，主要从生产、研发、流通、上市后管理，以及法律等方面进行了规定。

2019年6月29日，十三届全国人大常委会第十一次会议表决通过了《中华人民共和国疫苗管理法》，并于2019年12月1日开始施行。

（二）疫苗的分类

根据传统和习惯可以将疫苗分为灭活疫苗、减毒活疫苗、类毒素疫苗、亚单位疫苗、结合疫苗、合成肽疫苗、基因工程疫苗等类型。

此外按照疫苗的使用，可以将疫苗分为两类：第一类疫苗，是指政府免费向公民提供，公民应当依照政府的规定受种的疫苗，包括国家免疫规划确定的疫苗，省、自治区、直辖市人民政府在执行国家免疫规划时增加的疫苗，以及县级以上人民政府或者其卫生主管部门组织的应急接种或者群体性预防接种所使用的疫苗；第二类疫苗，是指由公民自费并且自愿受种的其他疫苗。

（三）疫苗的使用

按照《中华人民共和国疫苗法》第六条，居住在中国境内的居民，依法享有接种免疫规划疫苗的权利，履行接种免疫规划疫苗的义务。政府免费向居民提供免疫规划疫苗。

县级以上人民政府及其有关部门应当保障适龄儿童接种免疫规划疫苗。监护人应当依法保证适龄儿童按时接种免疫规划疫苗。

（四）疫苗的流通

① 国家免疫规划疫苗由国务院卫生健康主管部门会同国务院财政部门等组织集中招标或者统一谈判，形成并公布中标价格或者成交价格，各省、自治区、直辖市实行统一采购。

国家免疫规划疫苗以外的其他免疫规划疫苗、非免疫规划疫苗由各省、自治区、直辖市通过省级公共资源交易平台组织采购。

② 疫苗上市许可持有人应当按照采购合同约定，向疾病预防控制机构供应疫苗。疾病预防控制机构应当按照规定向接种单位供应疫苗。疾病预防控制机构以外的单位和个人不得向接种单位供应疫苗，接种单位不得接收该疫苗。

③ 疾病预防控制机构、接种单位、疫苗上市许可持有人、疫苗配送单位应当遵守疫苗储存、运输管理规范，保证疫苗质量。疫苗在储存、运输全过程中应当处于规定的温度环境，冷链储存、运输应当符合要求，并定时监测、记录温度。

④ 疫苗上市许可持有人在销售疫苗时，应当提供加盖其印章的批签发证明复印件或者电子文件；销售进口疫苗的，还应当提供加盖其印章的进口药品通关单复印件或者电子文件。

疾病预防控制机构、接种单位在接收或者购进疫苗时，应当索取前款规定的证明文件，并保存至疫苗有效期满后不少于5年备查。

⑤ 疫苗上市许可持有人应当按照规定，建立真实、准确、完整的销售记录，并保存至疫苗有效期满后不少于5年备查。疾病预防控制机构、接种单位、疫苗配送单位应当按照规定，建立真实、准确、完整的接收、购进、储存、配送、供应记录，并保存至疫苗有效期满后不少于5年备查。疾病预防控制机构、接种单位接收或者购进疫苗时，应当索取本次运输、储存全过程温度监测记录，并保存至疫苗有效期满后不少于5年备查；对不能提供本次运输、储存全过程温度监测记录或者温度控制不符合要求的，不得接收或者购进，并应当立即向县级以上地方人民政府药品监督管理部门、卫生健康主管部门报告。

⑥ 疾病预防控制机构、接种单位应当建立疫苗定期检查制度，对存在包装无法识别、储存温度不符合要求、超过有效期等问题的疫苗，采取隔离存放、设置警示标志等措施，并按照国务院药品监督管理部门、卫生健康主管部门、生态环境主管部门的规定处置。疾病预防控制机构、接种单位应当如实记录处置情况，处置记录应当保存至疫苗有效期满后不少于5年备查。

（五）国家疫苗电子追溯制度

国务院药品监督管理部门会同国务院卫生健康主管部门制定统一的疫苗追溯标准和规范，建立全国疫苗电子追溯协同平台，整合疫苗生产、流通和预防接种全过程追溯信息，实现疫苗可追溯。疫苗上市许可持有人应当建立疫苗电子追溯系统，与全国疫苗电子追溯协同平台相衔接，实现生产、流通和预防接种全过程最小包装单位疫苗可追溯、可核查。疾病预防控制机构、接种单位应当依法如实记录疫苗流通、预防接种等情况，并按照规定向全国疫苗电子追溯协同平台提供追溯信息。疫苗追溯制度的建立与完善，使我国疫苗管理水平的提高，得到了有效的保障。

（六）法律责任

① 生产、销售的疫苗属于假药的，由省级以上人民政府药品监督管理部门没收违法所得和违法生产、销售的疫苗以及专门用于违法生产疫苗的原料、辅料、包装材料、设备等物品，责令停产停业整顿，吊销药品注册证书，直至吊销药品生产许可证等，并处违法生产、销售疫苗货值金额十五倍以上五十倍以下的罚款，货值金额不足五十万元的，按五十万元计算。

② 生产、销售的疫苗属于劣药的，由省级以上人民政府药品监督管理部门没收违法所得和违法生产、销售的疫苗以及专门用于违法生产疫苗的原料、辅料、包装材料、设备等物品，责令停产停业整顿，并处违法生产、销售疫苗货值金额十倍以上三十倍以下的罚款，货值金额不足五十万元的，按五十万元计算；情节严重的，吊销药品注册证书，直至吊销药品生产许可证等。

③ 生产、销售的疫苗属于假药，或者生产、销售的疫苗属于劣药且情节严重的，由省级以上人民政府药品监督管理部门对法定代表人、主要负责人、直接负责的主管人员和关键岗位人员以及其他责任人

员，没收违法行为发生期间自本单位所获收入，并处所获收入一倍以上十倍以下的罚款，终身禁止从事药品生产经营活动，由公安机关处五日以上十五日以下拘留。

> **职业证书真题即练**
>
> 【单选题】《中华人民共和国疫苗管理法》，开始施行的时间是（　　）。
> A. 2018 年 6 月　　　　　　　　　　　　　B. 2019 年 6 月
> C. 2018 年 12 月　　　　　　　　　　　　 D. 2019 年 12 月

三、麻醉药品和精神药品管理

M9-1　麻醉药品等于麻醉药？

（一）概述

1. 麻醉药品的定义与种类

麻醉药品是指连续使用后易产生身体依赖性、能成瘾癖的药品。

2013 年 11 月，国家食品药品监督管理总局、公安部、国家卫生和计划生育委员会联合公布了《麻醉药品品种目录（2013 年版）》和《精神药品品种目录（2013 年版）》。目前，麻醉药品共计 122 种，其中我国生产及使用的品种，共计 22 种。上述品种包括其可能存在的盐、单方制剂及其可能存在的异构体、酯及醚。

2. 精神药品的定义与种类

精神药品是指直接作用于中枢神经系统，使之兴奋或抑制，连续使用能产生依赖性的药品。

《精神药品品种目录（2013 版）》中共列出的精神药品共计 149 种，其中一类精神药品有 68 个品种，第二类精神药品有 81 个品种。目前，目录中确定的我国生产和使用的一类精神药品有 7 个品种，第二类精神药品有 27 个品种。

2023 年 9 月 11 日，国家药品监督管理局发布《国家药监局 公安部 国家卫生健康委关于调整麻醉药品和精神药品目录的公告》（2023 年第 120 号），将地达西尼、依托咪酯（在中国境内批准上市的含依托咪酯的药品制剂除外）列入第二类精神药品目录，将莫达菲尼由第一类精神药品调整为第二类精神药品。

3. 麻醉药品和精神药品的危害

麻醉药品如果滥用或不合理使用易产生身体依赖性和精神依赖性，其主要特征：①强迫性地要求连续使用该药，并且不择手段地去获得；②有加大剂量的趋势；③停药后有戒断症状，如哈欠连天、涕泪俱下、瞳孔散大、周身酸痛、烦躁不安、冲动、自伤等；④对用药者个人和家庭及社会均产生危害效果。吸食者开始吸食时会产生一种玄妙、超凡脱俗、悠悠然般的幻境，这一闪即逝的幻觉和被兴奋的神经作用，对吸食者有着强烈的诱惑力，他们总是妄想在下次吸食中重新找到它、体会感受它。实际上，幻觉不仅不会再度出现，反而会腐蚀吸食者的心灵和肌体，一旦脱离毒品，吸毒者会产生一种比疼痛还要难以忍受的骨骼刺痒感觉。成瘾者健康水平明显下降，丧失人格，道德沦落；由于长期大量用药，常呈现出中毒症状，如肝炎并发症、局部脓肿、肺炎、致血症等；吸毒者为满足个人解瘾，不惜花费大量金钱购买毒品，导致家庭破裂。此外，吸毒者会不择手段去获取毒品而构成犯罪，从而带来严重的社会治安问题。

精神药品滥用易产生依赖性，形成所谓的"药瘾"，既损害人体健康，也会导致一系列家庭及社会问题。精神药品产生依赖性，其特征包括①有连续使用某种药物的趋势（一般为非强迫性）；②加大剂量的趋势较小；③停药后一般不出现戒断症状；④所引起的危害主要是用药者本身。

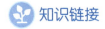

知识链接

麻醉药品、精神药品的国际管制

国际组织对麻醉药品、精神药品通常采用行政、立法、宣传教育等多种形式的管理方法。由于行政管理方法适用范围广、适应性强，联合国成立了专门机构，对麻醉药品、精神药品实行行政管理。例如，1946年成立联合国麻醉品委员会，1968年成立国际麻醉品管制局等。立法管理主要是近百年来，签订了一系列的国际公约、纲领，国际合作使麻醉药品和精神药品管制及禁毒工作不断取得进展。我国政府为了响应麻醉药品和精神药品的国际管制，从1950年开始，颁布了很多有关管制麻醉药品和精神药品的法律、法规，如《关于严禁鸦片烟毒的通令》《麻醉药品管理条例》《麻醉药品管理办法》《麻醉药品和精神药品管理条例》《麻醉药品临床应用指导原则》等。联合国将6月26日定为"国际禁毒日"，每年根据情况变换禁毒主题，通过宣传使人们对各种法令、方针、政策及规章制度深入了解，通过思想教育来激发人们禁毒的积极性和创造性。

（二）麻醉药品和精神药品的监督管理

国务院药品监督管理部门负责全国麻醉药品和精神药品的监督管理工作，并会同国务院农业主管部门对麻醉药品药用原植物实施监督管理。国务院公安部门负责对造成麻醉药品药用原植物、麻醉药品和精神药品流入非法渠道的行为进行查处。国务院其他有关主管部门在各自的职责范围内负责与麻醉药品和精神药品有关的管理工作。

麻醉药品药用原植物的种植，麻醉药品和精神药品的实验研究、生产、经营、使用、储存、运输等活动，以及监督管理，要按照国务院《麻醉药品和精神药品管理条例》严格管理。国家麻醉药品药用原植物，以及麻醉药品和精神药品实行管制。除另有规定外，任何单位、个人不得进行麻醉药品药用原植物的种植，以及麻醉药品和精神药品的实验研究、生产、经营、使用、储存、运输等活动。

1. 麻醉药品和精神药品的种植、实验研究和生产

国家根据麻醉药品和精神药品的医疗、国家储备和企业生产所需原料的需要确定需求总量，对麻醉药品药用原植物的种植、麻醉药品和精神药品的生产实行总量控制。国务院药品监督管理部门根据麻醉药品和精神药品的需求总量制定年度生产计划。国务院药品监督管理部门和国务院农业主管部门根据麻醉药品年度生产计划，制定麻醉药品药用原植物年度种植计划。

麻醉药品药用原植物种植企业由国务院药品监督管理部门和国务院农业主管部门共同确定，其他单位和个人不得种植麻醉药品药用原植物。麻醉药品药用原植物种植企业应当根据年度种植计划，种植麻醉药品药用原植物，并定期向国务院药品监督管理部门和国务院农业主管部门报告种植情况。

实验研究是指以医疗、科学研究或者教学为目的的临床前药物研究。开展麻醉药品和精神药品实验研究活动应当具备下列条件，并经国务院药品监督管理部门批准：

① 以医疗、科学研究或者教学为目的；
② 有保证实验所需麻醉药品和精神药品安全的措施和管理制度；
③ 单位及其工作人员2年内没有违反有关禁毒的法律、行政法规规定的行为。

国家对麻醉药品和精神药品实行定点生产制度，国务院药品监督管理部门应当根据麻醉药品和精神药品的需求总量，确定麻醉药品和精神药品定点生产企业的数量和布局，并根据年度需求总量对数量和布局进行调整、公布。从事麻醉药品、精神药品生产的企业，应当经所在地省、自治区、直辖市人民政府药品监督管理部门批准，定点生产企业生产麻醉药品和精神药品，应当依照药品管理法的规定取得药品批准文号，并印有国家药品监督管理部门规定的专有标志。审批时，国家药品监督管理部门应当组织医学、药学、社会学、伦理学和禁毒等方面的专家，对申请首次上市的麻醉药品和精神药品的社会危害性和被滥用的可能性进行评价。

> **知识链接**
>
> **麻醉药品和精神药品定点生产企业应具备的条件**
>
> ①有药品生产许可证;②有麻醉药品和精神药品实验研究批准文件;③有符合规定的麻醉药品和精神药品生产设施、储存条件和相应的安全管理设施;④有通过网络实施企业安全生产管理和向药品监督管理部门报告生产信息的能力;⑤有保证麻醉药品和精神药品安全生产的管理制度;⑥有与麻醉药品和精神药品安全生产要求相适应的管理水平和经营规模;⑦麻醉药品和精神药品生产管理、质量管理部门的人员应当熟悉麻醉药品和精神药品管理以及有关禁毒的法律、行政法规;⑧没有生产、销售假药、劣药或者违反有关禁毒的法律、行政法规规定的行为;⑨符合国务院药品监督管理部门公布的麻醉药品和精神药品定点生产企业数量和布局的要求。
>
> 从事麻醉药品、第一类精神药品生产以及第二类精神药品原料药生产的企业,应当经所在地省、自治区、直辖市人民政府药品监督管理部门初步审查,由国务院药品监督管理部门批准;从事第二类精神药品制剂生产的企业,应当经所在地省、自治区、直辖市人民政府药品监督管理部门批准。

2. 麻醉药品和精神药品的经营

根据《麻醉药品和精神药品管理条例》规定,国家对麻醉药品和精神药品实行定点经营制度。国务院药品监督管理部门应当根据麻醉药品和第一类精神药品的需求总量,确定麻醉药品和第一类精神药品的定点批发企业布局,并应当根据年度需求总量对布局进行调整、公布。药品经营企业不得经营麻醉药品原料药和第一类精神药品原料药。但是,供医疗、科学研究、教学使用的小包装的上述药品可以由国务院药品监督管理部门规定的药品批发企业经营。

麻醉药品和第一类精神药品定点经营企业分为全国性批发企业和区域性批发企业。全国性批发企业由国家药品监督管理部门批准,并在药品经营许可证核准经营范围;区域性批发企业由所在地省、自治区、直辖市的药品监督管理部门批准,并在药品经营许可证核准经营范围。

麻醉药品和第一类精神药品的经营过程十分明确,即全国性批发企业供应给区域性批发企业;或经过批准也可以向取得麻醉药品和第一类精神药品使用资格的医疗机构,以及批准的其他单位销售;区域性批发企业供应给辖区内具有使用资格的医疗机构。

禁止使用现金进行麻醉药品和精神药品交易,但是个人合法购买麻醉药品和精神药品的除外。麻醉药品和第一类精神药品不得零售。

麻醉药品和精神药品实行政府定价。

经所在地设区的市级药品监督管理部门批准,实行统一进货、统一配送、统一管理的药品零售连锁企业可以从事第二类精神药品零售业务。

零售企业应当凭执业医师出具的处方,按规定剂量销售第二类精神药品,并将处方保存2年备查;禁止超剂量或者无处方销售第二类精神药品;不得向未成年人销售第二类精神药品。

(三) 麻醉药品和精神药品的使用

1. 使用单位

①麻醉药品使用单位。经营单位只能按照规定限量供应经药品监督管理部门批准的使用单位,不得向其他单位和个人供应。罂粟壳可供医疗单位配方使用和药品监督管理部门指定的经营单位凭盖有医疗单位公章的医师处方使用,不得零售。

②精神药品使用单位。第一类精神药品应在一级以上医疗机构使用,第一类精神药品制剂不得在药店零售。第二类精神药品可供各级医疗机构使用,第二类精神药品制剂可在药店凭盖有医疗机构公章的医师处方零售,处方应留存2年备查。

医疗机构配制的麻醉药品和精神药品制剂只能在本医疗机构使用,不得对外销售。

2. 使用范围

① 麻醉药品：只限于医疗、教学和科研使用。

② 精神药品：医疗、教学、科研使用和第二类精神药品零售使用。

3. 临床使用

(1) 麻醉药品、第一类精神药品购用印鉴卡

医疗机构需要使用麻醉药品和第一类精神药品的，应当经所在地设区的市级人民政府卫生主管部门批准，取得麻醉药品、第一类精神药品购用印鉴卡（以下称印鉴卡）。医疗机构取得印鉴卡应当具备下列条件：①有专职的麻醉药品和第一类精神药品管理人员；②有获得麻醉药品和第一类精神药品处方资格的执业医师；③有保证麻醉药品和第一类精神药品安全储存的设施和管理制度。

印鉴卡有效期为三年。印鉴卡有效期满前三个月，医疗机构应当向市级卫生行政部门重新提出申请。

(2) 处方和调配

医疗机构应当按照国务院卫生主管部门的规定，对本单位执业医师进行有关麻醉药品和精神药品使用知识的培训、考核，经考核合格的，授予麻醉药品和第一类精神药品处方资格。执业医师取得麻醉药品和第一类精神药品的处方资格后，方可在本医疗机构开具麻醉药品和第一类精神药品处方，但不得为自己开具该种处方。

具有麻醉药品和第一类精神药品处方资格的执业医师，根据临床应用指导原则，对确需使用麻醉药品或者第一类精神药品的患者，应当满足其合理用药需求。在医疗机构就诊的癌症疼痛患者和其他危重患者得不到麻醉药品或者第一类精神药品时，患者或者其亲属可以向执业医师提出申请。具有麻醉药品和第一类精神药品处方资格的执业医师认为要求合理的，应当及时为患者提供所需麻醉药品或者第一类精神药品。

对麻醉药品和第一类精神药品处方，处方的调配人、核对人应当仔细核对，签署姓名，并予以登记；对不符合本条例规定的，处方的调配人、核对人应当拒绝发药。

麻醉药品和精神药品专用处方的格式由国务院卫生主管部门规定。

麻醉药品和第一类精神药品处方的印刷用纸为淡红色，处方右上角分别标注"麻""精一"；第二类精神药品处方的印刷用纸为白色，处方右上角标注"精二"。麻醉药品、第一类精神药品注射剂处方为1次用量；其他剂型处方不得超过3日用量；控缓释制剂处方不得超过7日用量。第二类精神药品处方一般不得超过7日用量；对于某些特殊情况，处方用量可适当延长，但医师应当注明理由。为癌痛，慢性中、重度非癌痛患者开具的麻醉药品、第一类精神药品注射剂处方不得超过3日用量；其他剂型处方不得超过7日用量。对于需要特别加强管制的麻醉药品，盐酸二氢埃托啡处方为1次用量，药品仅限于二级以上医院内使用；盐酸哌替啶处方为1次用量，药品仅限于医疗机构内使用。

医疗机构应当对麻醉药品和精神药品处方进行专册登记，加强管理。麻醉药品处方至少保存3年，精神药品处方至少保存2年。

(四) 麻醉药品和精神药品的储存

麻醉药品药用原植物种植企业、定点生产企业、全国性批发企业和区域性批发企业以及国家设立的麻醉药品储存单位，应当设置储存麻醉药品和第一类精神药品的专库。该专库应当符合下列要求：①安装专用防盗门，实行双人双锁管理；②具有相应的防火设施；③具有监控设施和报警装置，报警装置应当与公安机关报警系统联网。

麻醉药品和第一类精神药品的使用单位应当设立专库或者专柜储存麻醉药品和第一类精神药品。专库应当设有防盗设施并安装报警装置；专柜应当使用保险柜。专库和专柜应当实行双人双锁管理。

麻醉药品储存单位以及麻醉药品和第一类精神药品的使用单位，应当配备专人负责管理工作，并建立储存麻醉药品和第一类精神药品的专用账册。药品入库双人验收，出库双人复核，做到账物相符。专用账册的保存期限应当自药品有效期期满之日起不少于5年。

第二类精神药品经营企业应当在药品库房中设立独立的专库或者专柜储存第二类精神药品，并建立专用账册，实行专人管理。专用账册的保存期限应当自药品有效期期满之日起不少于5年。

（五）麻醉药品和精神药品的运输

托运、承运和自行运输麻醉药品和精神药品的，应当采取安全保障措施，防止麻醉药品和精神药品在运输过程中被盗、被抢、丢失。通过铁路运输麻醉药品和第一类精神药品的，应当使用集装箱或者铁路行李车运输，具体办法由国务院药品监督管理部门会同国务院铁路主管部门制定。没有铁路需要通过公路或者水路运输麻醉药品和第一类精神药品的，应当由专人负责押运。托运或者自行运输麻醉药品和第一类精神药品的单位，应当向所在地设区的市级药品监督管理部门申请领取运输证明。运输证明有效期为1年。运输证明应当由专人保管，不得涂改、转让、转借。

（六）法律责任

药品监督管理部门应当根据规定的职责权限，对麻醉药品药用原植物的种植，以及麻醉药品和精神药品的实验研究、生产、经营、使用、储存、运输活动进行监督检查。公安部门、卫生主管部门、运输管理部门、邮政主管部门等在各自的职责范围内加强对麻醉药品和精神药品的管理。

有关部门或个人违反规定，依法给予行政处分、行政处罚。构成犯罪的，依法追究刑事责任。

《中华人民共和国刑法》第三百五十五条规定："依法从事生产、运输、管理、使用国家管制的麻醉药品、精神药品的人员，违反国家规定，向吸食、注射毒品的人提供国家规定管制的能够使人形成瘾癖的麻醉药品、精神药品的，处三年以下有期徒刑或者拘役，并处罚金；情节严重的，处三年以上七年以下有期徒刑，并处罚金。向走私、贩卖毒品的犯罪分子或者以牟利为目的，向吸食、注射毒品的人提供国家规定管制的能够使人形成瘾癖的麻醉药品、精神药品的，依照本法第三百四十七条的规定定罪处罚。单位犯前款罪的，对单位判处罚金，并对其直接负责的主管人员和其他直接责任人员，依照前款的规定处罚。"

> **职业证书真题即练**
>
> 【单选题】麻醉药品和第一类精神药品处方的印刷用纸为（　　），处方右上角分别标注"麻""精一"。
>
> A. 黄色　　　B. 淡红色　　　C. 白色　　　D. 绿色

四、医疗用毒性药品管理

> **发布违法医疗用毒性药品广告**
>
> 案例：上海市市场监管局公布"2021年第一批虚假违法广告典型案例"。其中，上海星和医疗美容门诊部有限公司因发布违法医疗美容广告，被处罚款50万元。公告显示，上海星和医疗美容门诊部有限公司在大众点评网上发布医疗美容广告，含有"国产瘦脸针兰州衡力"是一种纯生物制剂……可用于改善面部轮廓、"进口瘦脸针BOTOX保妥适"可直接作用于周围运动神经末梢……阻断乙酰胆碱的释放从而放松肌肉等宣传内容。（资料来源：中国质量新闻网，《上海星和医疗美容因发布医疗用毒性药品广告被罚50万元》，2021-04-14）
>
> 思考：本案中的"医用商品"应定性为什么？处罚依据是什么？

为加强对医疗用毒性药品的管理，防止中毒或死亡事故的发生，根据《中华人民共和国药品管理法》的规定，国家出台了《医疗用毒性药品管理办法》（国务院令第23号）。《医疗用毒性药品管理办法》出台后，随着时间推移和药品监管体制的变化，山东等省份根据《医疗用毒性药品管理办法》、《药品经营和使用质量监督管理办法》（国家市场监督管理总局令第84号）、《关于切实加强医疗用毒性药品监管的通知》（国药监安〔2002〕368号）等法律法规规定，先后出台了各自省份的《医疗用毒性药品经营管理办法（试行）》。

（一）医疗用毒性药品的定义和品种

医疗用毒性药品（以下简称毒性药品），系指毒性剧烈，治疗剂量与中毒剂量相近，使用不当会致人中毒或死亡的药品。毒性药品分为毒性中药和毒性西药两大类。毒性药品的管理，以国家确定并公布的药品目录为准，如表9-1所示。

表 9-1　毒性药品品种目录

类别	品种	合计
中药	（中药品种是原药材和饮片，不包括制剂）砒石（红砒、白砒）、砒霜、水银、生马钱子、生川乌、生草乌、生白附子、生附子、生半夏、生南星、生巴豆、斑蝥、青娘虫、红娘虫、生甘遂、生狼毒、生藤黄、生千金子、生天仙子、闹阳花、雪上一枝蒿、红升丹、白降丹、蟾酥、洋金花、红粉、轻粉、雄黄	28种
西药	去乙酰毛花甙丙、阿托品、洋地黄毒甙、氢溴酸后马托品、三氧化二砷、毛果芸香碱、升汞、水杨酸毒扁豆碱、亚砷酸钾、氢溴酸东莨菪碱、士的宁、亚砷酸注射液、A型肉毒毒素及其制剂	13种

说明：西药毒性药品中，除亚砷酸注射液、A型肉毒毒素制剂以外，其他毒性西药品种仅指原料药，不包括制剂。毒性药品的西药品种士的宁、阿托品、毛果芸香碱等包括其盐类化合物。

A型肉毒毒素是一种神经毒素，毒性非常强，在医学上它常用来治疗眼部肌肉痉挛等症，因为其可以松弛肌肉而显示除皱效果，所以被引入美容领域。不当使用注射用A型肉毒毒素，可引起肌肉松弛麻痹、呼吸衰竭、心力衰竭等，会危及生命安全，所以国家从2008年7月起将A型肉毒毒素及其制剂列入毒性药品进行管理。

（二）医疗用毒性药品的管理

目前，在医疗用毒性药品管理工作中，面临着这样一个实际情况：现行的《医疗用毒性药品管理办法》，是依据1984年版《药品管理法》制定并发布施行的。受时间的局限，《医疗用毒性药品管理办法》（1988年）与我国现行的市场经济体制和药品监管体制不能完全适应。为加强对医疗用毒性药品的管理，国家药品监督管理局下发了《关于切实加强医疗用毒性药品监管的通知》（国药监安〔2002〕368号），目前也作为毒性药品的管理依据之一。同时，各地对毒性药品的管理，也进行了积极的探讨和实践，有的省还补充了有关规定，如山东、浙江、吉林等省先后发布了相应的管理办法。这些地方规范性文件，对于各地加强对毒性药品的管理起到了很好的补充和完善作用。

（三）毒性药品的生产、经营和使用

毒性药品年度生产、收购、供应和配制计划，由省、自治区、直辖市药品监督管理部门下达，有关单位不得擅自改变计划。

生产毒性药品及其制剂，必须严格按照国家药品标准进行。严格执行生产工艺操作规程，在本单位药品检验人员的监督下准确投料，并建立完整的生产记录，记录保存5年备查。

毒性药品的收购、经营，由各级药品监督管理部门指定的药品经营单位负责，配方用药由零售药店、医疗机构负责。其他任何单位或者个人，未经批准均不得从事毒性药品的收购、经营和配方业务。收购、经营、加工、使用毒性药品的单位必须建立健全保管、验收、领发、核对等制度。严防收假、发错，严禁

与其他药品混杂，做到划定仓间或仓位，专柜加锁并由专人保管。毒性药品的包装容器上必须印有毒性标志。在运输毒性药品的过程中，应当采取有效措施，防止事故发生。医疗机构供应和调配毒性药品，凭医生签名的正式处方。零售药店供应和调配毒性药品，凭盖有医生所在的医疗机构公章的正式处方。每次处方剂量不得超过2日极量。

调配处方时，必须认真负责，仔细读方、计量准确，按医嘱注明要求，并由配方人员及具有药师以上技术职务的复核人员签名盖章后方可发出。需要特别注意的是，对处方未注明"生用"的毒性中药，一律付炮制品，避免意外的发生。如发现处方有疑问时，须经原处方医生重新审定后再行调配。处方一次有效，取药后处方保存2年备查。

科研和教学单位所需的毒性药品，必须持本单位的证明信，经单位所在地县级以上药品监督管理部门批准后，供应部门方能发售。

群众自配民间单、秘、验方需用毒性药品，购买时须持有本单位或者城市街道办事处、乡（镇）人民政府的证明信，供应部门方可发售。每次购用量不得超过2日剂量。

对违反毒性药品管理办法的规定，擅自生产、收购、经营毒性药品的单位或者个人，由县以上药品监督管理部门没收其全部毒性药品，并处以警告或按非法所得的5～10倍罚款。情节严重、致人伤残或死亡，构成犯罪的，依法追究刑事责任。

> **职业证书真题即练**
>
> 【单选题】关于注射用A型肉毒毒素管理的说法，正确的是（   ）。
> A. 只有药品零售连锁企业才能经营注射用A型肉毒毒素，非连锁药品零售企业不得经营
> B. 注射用A型肉毒毒素只能销售至已取得《医疗机构执业许可证》的医疗美容机构
> C. 调配注射用A型肉毒毒素的处方应保存3年备查
> D. 经营注射用A型肉毒毒素的药品批发企业应具有医疗用毒性药品经营资质和生物制品经营资质

五、放射性药品管理

（一）放射性药品的定义

放射性药品是指用于临床诊断或者治疗的放射性核素制剂或者其标记药物。放射性药品与其他药品的不同之处在于，这一类药品有放射性，所放出的射线若掌握不好，能对人体产生损害。因此，对放射性药品的质量管理要比其他药品更加严格，以保证放射性药品既能用于诊断和治疗疾病，又不使人体正常组织受到损害。依据《药品管理法》的规定，1989年1月3日，国务院发布了《放射性药品管理办法》，规定对放射性药品的生产、经营和使用实行特殊管理。

（二）放射性药品的分类

放射性药品有不同的分类方法。按核素来源分类，可分为加速器（生产的）药物和核反应堆药物等。按医疗用途分类，可分为诊断用放射性药品和治疗用放射性药品。诊断用放射性药品是对人体的脏器、代谢的检查及动态或静态的体外显像；治疗用放射性药品，如碘-131用于治疗甲亢等。按《放射性药品管理办法》分类，可分为体内放射性药品和体外放射性药品。

（三）放射性药品的生产、经营及使用

放射性药品的生产、经营企业，必须配备与生产、经营放射性药品相适应的专业技术人员，具有安全

保护和废气、废物、废水处理等设施，建立质量检验机构，符合国家的卫生保护基本标准的要求，履行环境影响报告的审批手续。申请放射性药品生产许可证、放射性药品经营许可证必须向所在地省级药品监督管理部门申报，初审后报国家药品监督管理部门，经转中国核工业集团公司审查同意，国家药品监督管理部门审核批准后，由所在地省级药品监督管理部门发给生产、经营许可证。放射性药品说明书应严格执行国家药品监督管理部门发布的《放射性药品说明书规范细则》要求，含有药品名称、成分、性状、放射性核素半衰期、放射性活度和标示时间、适应证、用法用量、内辐射吸收剂量、不良反应、禁忌、注意事项、孕妇及哺乳期妇女用药、儿童用药、临床试验、药理毒理、药代动力学、贮藏、包装、有效期、执行标准、批准文号、生产企业等内容。放射性药品的包装必须确保安全、可靠、实用，符合放射性药品的质量要求，具有与其相适应的防护装置。包装须贴有标签、说明书和放射性药品标志。

医疗单位设立的核医学科（室）必须具有与其医疗任务相适应的专业技术人员。非核医学专业技术人员未经培训，不得从事核医学工作，不得使用放射性药品。

医疗单位使用放射性药品，须由所在地省、自治区、直辖市的公安、环保和药品监督管理部门，根据医疗单位和医疗技术人员的水平、设备条件等进行验收，合格的发给放射性药品使用许可证。

目前我国放射性药品的生产、流通模式是，对取得放射性药品生产许可证的生产企业同时核发放射性药品经营许可证，也就是说放射性药品是集生产与经营于一体的。具有放射性药品生产许可证和放射性药品经营许可证的企业，可以向具有放射性药品使用许可证的医疗机构供应放射性药品。

六、其他特殊药品管理

（一）药品类易制毒化学品

易制毒化学品是指国家规定管制的可用于制造毒品的前体、原料和化学助剂等物质。如管理不当，流入非法渠道可用于制造毒品。

药品类易制毒化学品是指 2005 年 8 月国务院公布的《易制毒化学品管理条例》（国务院令第 445 号）中所确定的物质，具体品种有麦角酸，麦角胺，麦角新碱及麻黄素、伪麻黄素、消旋麻黄素、去甲麻黄素、甲基麻黄素、麻黄浸膏、麻黄浸膏粉等麻黄素类物质（包括上列物质可能存在的盐类）。

2010 年 3 月，卫生部发布了《药品类易制毒化学品管理办法》（以下简称《办法》），于 2010 年 5 月 1 日起施行。该《办法》按照《易制毒化学品管理条例》确定的药品类易制毒化学品监管范围，借鉴麻醉药品和精神药品监管的实践经验和有效做法，围绕防止药品类易制毒化学品流入非法渠道，加强生产、经营、购买等环节管理，进一步提高生产经营准入门槛，落实企业管理的责任。

国家对药品类易制毒化学品实行购买许可制度。购买药品类易制毒化学品的，应当办理《药品类易制毒化学品购用证明》（以下简称《购用证明》）。《购用证明》由国家药品监督管理局统一印制，有效期为 3 个月。

《购用证明》申请范围：①经批准使用药品类易制毒化学品用于药品生产的药品生产企业；②使用药品类易制毒化学品的教学、科研单位；③具有药品类易制毒化学品经营资格的药品经营企业；④取得药品类易制毒化学品出口许可的外贸出口企业；⑤经农业农村部会同国家药品监督管理局下达兽用盐酸麻黄素注射液生产计划的兽药生产企业。

药品类易制毒化学品生产企业自用药品类易制毒化学品原料药用于药品生产的，也应当按照本办法规定办理《购用证明》。《购用证明》只能在有效期内一次使用。《购用证明》不得转借、转让。购买药品类易制毒化学品时必须使用《购用证明》原件，不得使用复印件、传真件。

（二）兴奋剂

兴奋剂是一个约定俗成的体育词语，是国际体育组织公布的在竞技体育中禁止或限制运动员使用的物质，以避免运动员采取不正当的方式提高竞赛能力。兴奋剂事件已被国际上公认为是一种"丑闻"，严重损害国家的形象和声誉。

我国为了保护人民群众身心健康，特别是为了防止在体育运动中使用兴奋剂，维护体育竞赛的公平竞争，根据《中华人民共和国体育法》和其他有关法律，国务院于2004年颁布了《反兴奋剂条例》（国务院令第398号），自2004年3月1日起施行。2014年7月29日《国务院关于修改部分行政法规的决定》（国务院令第653号）对其中个别条款做了修订。

兴奋剂是指兴奋剂目录所列的禁用物质。兴奋剂目录按照联合国教科文组织《反对在体育运动中使用兴奋剂国际公约》和国务院《反兴奋剂条例》的要求，由国务院体育主管部门会同国务院药品监督管理部门、国务院卫生主管部门、国务院商务主管部门和海关总署制定、调整，并定期公布。目前执行的是《2022年兴奋剂目录公告》。该目录中兴奋剂分为7个大类，共计367个品种，分别为：

① 蛋白同化制剂品种87个；
② 肽类激素品种68个；
③ 麻醉药品品种14个；
④ 刺激剂（含精神药品）品种79个；
⑤ 药品类易制毒化学品品种3个；
⑥ 医疗用毒性药品品种1个；
⑦ 其他品种115个。

国家对兴奋剂目录所列禁用物质实行严格管理，任何单位和个人不得非法生产、销售、进出口。

生产兴奋剂目录所列蛋白同化制剂、肽类激素，应当依照《中华人民共和国药品管理法》的规定取得《药品生产许可证》、药品批准文号。生产企业应当记录蛋白同化制剂、肽类激素的生产、销售和库存情况，并保存记录至超过蛋白同化制剂、肽类激素有效期2年。

蛋白同化制剂、肽类激素的生产企业只能向医疗机构、符合《反兴奋剂条例》第九条规定的药品批发企业和其他同类生产企业供应蛋白同化制剂、肽类激素。

医疗机构只能凭依法享有处方权的执业医师开具的处方向患者提供蛋白同化制剂、肽类激素。处方应当保存2年。

药品、食品中含有兴奋剂目录所列禁用物质的，生产企业应当在包装标识或者产品说明书上用中文注明"运动员慎用"字样。

> **拓展阅读**
>
> **缉毒警察的信仰**
>
> 我国是世界上最安全的国家之一，中国对毒品的打击力度，在全世界都是首屈一指的。贩卖海洛因超过50g即可判死刑。观众们在观看电影的激烈打斗戏时，是否还关注到缉毒警察英雄们在生死存亡之际还呐喊着要打击毒贩的感人情节呢？哪有什么岁月静好，只是有人替你负重前行。缉毒警察犹如一群在刀尖上与毒贩共舞的"疯子"，他们不惧牺牲，不为巨额金钱所动。他们拿自己宝贵的生命保护着人民群众免遭毒品的残害。
>
> 每一个缉毒警察都有信仰，而这个信仰很简单，就是"天下无毒"。"我们全力以赴，不怕付出，也不需要回报，只希望把毒品这个危害国家和社会的东西除掉。"一名缉毒警察深情地说。

七、现行的主要法律法规

除《中华人民共和国药品管理法》（2019年8月26日第十三届全国人民代表大会常务委员会第十二次会议第二次修订）、《中华人民共和国药品管理法实施条例》（2002年8月4日颁布，2019年3月2日

《国务院关于修改部分行政法规的决定》第二次修订）外，现行主要相关法规、规章及规范性文件如下：

① 中华人民共和国疫苗管理法（2019年6月29日第十三届全国人民代表大会常务委员会第十一次会议通过）（2019-12-01日起施行）；

②《麻醉药品和精神药品管理条例》（国务院令第442号）（2005-08-03日发布）；

③《放射性药品管理办法》（国务院令第25号）（1989-01-13日发布）；

④《医疗用毒性药品管理办法》（国务院令第23号）（1988-12-27日发布）；

⑤《反兴奋剂条例》（国务院令第398号）（2004-03-01日起施行）。

第二节　药品知识产权保护

学习目标

- 知识目标

  掌握：药品商标的内容和注册申请；药品专利的类型及申请流程。

  熟悉：药品商标权的保护；药品专利权的保护。

  了解：药品商标和药品专利的侵权类型。

- 能力目标

  能正确运用药品知识产权保护的相关知识分析案例；能判断药品知识产权的侵权行为并知道如何维权。

- 素质目标

  理解药品知识产权的重要性；初步养成药品知识产权的保护意识。

岗位情境

某药学专业研究生A在毕业论文实验开展中，分离、提取并鉴定了一种新的化合物。A能否申请相关专利呢？如果可以，该化合物专利又属于哪种医药专利呢？请你帮助A同学分析一下。

以案说法

格列卫遭遇专利权"保卫战"

案例：抗癌药格列卫（甲磺酸伊马替尼片）由瑞士诺华制药公司（下称诺华公司）生产，是国际上公认的治疗慢性髓性白血病和胃肠道间质肿瘤的一线药物，该药已经在超过110个国家和地区获准上市。格列卫的售价十分昂贵，以中国市场为例，自2001年被引入中国至今，格列卫的售价约为每盒2.3万～2.5万元，对于需要长期服药控制病情的普通癌症患者家庭而言，经济负担难以承受，尤其是"印度抗癌药代购第一人"陆勇被捕事件，再度引发社会对格列卫这个天价抗癌药的广泛关注。

2013年4月，格列卫化合物在中国的专利权保护到期，江苏豪森药业集团有限公司（下称豪森药业）和正大天晴药业集团股份有限公司（下称正大天晴）等获得国家食品药品监督管理总局的批准，分别生产甲磺酸伊马替尼片和胶囊剂型仿制药。这些仿制药的治疗效果同格列卫相近，但价格却低很多，格列卫在中国市场的占有率受到明显冲击。

为了遏制格列卫仿制药的入市，诺华公司向北京市第二中级人民法院提起诉讼，指控豪森药业和正大天晴侵犯了诺华公司的专利权（专利号：ZL01817895.2）。诺华公司表示，虽然格列卫的化合物专利权已到期，但是治疗胃肠道间质肿瘤用途的发明专利仍在保护期之内。随后，正大天晴与诺华公司达成和解。拒绝和解的豪森药业于2014年9月5日向国家知识产权局专利复审委员会（下称专利复审委员会）

提起专利权无效宣告请求。专利复审委员会针对本案成立了5人合议组，于2015年2月5日进行了口头审理。2015年10月23日，专利复审委员会作出无效宣告请求审查决定，认为涉案专利不具有我国专利法第二十二条第三款规定的创造性，宣告该发明专利权全部无效。（资料来源：中国知识产权报，2016-12-07）

思考：药品专利权对我国药品的研发有何意义？

一、药品知识产权概述

（一）药品知识产权的定义

药品知识产权是指一切与医药行业有关的发明创造和智力劳动成果的财产权，包括药品专利、药品商标权、医药著作权、药品商业秘密。

（二）药品知识产权的分类

1. 医药专利权

① 药品发明专利。包括药物产品专利（新的药用化合物、新晶型、新药物组合、新的活性提取物等）、药物制备方法专利和药物用途专利（新化合物的医疗用途、已知药物的新医疗用途、未药用过的已知化合物的医疗用途）三种类型。

② 实用新型专利。是指对医药产品的形状构造或者其结合所提出的适于实用的新的技术方案。如某些与功能有关的药物剂型、形状、结构的改变。如新的药物剂型，尤以避孕药及药具居多；诊断用试剂盒与功能有关的形状、结构；生产药品的专用设备；某些药品的包装容器的形状、结构；某些医疗器械的新构造等。

③ 外观设计专利。涉及药品、包装、容器外观等，如有形药品的新造型或其与图案色彩的搭配和组合；新的盛放容器（如药瓶、药袋、药品瓶盖）；富有美感和特色的说明书、标签、密封条等；包装盒等。

2. 医药商标权

是医药企业用以表明自己的医药产品和服务的一种专用标记。如"神威""同仁堂""海王星辰""三九"等。

3. 医药著作权

是指医药类的著作、年鉴、百科全书、文献、期刊、论文、产品说明书等；还涉及医药企业的计算机软件，包括控制系统、系统软件等的著作权；药物临床前和临床试验数据的著作权。

4. 医药商业秘密权

指药品经营秘密和技术秘密等。包括医药品的研究开发、投资途径、技术转让、市场营销、人员客户网络等技术和经营信息。

5. 医药植物新品种

指经过人工培育的中药材新品种和对野生植物加以开发，具备新颖性、创造性和稳定性的中药材新品种。如云南三七。

（三）药品知识产权的特征

医药知识产权和其他知识产权一样，属于民事权利的范畴。与其他民事权利相比，它具有以下独特的法律特征。

1. 无形性

医药知识产权是人们对非物质性、无形性的智力成果所拥有的权利，其客体只能是无形财产的所有权和使用权，而不是有形物的使用权和所有权。由于知识产权客体的无形性，使得法律上对知识产权保护、侵权认定及知识产权贸易比有形财产在相同情况下更为复杂。

2. 法定性

医药知识产权的种类和内容是由法律直接予以规定的，不允许当事人自由创设。如专利权和商标权取得要严格依照法律规定的申请、审批程序进行；专利权、商标权和著作权的保护期限法律都有明确规定。

3. 独占性

独占性是指只是产权的所有人对其权利的客体（如新药专利、药品注册商标）享有独家实施、占有、收益和处分的权利。医药知识产权专有性主要体现在法律严格保护权利人对这种专有权的垄断。知识产权所有人在法定保护期内享有此权利的所有权和使用许可权。其他人未经权利人许可，不得使用此知识产权。

4. 时间性

法律规定了对医药知识产权的保护有一定的期限，即知识产权仅在法定保护期内受到保护。超过这一期限专有权则终止，其智力成果就可为人类所共享，成为社会公共财富。如各国对专利权的保护期限一般为10~20年，商标权一般为10年。

5. 地域性

医药知识产权的效力受空间限制。依照一个国家的法律确认和授予的知识产权，仅在该国内受到保护，在其他国家则不发生法律效力。若知识产权人希望在他国享有独占权，则应依照该国法律规定申请取得，本国与该国签有国际公约和双边协定的除外。

> **拓展阅读**
>
> ### 庄子讲述知识产权的故事
>
> 庄子在《逍遥游》中讲了这样一个故事："宋人有善为不龟手之药者，世世以洴澼絖为事。客闻之，请买其方百金。聚族而谋曰：'我世世为洴澼絖，不过数金，今一朝而鬻技百金，请与之。'客得之，以说吴王。越有难，吴王使之将，冬与越人水战，大败越人。裂地而封之。"
>
> 故事的大意是，宋国有一善于调制不龟手药物的人家，世世代代以漂洗丝絮为职业。有个游客听说了这件事，愿意用百金的高价收买他的药方。拥有药物发明的这一家人聚集在一起商量："我们世世代代在河水里漂洗丝絮，所得不过数金，如今一下子就可卖得百金，还是把药方卖给他吧。"游客得到药方，立即去游说吴王。正巧越国发难，吴王就派这位游客统率部队，冬天跟越军在水上交战。由于不龟手药物的神奇疗效，使吴国军队大获全胜，吴王便划割土地封赏了游客。
>
> 从庄子所讲的这则故事中我们可以看到，在两千多年前的春秋战国时期，古人们就已经认识到了知识产权保护的重要性，并且已经开始了知识产权的转让交易。庄子故事中的这家人虽然没有因为发明治疗皲裂药物而发家致富，但他们却对自己的发明采取了十分严密的保护措施，以防止他人侵犯其专有使用权。他们已经明确意识到，只有严加保护，才能排除他人模仿，从而提高发明的市场价格，获取更大收益。否则，假如人人得以知晓其配方，这项发明也就一文不值了。故事中不惜重金购买这项知识产权的游客更加值得我们赞扬，因为他不仅看到知识产权的重要价值，而且尤为难能可贵的是，他在两千多年前就已经认识到知识产权必须通过平等、自愿的市场交换来取得，而不能剽窃，更不能豪夺。在侵犯知识产权案件时有发生的今天，我国古代的这位游客的观念和做法，依然值得许多人效仿和学习。
>
> 因此，我们应当继承、发扬中华传统文化中的精华，像那位游客一样，不仅重视发明创造、尊重知识产权，而且更加重视发明创造的转化和利用，使其发挥出最大的社会效益和经济效益。

二、药品专利申请与保护

（一）医药专利的定义

1. 定义

医药专利即指专利权，是指国家专利主管机关依照法定条件和程序授予符合医药专利条件的申请人在法定保护期内享有专有权。

2. 主体

医药专利权的主体是指符合法律规定资格申请并取得医药专利权的单位和个人。依据《专利法》的规定，医药专利权的主体包括以下几类。

① 发明人或设计人：发明人是指完成发明创造的人；设计人是指完成实用新型或外观设计的人。其中，发明人或设计人完成的是职务发明创造的，申请专利的权利属于其所在单位；申请被批准后，该单位为专利权人。发明人或设计人完成的是非职务发明创造的，申请专利的权利属于发明人或设计人；申请被批准后，该发明人或设计人为专利权人。

② 共同发明创造人：共同发明创造人是指由两个以上单位或者个人合作完成的发明创造、一个单位或者个人接受其他单位或者个人委托所完成的发明创造。依《专利法》规定，除另有协议外，申请专利的权利属于完成或者共同完成的单位或者个人；申请被批准后，申请的单位或者个人为专利权人。

③ 合法受让人：发明人或设计人可以依法将自己的专利申请权和专利权转让给其他个人或者单位。例如，通过继承、受赠或合同转让等方式成为专利权人。

④ 外国人或外国组织：在中国没有经常居所或者营业所的外国人、外国企业或者外国其他组织在中国申请专利的，依照其所属国同中国签订的协议或者共同参加的国际条约，或者依照互惠原则依法办理。

（二）专利权的授予条件

1. 发明和实用新型专利权的授予条件

① 新颖性是授予专利权的最基本的条件之一。依据我国《专利法》第二十二条规定，新颖性是指该发明或者实用新型不属于现有技术；也没有任何单位或者个人就同样的发明或者实用新型在申请日以前向国务院专利行政部门提出过申请，并记载在申请日以后公布的专利申请文件或者公告的专利文件中。简而言之，申请专利的技术方案不能与现有技术的内容一样，其关键问题是该技术方案没有"公开"，或者说在于一个"新"字。

在有些情况下，虽然技术方案以某些方式公开了，但考虑到社会稳定和公平性问题，在一段时间内，视为未公开。我国《专利法》第二十四条规定，申请专利的发明创造在申请日以前六个月内，有下列情形之一的，不丧失新颖性：在国家出现紧急状态或者非常情况时，为公共利益目的首次公开的；在中国政府主办或者承认的国际展览会上首次展出的；在规定的学术会议或者技术会议上首次发表的；他人未经申请人同意而泄露其内容的。

② 创造性是授予专利权的必要条件之一，也是专利审查的重点内容。我国《专利法》规定，创造性是指与现有技术相比，该发明具有突出的实质性特点和显著的进步。由此可知，发明要求的创造性程度高于实用新型。总之，实质性特点和进步是创造性的客观标志。所谓"实质性特点"，是指一项发明创造与现有技术相比具有本质性的区别。所谓"进步"，是指一项发明创造与现有技术相比有所提高（改良），而不是倒退（改劣）。

③ 实用性是授予专利权的必要条件之一。《专利法》上的实用性审查相对于新颖性和创造性要简单些。所谓实用性是指该发明或实用新型能够制造或使用，并且能产生积极的效果。它具体包括两方面含

义：一是可实施性，二是有益性。这说明获得专利的发明创造不能仅是一种纯理论方案，它必须能够解决技术问题，必须能够在实际生产中得到应用。

2. 外观设计专利权的授予条件

授予专利权的外观设计只需具备新颖性，是指应当同申请日以前在国内外出版物上公开发表过或者国内公开使用过的外观设计不相同和不相近似。可见，对于外观设计新颖性的要求，出版物方式的书面公开以世界地域为标准，使用公开则以本国地域为标准。此外，授予专利权的外观设计还应当具有美感并能实际应用于工业生产。

3. 不能授予专利权的情形

依据我国《专利法》规定，对以下各项不授予专利权：①违反国家法律、社会公德或者妨害公共利益的发明创造；②科学发现；③智力活动的规则和方法；④疾病的诊断和治疗方法；⑤动物和植物品种；⑥原子核变换方法以及用原子核变换方法获得的物质；⑦对平面印刷品的图案、色彩或者二者的结合作出的主要起标识作用的设计。但对动物和植物品种产品的生产方法，可以依照《专利法》规定授予专利权。

以案说法

专利制度不当背锅侠

"我吃了三年的药，吃掉了房子，吃垮了家人。"患者这句无奈心酸的话，让许多人潸然泪下。而众所周知的进口专利药与印度仿制药悬殊的价格落差，也让人震惊。

为什么格列卫这么贵？原研药研发周期漫长，投入巨大，风险极高。在专利保护期内，为了尽可能地收回成本并赚取足够的利润，在哪个国家卖都不会便宜。格列卫从发现靶点到2001年获批上市，整整耗费五十年，投资超过50亿美元。

格列卫专利保护期在2013年到期后，3款国产仿制药迅速拿到生产批文。仿制药的出现，使格列卫降价一半。2018年7月5日，江苏豪森药业生产的"昕维"成为首个通过仿制药一致性评价的伊马替尼制剂，这也意味着国产格列卫仿制药的质量和药效被证明与原研药一致，专家预计这将进一步抢占格列卫的市场份额。

"专利权是一种无形财产权，专利制度本质是保护创新。"吴广海说，中国药企最大的问题就是创新不足、仿制成风。如果中国能研发出"me-too"药物（指具有自主知识产权的药物，其药效和同类的突破性药物相当），天价药就不会存在。（资料来源：中国搜索，2018-07-10）

思考：请问你从案例中得到什么启示？

（三）药品专利权的申请与审批

1. 药品专利权的申请

（1）申请原则

根据《专利法》规定，专利的申请遵循以下基本原则。①书面申请原则：即办理专利申请手续时，必须采用书面形式。②单一性原则：即一件专利申请只限于一项发明创造。③先申请原则：即两个或两个以上申请人就同样的发明申请专利时，专利权授予最先申请的人。④优先权原则：申请人自发明或实用新型在外国第一次提出专利申请之日起12个月内，或自外观设计在外国第一次提出专利申请之日起6个月内，又在中国就相同主题提出申请的，依照该外国同中国签订的协议或者共同参加的国际条约，或者依照相互承认优先权的原则，可以享有优先权。申请人自发明或实用新型在中国第一次提出专利申请之日起12个月内，又向国务院专利行政主管部门就相同主题提出专利申请的，可以享有优先权。

（2）申请文件

专利申请既可以由专利申请权人自己申请，亦可以委托专利代理人申请。申请医药发明或实用新型专利的，提交请求书、说明书及其摘要和权利要求书等文件；申请外观专利设计的，应当提交请求书以及该外观设计的图片或者照片等文件，并且应当写明使用该外观设计的产品及其所属类别。

2. 药品专利权的审批

（1）药品发明专利的审批程序

我国对发明专利实行早期公开与请求审查制相结合的审查制度，具体程序如下。

① 初步审查：国务院专利行政部门收到申请人提交的发明专利申请后，进行初步审查。初步审查的目的在于查明该申请在形式上是否符合《专利法》规定的要求。

初步审查的内容主要是：发明专利申请文件是否齐全完备，格式是否正确规范，专利是否属于授权的范围等。

② 早期公开：早期公开是指国务院专利行政部门收到发明专利申请后，经初步审查认为符合《专利法》要求的，自申请日起满18个月，即行公布。国务院专利行政部门可以根据申请人的请求，早日公布其申请。早期公开有利于促进信息交流，能有效避免他人重复研究和重复申请。

③ 实质审查：实质审查又称请求审查制，即发明专利申请自申请日起3年内，国务院专利行政部门可以根据申请人随时提出的请求，对其申请进行实质审查。申请人无正当理由逾期不请求实质审查的，该申请即被视为撤回。国务院专利行政部门认为必要的时候，可以自行对发明专利申请进行实质审查。实质审查，更加侧重于发明是否具备新颖性、创造性和实用性。

④ 授权公告：发明专利申请经实质审查没有发现驳回理由的，由国务院专利行政部门作出授予发明专利权的决定，发给发明专利证书，同时予以登记和公告。发明专利权自公告之日起生效。

（2）药品实用新型和外观设计的审批程序

我国对实用新型和外观设计专利采取初审登记制度。即该类专利申请经初步审查没有发现驳回理由的，由国务院专利行政部门作出授予实用新型专利权或者外观设计专利权的决定，发给相应的专利证书，同时予以登记和公告。实用新型专利权和外观设计专利权自公告之日起生效。

（3）复审

专利申请人对国务院专利行政部门驳回申请的决定不服的，可自收到通知之日起3个月内向国务院专利行政部门内部设立的专利复审委员会请求复审。专利申请人对复审决定不服的，可自收到通知之日起3个月内向人民法院起诉。

（四）药品专利侵权的保护

1. 专利权的期限

《专利法》规定：发明专利的期限为20年，实用新型专利权的期限为10年，外观设计专利权期限为15年，均自申请日起计算。

2. 终止情形

有下列情形之一的，终止专利权。

① 专利权期限届满自行终止。

② 专利权人以书面声明放弃其专利权。

③ 专利权人不按时缴纳年费。

专利权终止后，专利人的发明创造就成为公共财富，任何人都可利用。

3. 宣告无效

《专利法》规定：自国务院专利行政部门公告授予专利权之日起，任何单位和个人认为该专利权的授予不符合《专利法》规定的，可以请求专利复审委员会宣告该专利权无效。宣告无效的专利权视为自始即不存在。

4. 药品专利侵权的保护

专利侵权行为，是指未经专利权人许可，以营利为目的实施专利人的专利的行为。解决专利侵权纠纷的方式分为行政途径和司法途径。专利人还可追究侵权行为人应当承担的法律责任，包括行政责任、民事责任与刑事责任。

三、药品商标申请与保护

（一）商标

1. 药品商标的定义

药品商标是指文字、图形、字母、数字、三维标志、颜色组合和声音等，以及上述要素的组合，能够将药品生产、经营者的药品或药学服务区别于其他生产、经营者的显著性标记。

2. 药品商标的特性

① 药品商标必须符合医药行业的属性，包括健康性、安全性、生命性，药品商标不得使用对药品特征具有直接描述性的文字，否则容易误导消费者，带来安全隐患。

② 药品商标叙述性词汇多，不易把握。药品商标常含有企业或企业产品信誉、质量、安全、疗效相关的代名词，所以叙述性词汇多，不易把握。

3. 药品商标的分类

（1）根据商标的形态

药品商标可分为：①平面商标，包括单一的文字商标、图形商标、数字商标以及文字与图形的组合商标，如某产品标志"快克"；②立体商标，以商品形状或者其容器、包装的形状构成的三维标志，如某产品注册的菱形和蓝色相结合的立体商标。

（2）根据商标的标示对象

药品商标可分为：①商品商标，使用于生产、制造、加工、拣选或者经销的商品上的商标，如"九芝堂"浓缩六味地黄丸；②服务商标，用于服务行业，以便与其他服务行业相区别的标记，如"老百姓"大药房。

（3）根据商标的知名度

药品商标可分为：①知名商标，指由市级工商行政管理部门认可，在该行政区域范围内具有较高声誉和市场知名度的商标；②著名商标，指由省级工商行政管理部门认可的，在该行政区域范围内具有较高声誉和市场知名度的商标；③驰名商标，指根据具体商标案件需要，由国务院工商行政管理部门或者最高人民法院指定的人民法院认定的在市场上享有较高声誉并为相关公众所熟知的商标。商标的驰名与否采用认定方式，而不是注册取得。

（4）根据商标的作用功能

药品商标可分为：①集体商标，是指以团体、协会或者其他组织名义注册，供该组织成员在商业活动中使用，以表明使用者在该组织中的成员资格的标志，如"林都北药"表明商品的经营者或提供者属于伊春市北药开发协会的成员；②证明商标，是指由对某种商品或者服务具有监督能力的组织所控制，而由该组织以外的单位或者个人使用于其商品或者服务，用以证明该商品或者服务的原产地、原料、制造方法、质量或者其他特定品质的标志，如"松潘贝母""川白芷"；③联合商标，是指商标所有人在自己生产或者销售的相同或类似的商品上注册几个近似的商标，以构成一张立体交叉的保护网，有效地防止近似商标的出现，扩大注册商标专用权的范围，如"娃娃哈""哈娃娃""哈哈娃""娃哈娃""小哈哈"等商标。

（二）药品商标的获取

1. 药品商标的注册申请原则

（1）申请在先原则

两个或两个以上的申请人，在同一种或类似商品上，以相同或者近似的商标申请注册的，申请在先的取得商标权。两个或两个以上的申请人于同一天申请注册相同或近似的商标时，使用在先的商标取得商标权。

(2) 自愿注册与强制注册相结合原则

我国原则上实行自愿注册制度，但对少数商品实行强制注册，如烟草。药品遵循自愿注册原则。

(3) 优先权原则

商标注册申请人自其商标在国外第一次提出商标注册申请之日起 6 个月内，又在中国就相同商品以同一商标提出商标注册申请的，依照该外国同中国签订的协议或者共同参加的国际条约，或者按照相互承认优先权的原则，可以享有优先权，商标在中国政府主办的或者承认的国际展览会展出的商品上首次使用的，自该商品展出之日起 6 个月内，该商标的注册申请人可以享有优先权。

2. 药品商标的审批与授权

(1) 主管部门

国家市场监督管理总局统一办理全国商标注册工作。国务院工商行政管理部门设立商标评审委员会，负责处理商标争议事宜。

(2) 药品商标的形式与内容

1) 不得作为商标使用的标志

同中华人民共和国的国家名称、国旗、国徽、国歌、军旗、军徽、军歌、勋章等相同或者近似的，以及同中央国家机关的名称、标志、所在地特定地点的名称或者标志性建筑物的名称、图形相同的。

同外国的国家名称、国旗、国徽、军旗等相同或者近似的，但经该国政府同意的除外；同政府间国际组织的名称、旗帜、徽记等相同或者近似的，但经该组织同意或者不易误导公众的除外；与表明实施控制、予以保证的官方标志、检验印记相同或者近似的，但经授权的除外。

同"红十字""红新月"的名称、标志相同或者近似的；带有民族歧视性的；带有欺骗性，容易使公众对商品的质量等特点或者产地产生误认的。

有害于社会主义道德风尚或者有其他不良影响的。

县级以上行政区的地名或者公众知晓的外国地名，不得作为商标。但是，地名具有其他含义或者作为集体商标、证明商标组成部分的除外；已经注册的使用地名的商标继续有效。

2) 不得作为商标注册的标志

仅有本商品的通用名称、图形、型号的；仅直接表示商品的质量、主要原料、功能、用途、重量、数量及其他特点的；其他缺乏显著特征的。

(三) 药品商标权的主要内容

1. 专用权

专用权是指商标权人在被核准使用的医药商品类别或服务类别范围内使用核准的注册商标的权利。

2. 禁止权

禁止权是指商标权人有权禁止他人未经许可在同一种商品或者类似商品上使用与其注册商标相同或者近似的商标，或以其他方式侵犯其商标专用权的权利。对于注册驰名商标，国家实行跨类扩大保护，商标权人有权禁止他人将驰名商标或与驰名商标相类似的商标使用到任何商品和服务项目上。

3. 转让权

转让权是指药品商标权人在法律允许范围内，与受让人签订转让合同，并向商标局提出申请，将其注册商标有偿或无偿转让的权利。商标转让的法律后果是商标权利主体的变更。

4. 许可权

许可权是指商标权人通过与他人签订许可使用合同，将其对注册商标的专用权许可他人行使的权利。

> 知识拓展

"斯达舒"被指商标与药名混淆

"胃痛，胃酸，胃胀，请用斯达舒"，斯达舒的广告做得深入人心，但最近却不让人"省心"。有网友指出，"斯达舒"是企业注册商标，真正的药名是"维 U 颠茄铝胶囊Ⅱ"，修正药业将商标和药名混为一谈，违反了国家药品监督管理部门的相关规定。在斯达舒的包装盒上，可以清晰地看到蓝色"斯达舒"大字，以及修正的标志，但药品本身的名字"维 U 颠茄铝胶囊Ⅱ"却用灰色的字体书写，颜色接近包装盒底色，不容易被观察到。

国家食药监局 2006 年颁布的《药品说明书和标签管理规定》中规定，药品通用名称应当显著、突出，字体颜色应当使用黑色或者白色，与相应的浅色或者深色背景形成强烈反差。第二十六条规定，"药品商品名称不得与通用名称同行书写，其字体和颜色不得比通用名称更突出和显著，其字体以单字面积计不得大于通用名称所用字体的二分之一。"

对于药品标签使用注册商标的情况，《药品说明书和标签管理规定》中规定，应当印刷在药品标签的边角，含文字的，其字体以单字面积计不得大于通用名称所用字体的四分之一。

实际上，商品名不应比药品名称还突出，如果企业无法让消费者认识到真实药品名称，或者是有故意隐瞒真实药品名的行为，以及让消费者只认识到商品名称的行为，都是违反国家相关规定的。（资料来源：中国经济网北京，2012-05-23）

（四）药品商标使用的特殊规定

1. 在药品说明书和标签中的使用规定

① 药品说明书和标签中禁止使用未经注册的商标以及其他未经国家药品监督管理局批准的药品名称。为告知公众商标已经注册，受法律保护，警示他人不要误用，以免造成侵权，使用注册商标应标明"注册商标"字样或者注册标记。商标的标记有："注"外加"○"、"R"和"TM"，标示在商标的右上角或者右下角。其中，R 是英文 registration（注册）的字头，是国际通用的注册标记，与我国的"注""注册商标"是同一含义，表示已经注册的商标；TM 是英文 trademark（商标）的缩写字头，主要是表明该图形或文字是作为商标使用的，并不是已注册商标，一般取得商标受理通知书后，领取《商标注册证》之前可以使用 TM 标记。依据我国现行法律法规，药品商标的使用应遵循如下原则：药品可以不使用任何商标；如需使用，则必须使用注册商标，即禁用 TM 标记。

② 药品标签使用注册商标的，应当印刷在药品标签的边角，含文字的，其字体以单字面积计不得大于通用名称所用字体的 1/4。

2. 在药品广告中的使用规定

① 处方药名称与该药品的商标、生产企业字号相同的，不得使用该商标、企业字号在医学、药学专业期刊以外的媒介变相发布广告。

② 不得以处方药名称或者以处方药名称注册的商标以及企业字号为各种活动冠名。

③ 药品广告中不得以产品注册商标代替药品名称进行宣传，但经批准作为药品商品名称使用的文字型注册商标除外。

④ 药品生产、经营企业在广告中宣传的企业名称中含有处方药通用名称或者商品名称，或者是广告中含有以处方药商品名称注册的商标内容的，属于药品广告的一种表现形式，必须经过药品广告审查机关批准。

⑤ 药品生产、经营企业的注册商标与处方药的商品名称（包括曾用名）相同，企业字号与处方药通用名称或者商品名称相同时，不得使用该注册商标、企业字号在指定的医学、药学专业刊物之外进行广告宣传。

⑥ 以处方药通用名称或者商品名称、处方药的注册商标作为企业字号成立的各种咨询服务机构或者

医疗服务机构，不得在大众传播媒介发布广告。

（五）药品商标的保护

1. 商标权的保护范围

注册商标专用权的保护，以核准注册的商标和核定使用的商品或服务为限。

2. 商标权的保护期限

注册商标的有效期为10年，自核准注册之日起计算。注册商标有效期满，需要继续使用的，商标注册人应当在期满前12个月内按照规定办理续展手续；在此期间未能办理的，可以给予6个月的宽展期。每次续展注册的有效期为10年，自该商标上一届有效期满次日起计算。期满未办理续展手续的，注销其注册商标。

四、现行主要相关法规

除《中华人民共和国药品管理法》（2019年8月26日第十三届全国人民代表大会常务委员会第十二次会议第二次修订）外，现行主要相关法规如下：

①《中华人民共和国药品管理法实施条例》（2002年8月4日颁布，2019年3月2日第二次修订）。

②《中华人民共和国专利法》（2020年10月17日第四次修改）。

本章小结

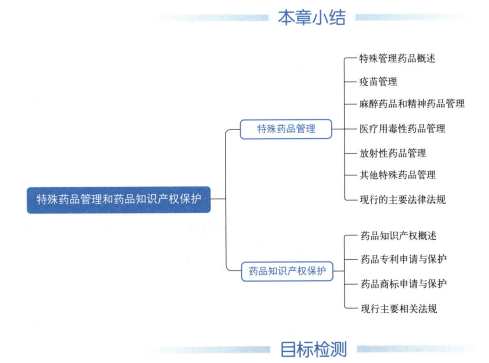

目标检测

一、A型题（最佳选择题）

1. 药品零售连锁企业经批准可以销售（　　）。

   A. 麻醉药品　　　　　　　　　　　B. 第一类精神药品

   C. 疫苗　　　　　　　　　　　　　D. 第二类精神药品

2. 麻醉药品、第一类精神药品购用印鉴卡的有效期为（　　）。

   A. 2年　　　　B. 3年　　　　C. 4年　　　　D. 5年　　　　E. 10年

3. 根据《医疗用毒性药品管理办法》，执业医师开具的处方中含有毒性中药川乌，执业药师调配处方时（　　）。
   A. 应当给付川乌的炮制品   B. 应当给付生川乌
   C. 应当拒绝调配   D. 每次处方剂量不得超过三日剂量
   E. 取药后处方应当保存一年备查

4. 凭借处方可以在药品零售连锁企业购买使用的药品是（　　）。
   A. 第一类疫苗   B. 第二类疫苗   C. 第一类精神药品
   D. 第二类精神药品   E. 麻醉药品

5. 药品零售企业供应和调配毒性药品（　　）。
   A. 凭盖有医生所在医疗单位公章的正式处方，不得超过三日剂量
   B. 凭工作证销售给个人，不得超过二日剂量
   C. 凭医师处方，不得超过三日剂量
   D. 凭医师处方可供应四日剂量
   E. 凭盖有医生所在医疗单位公章的正式处方，不得超过二日剂量

6. 麻醉药品和第一类精神药品的处方印刷用纸颜色是（　　）。
   A. 淡红色　　B. 淡绿色　　C. 淡蓝色　　D. 淡黄色　　E. 白色

7. 第二类精神药品，一般每张处方不得超过（　　）日常用量。
   A. 1　　B. 3　　C. 5　　D. 7　　E. 9

8. 放射性药品专有标识的颜色是（　　）。
   A. 红白相间　　B. 红黄相间　　C. 黑白相间　　D. 红黑相间　　E. 白绿相间

9. 含有兴奋剂目录所列禁用物质的药品，药品生产企业在包装标识上，必须用中文特别注明（　　）字样。
   A. 精神药品　　B. 兴奋剂　　C. 凭处方购药
   D. 运动员慎用　　E. 运动员禁用

10. 药品零售企业销售该药品时发现超过正常医疗需求，大量、多次购买，应立即向当地药品监督管理部门报告，应该是（　　）。
    A. 药品类易制毒化学品   B. 含曲马多复方制剂
    C. 含麻黄碱类复方制剂   D. 蛋白同化制剂

11. 根据《中华人民共和国专利法》规定，发明专利权的期限为（　　）。
    A. 10 年　　B. 15 年　　C. 20 年　　D. 25 年　　E. 30 年

12. 根据《中华人民共和国专利法》规定，实用新型专利权的期限为（　　）。
    A. 10 年　　B. 15 年　　C. 20 年　　D. 25 年　　E. 30 年

13. 以下选项不可申请专利的是（　　）。
    A. 新化合物   B. 药物制备方法   C. 药品外观设计
    D. 医学治疗方法   E. 新的盛放容器

14. 根据《中华人民共和国商标法》规定，注册商标的有效期为（　　）。
    A. 5 年　　B. 10 年　　C. 15 年　　D. 20 年　　E. 30 年

二、B 型题（配伍选择题）

[1～4]
A. 蓝白相间　　B. 绿白相间　　C. 黑底白字　　D. 红黄相间　　E. 红白相间

1. 麻醉药品专用标识的颜色是（　　）。
2. 精神药品专用标识的颜色是（　　）。
3. 医疗用毒性药品专用标识的颜色是（　　）。
4. 放射性药品专用标识的颜色是（　　）。

[5～7]
A. 1年　　　　　　B. 2年　　　　　　C. 3年　　　　　　D. 4年　　　　　　E. 5年
5. 第一类精神药品专用账册的保存期限自药品有效期满之日起不少于（　　）。
6. 第二类精神药品专用账册的保存期限自药品有效期满之日起不少于（　　）。
7. 麻醉药品专用账册的保存期限自药品有效期满之日起不少于（　　）。

[8～10]
A. 医疗机构配制的制剂　　　　　B. 处方药
C. 甲类非处方药　　　　　　　　D. 保健食品
E. 麻醉药品
8. 只能凭专用处方在本医疗机构使用的是（　　）。
9. 凭医师处方只能在本医疗机构使用的是（　　）。
10. 凭医师处方才能在零售药店购买的是（　　）。

[11～14]
A. 5年　　　　　　B. 10年　　　　　C. 15年　　　　　D. 20年　　　　　E. 30年
11. 医药产品的外包装设计的专利保护年限为（　　）。
12. 医药产品的实用新型专利保护年限为（　　）。
13. 医药产品的发明专利保护年限为（　　）。
14. 新的制药设备的专利保护年限为（　　）。

三、X型题（多项选择题）

1. 《麻醉药品和精神药品管理条例》规定，第二类精神药品零售企业销售第二类精神药品时，应当（　　）。
A. 凭执业医师出具的处方，按规定剂量销售
B. 禁止无处方销售
C. 将处方保存二年备查
D. 禁止超剂量销售
E. 不得向未成年人销售

2. 含有毒性中药饮片的处方（　　）。
A. 多次购药有效　　　　　　　B. 取药后处方保存一年备查
C. 取药后处方保存二年备查　　D. 一次有效
E. 二次有效

3. 关于麻醉药品、第一类精神药品购用印鉴卡说法正确的是（　　）。
A. 有效期为3年
B. 有效期为5年
C. 有效期满前3个月，医疗机构应当向市级卫生行政部门重新提出申请
D. 有效期满前3个月，医疗机构应当向省级卫生行政部门重新提出申请
E. 有效期满前6个月，医疗机构应当向市级卫生行政部门重新提出申请

4. 属于知识产权客体的是（　　）。
A. 作品　　　　　　　　　　　B. 发明、实用新型、外观设计
C. 商标　　　　　　　　　　　D. 地理标志
E. 植物新品种

5. 外观设计专利应具备的条件是（　　）。
A. 新颖性
B. 与产品相结合

C. 是关于产品形状、图案和色彩或其结合的设计

D. 富有美感

E. 适于工业上应用的新设计

6. 与发明专利相比，实用新型和外观专利在申请中缺少的步骤是（　　）。

A. 前置检索　　B. 受理申请　　C. 初步审查　　D. 授权公告　　E. 实质审查

四、简答题

1. 特殊管理药品有何特殊之处？
2. 简述麻醉药品的使用管理规定。

M9-2　参考答案

参考文献

[1] 杨世民. 药事管理与法规:第3版[M]. 北京:高等教育出版社,2021.
[2] 李洁玉,杨冬梅,卞晓霞. 药事管理与法规:第2版[M]. 北京:高等教育出版社,2021.
[3] 杨家林,易东阳,王强. 药事管理与法规[M]. 武汉:华中科技大学出版社,2017.
[4] 谢明,田侃. 药事管理与法规[M]. 北京:人民卫生出版社,2021.
[5] 国家药品监督管理局执业药师资格认证中心. 药事管理与法规:国家执业药师资格考试指南:第8版[M]. 北京:中国医药科技出版社,2022.
[6] 巩海涛,蒋琳. 边红铮. 药事管理与法规[M]. 广州:世界图书出版广东有限公司,2020.
[7] 沈力,吴美香. 药事管理与法规:第3版[M]. 北京:中国医药科技出版社,2017.
[8] 李隽,孟俊. 药事管理与法规[M]. 北京:中国医药科技出版社,2021.
[9] 汪丽华,李君,李卫平. 药事管理与法规[M]. 北京:中国协和医科大学出版社,2019.
[10] 查道成,肖兰. 药事管理与法规:第2版[M]. 北京:科学出版社,2021.
[11] 万仁甫. 药事管理与法规:第2版[M]. 北京:人民卫生出版社,2018.
[12] 杨瑞虹. 药事管理与法规:第2版[M]. 北京:高等教育出版社,2022.
[13] 国家药品监督管理局. 国家执业药师资格考试大纲[M]. 北京:中国医药科技出版社,2020.
[14] 国家药典委员会. 中华人民共和国药典[S]. 北京:中国医药科技出版社,2020.
[15] ICH Expert Working Group. Organisation of the Common Technical Document for the Registration of Pharmaceuticals for Human Use:M4 Step 4[J]. ICH,2016:1-24.
[16] ICH Expert Working Group. the Common Technical Document for the Registration of Pharmaceuticals for Human Use:Quality-M4Q(R1) Step 4[J]. ICH,2002:1-24.
[17] 国家市场监督管理总局. 药品注册管理办法[J]. 中华人民共和国国务院公报,2020,14:40-56.
[18] 药品经营和使用质量监督管理办法[J]. 中华人民共和国国务院公报,2023,33:13-23.